BIOSTOFFE
AUS DEM GEMÜSEKORB

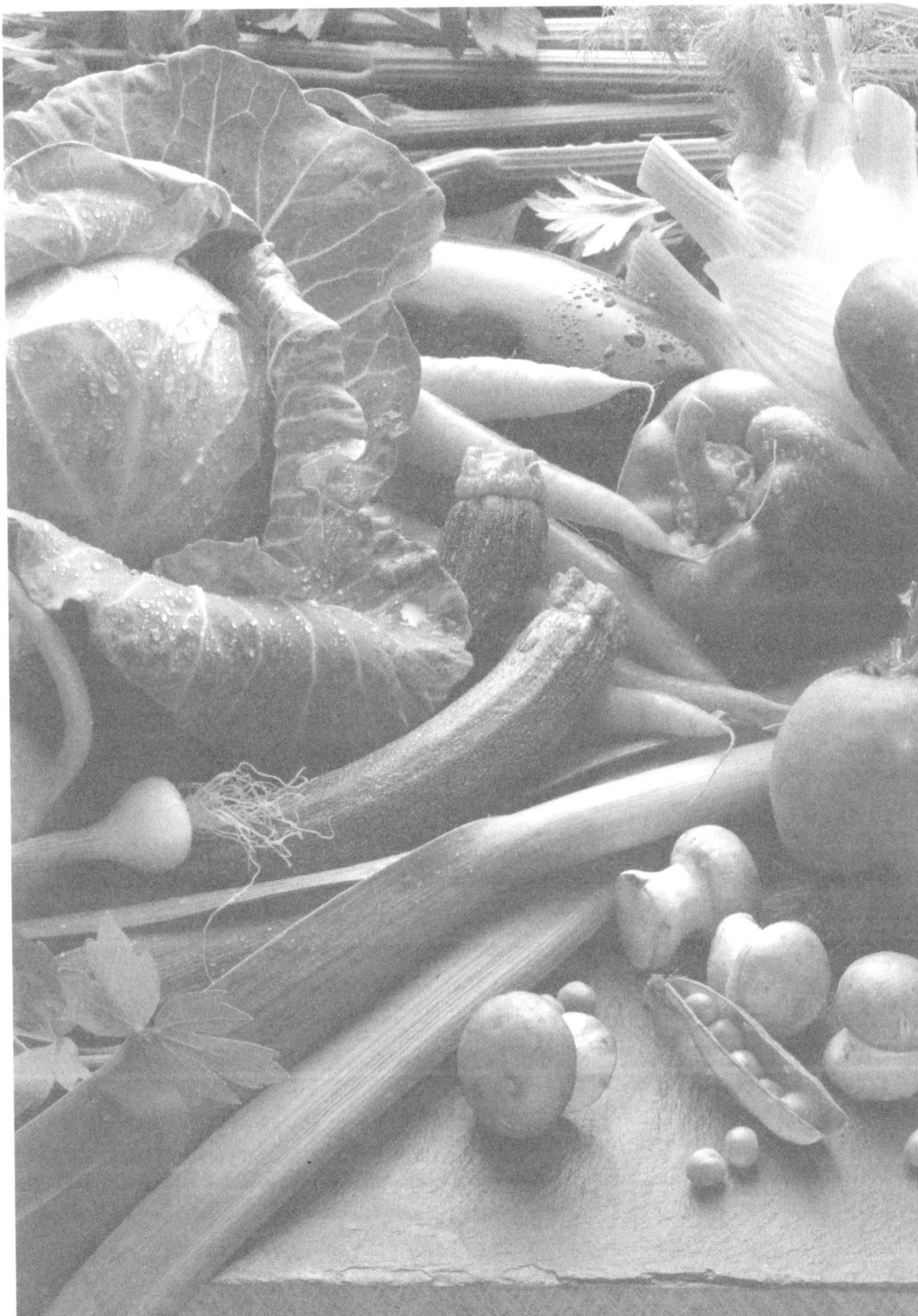

Dr. med. Gisela Rauch-Petz

BIOSTOFFE AUS DEM GEMÜSEKORB

Gesund und fit
durch pflanzliche
Ernährung

SÜDWEST

Inhalt

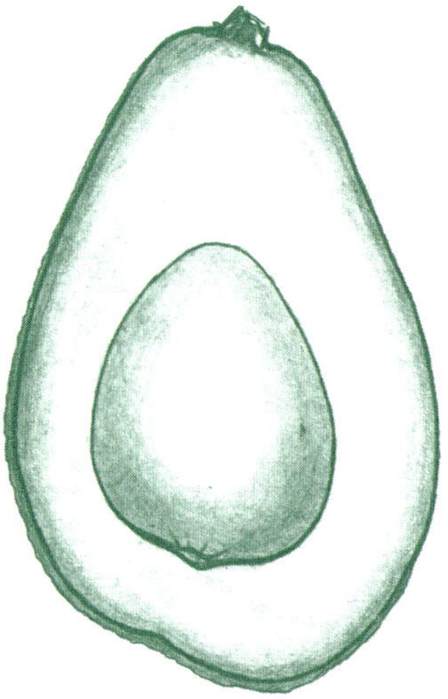

Avocado

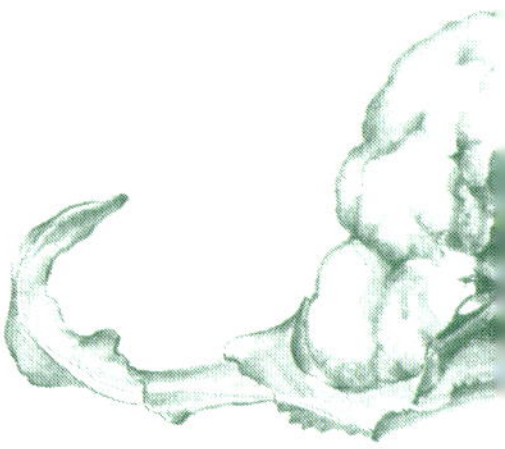

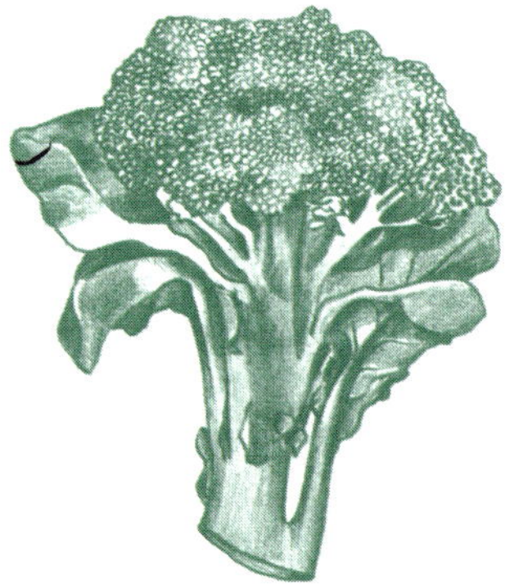

Brokkoli

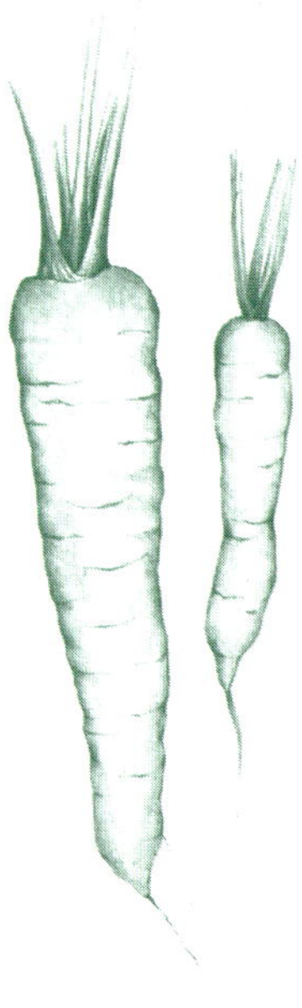

Möhren

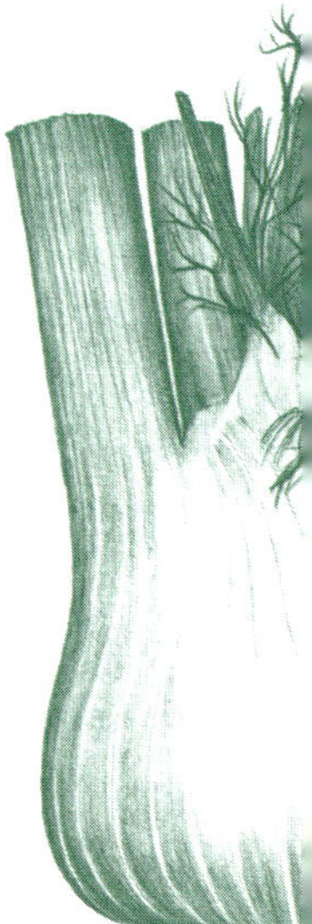

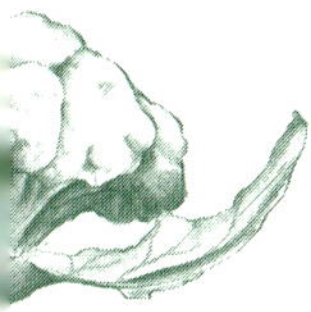

Blumenkohl

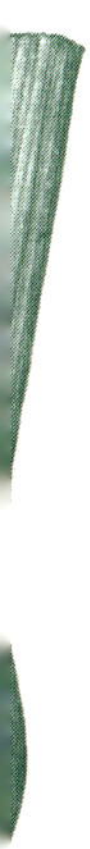

Fenchel

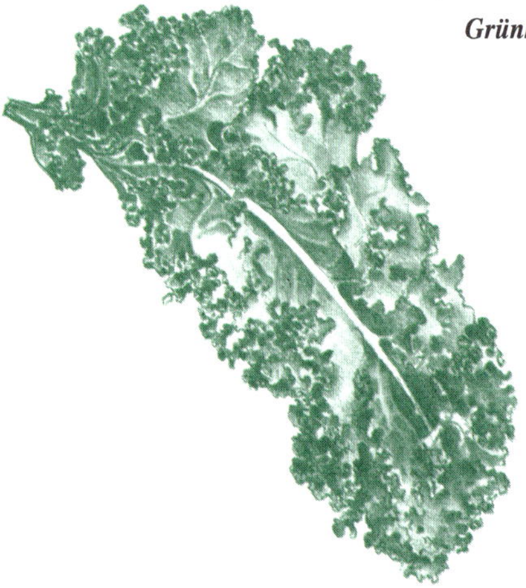

Grünkohl

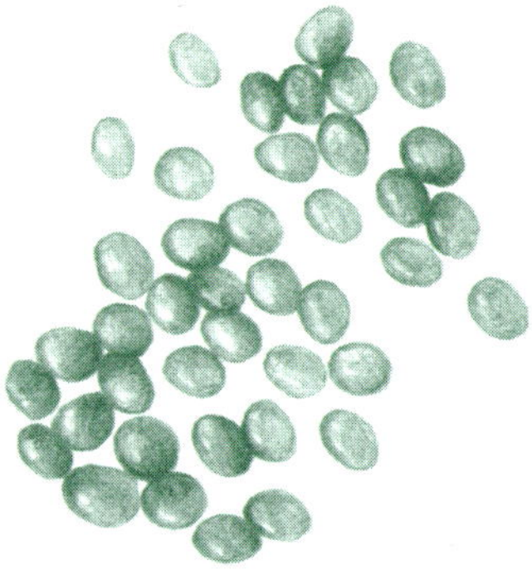

Linsen

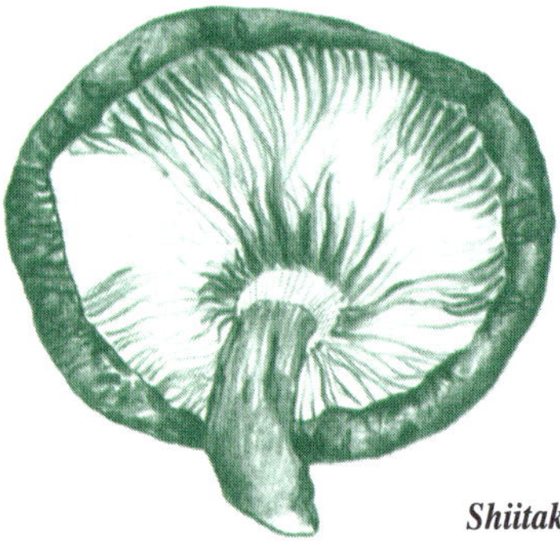

Shiitake-Pilz

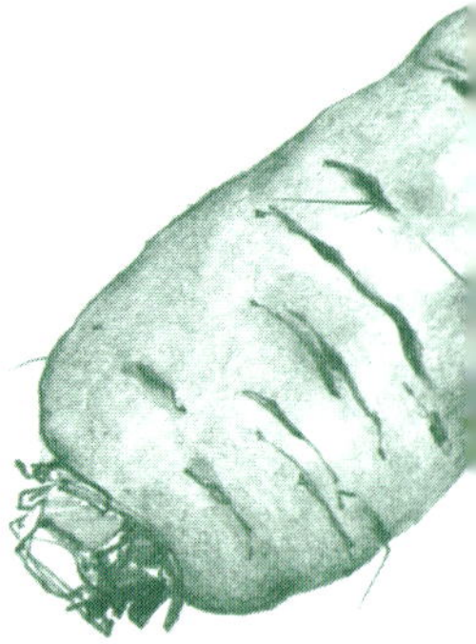

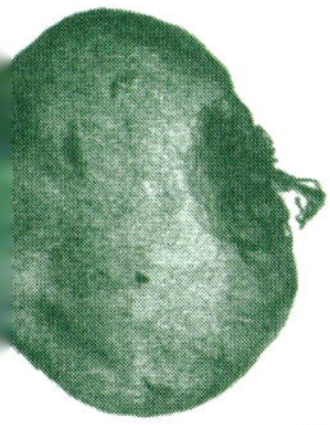

Rote Bete

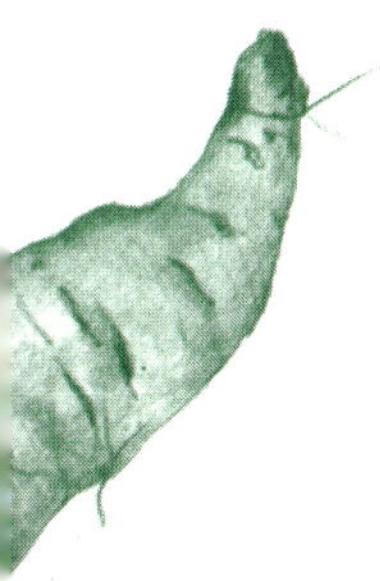

Rettich

Vorwort

Der Mensch ist, was er ißt

»Der Weg zur Gesundheit führt nicht unbedingt durch die Apotheke, sondern häufig und oft sehr viel besser durch die Küche« (K. Federspiel und V. Herbst, 1992). Aussagen dieser Art, die in letzter Zeit immer häufiger werden, regen einen zum Nachdenken an. Es geht um die Möglichkeiten der Prophylaxe durch die richtige Ernährung.

Kürzlich wurde eine vom Gesundheitsministerium in Auftrag gegebene Untersuchung abgeschlossen, welche die Kosten für Erkrankungen, die durch falsche Ernährung verursacht werden, in Deutschland mit jährlich 84,3 Milliarden DM bezifferte. Das sind ein Drittel der Gesamtausgaben des deutschen Gesundheitswesens! Was steckt hinter diesen Zahlen? Es sind nicht die Schlemmereien am Wochenende oder bei Feierlichkeiten, sondern die täglichen Ernährungsfehler, die über Jahrzehnte hinweg unseren Körper strapazieren und irgendwann zum Ausbruch von typischen »Wohlstandserkrankungen« führen.

Vorsorgen ist wichtiger als heilen

Für die eigene Gesundheit muß jeder selbst die Verantwortung übernehmen.

Nach mehreren interessanten Jahren in der klinischen Herz-Kreislauf-Forschung fing ich an zu begreifen, daß unsere Bemühungen um das Wohl des Patienten zu spät einsetzen. Nach einem Herzinfarkt bleibt uns Ärzten nur noch, den Schaden zu begrenzen und ein weiteres Nachlassen der Herzleistung zu verhindern. Der durch den Infarkt zerstörte Teil des Herzens ist nicht mehr reparabel. Medikamente, die das Herz wieder regenerieren können, gibt es nicht und wird es auch in naher Zukunft nicht geben. Ähnliches gilt auch für andere Erkrankungen.

Durch die Konzentration auf Schadensbegrenzung laufen wir Gefahr, die Möglichkeiten der Prophylaxe, also der Vorbeugung, zu übersehen. Hier aber liegt unsere eigentliche Chance, gesund zu bleiben. Dabei ist in erster Linie der einzelne selbst gefordert und nicht der Arzt.

Die Ergebnisse der jüngsten Untersuchungen, die anerkannte Wissenschaftler weltweit durchführten, sind beeindruckend. Allein über die Hälfte der Krebserkrankungen könnten durch richtige Ernährung verhindert werden (ausgenommen Raucher, die den Schaden durchs Rauchen nicht über eine gesunde Ernährung ausgleichen können!). Die meisten übrigen Fälle von Krebserkrankungen lassen sich durch eine gesunde Ernährung um Jahre bis Jahrzehnte hinausschieben. Ähnlich sind auch die Zahlen für Herzinfarkte, Schlaganfälle, Zuckererkrankungen (Diabetes mellitus Typ II) und für andere schwere Erkrankungen.

Wollen wir unserem Körper täglich wichtige Stoffe durch eine ausgewogene, gesunde Ernährung ohne unerwünschte Nebenwirkungen zuführen, oder wollen wir warten, bis wir krank sind?

Verfeinerte Analyseverfahren ermöglichen es uns heute, die Zusammensetzung unserer Ernährung auf ihren gesundheitlichen Wert hin zu untersuchen. Das betrifft nicht nur die sogenannten essentiellen Stoffe (wie Vitamine), sondern vor allem auch die sogenannten sekundären Pflanzenstoffe. Sie besitzen oft pharmakologische Wirkungen (beispielsweise das Alliin im Knoblauch oder das Koffein im Kaffee).

Biostoffe und Gesundheit

Im Vergleich zu Arzneimitteln haben die »sekundären Pflanzenstoffe« nur eine schwache Wirkung auf die Funktionen des Körpers. Die entscheidende Chance liegt in der jahrzehntelangen, kontinuierlichen Zufuhr derjenigen Biostoffe, die unserem Körper die Mittel an die Hand geben, um uns gesund zu erhalten.

Viele Menschen müssen Medikamente einnehmen, um eine Schadensbegrenzung zu erreichen, was oft mit Nebenwirkungen erkauft wird. Das schränkt die Lebensqualität unter Umständen beachtlich ein. Es muß deshalb vorrangiges Ziel der Ernährungswissenschaftler und Mediziner sein, die vorbeugende und heilende Kraft der Nahrung bekannt zu machen, damit sie zur Gesundheitsvorsorge eingesetzt werden kann.

Um Mißverständnissen vorzubeugen, sei besonders darauf hingewiesen, daß eine gesunde, ausgewogene Ernährung allein kein Garant dafür ist, daß man niemals einen Herzinfarkt oder Krebs bekommt. Eine richtige Ernährung ermöglicht jedoch, das Ausbrechen von Wohlstandserkrankungen, Krebskrankheiten eingeschlossen, zu vermeiden bzw. um viele Jahre bis Jahrzehnte hinauszuzögern. Diese Chancen sollten wir alle mit den uns zur Verfügung stehenden Mitteln nutzen.

Neueste wissenschaftliche Erkenntnisse

Die »sekundären Pflanzenstoffe« bezeichnete man früher als antinutritive Inhaltsstoffe von Pflanzen, da man ihre Wirkungen zum Teil als schädlich für den Körper ansah. Heute wissen wir, daß dem nicht so ist. Wird ein einzelner Wirkstoff isoliert untersucht und bewertet, so kann das Ergebnis zum Resultat einer Untersuchung der gesamten Pflanze durchaus konträr sein. Die der Gesundheit förderlichen Wirkungen der »sekundären Pflanzenstoffe« überwiegen bei weitem deren negative Wirkungen.
Lange Zeit war man der Ansicht, daß die Nahrung unsere Gesundheit im wesentlichen über essentielle Nährstoffe (wie Vitamine und Mineralstoffe) beeinflußt. Dabei gab es viele Widersprüche:

Die Analyse der einzelnen essentiellen Nährstoffe der Zwiebel läßt z. B. keine bedeutsamen Mengen an diesen Stoffen erkennen. Der Verzehr der Zwiebel bei Erkältungskrankheiten zeigt aber pharmakologische Wirkung, die mit dem Gehalt an essentiellen Nährstoffen nicht erklärt werden kann. Dazu ließen sich noch weitere Beispiele aufzählen.

Neben essentiellen Nährstoffen gibt es noch andere Substanzen in der Pflanze, die z. B. eine krebshemmende Wirkung haben.

Also mußten auch noch andere Substanzen vorhanden sein, die der Körper zwar nicht lebensnotwendig braucht, die er aber in sein Gesundheitsprogramm gut einbauen kann. Damit stieß man auf die »sekundären Pflanzenstoffe«, die Ballaststoffe und auf Substanzen in fermentierten Lebensmitteln.
Immerhin sind die bislang vorliegenden Ergebnisse so vielversprechend, daß das Amerikanische Nationale Krebsinstitut 50 Millionen Dollar in eine großangelegte Untersuchung zur Erforschung der krebshemmenden Wirkungen dieser nicht essentiellen Stoffe investiert. Wir sind gezwungen, in diese Richtung zu gehen, da der umgekehrte Weg, krebsauslösende bzw. krebsfördernde Substanzen aus unserer Ernährung und Umgebung zu eliminieren, einen schier aussichtslosen Kampf bedeutet. Wir sollten wenigstens versuchen, die Zunahme dieser Substanzen einzudämmen bzw. mittel- und langfristig wieder zu verringern.

Eine gesunde Ernährung senkt nicht nur das Krebsrisiko, sondern schützt auch vor anderen Krankheiten.

Einfacher und schneller ist es, dem Körper die Stoffe zu geben, die er für eine erfolgreiche Abwehr von schädlichen Substanzen braucht. Die Kräfte, die in einem gestärkten Immunsystem liegen, sind beeindruckend. So werden heute schon durch eine Stimulation der körpereigenen Immunabwehr bei Blasenkrebs mindestens genauso gute Erfolge erzielt wie unter Chemotherapie. Dies geschieht durch Einbringen von Tuberkelbakterien in die Blase, wodurch an der Blasenschleimhaut künstlich eine Entzündung ausgelöst wird. Hierdurch wird die Immunabwehr gestärkt.

Leider gibt es bislang noch nicht viele Krebsarten, die auf diese Weise therapiert werden können. Es bleibt zu hoffen, daß uns die Zukunft subtilere und effizientere Arten der Immunstimulation bzw. Krebstherapie bringt.

Das gesundheitliche Potential einer ausgewogenen Ernährung liegt nicht allein im Schutz vor Krebs, sondern auch im Schutz vor Herz-Kreislauf-Erkrankungen sowie anderen Krankheiten unserer westlichen Zivilisation.

Allgemeine Hinweise für den Leser

- Die 30 Gemüsesorten wurden danach ausgewählt, wie häufig sie verwendet werden und wie wertvoll sie gesundheitlich gesehen sind.
- Die Angaben der essentiellen Nährstoffe wurden aus der »Lebensmitteltabelle für die Praxis« (Souci, Fachmann, Kraut, 1991) entnommen. Um einen Vergleich mit den Mengen zu haben, die im Haushalt durchschnittlich verwendet werden, wurde die jeweils auf 100 Gramm bezogene Nährstoffangabe auf den Inhalt pro Portion (z. B. 20 Gramm Petersilie, 300 Gramm Gurke, 200 Gramm Kartoffeln) umgerechnet. Konzentrationen von essentiellen Nährstoffen, die pro Portion unter zehn Prozent des Tagesbedarfs liegen, sind nicht aufgeführt.
- Vitamin D wird in ausreichenden Mengen durch die Haut unter Einfluß von UV-Strahlen produziert. Täglich zehn Minuten Tageslicht im Freien genügen, um eine ausreichende Versorgung zu gewährleisten. Vitamin D kommt in unseren Lebensmitteln selten vor, höchstens in Fetten, Ölen, Eiern, Milch und Milchprodukten, Fisch und Fleisch.

Zuviel Vitamin A kann bei schwangeren Frauen zu Fehlgeburten führen. Durch Beta-Karotin ist dies nicht möglich.

- Vitamin K ist in Gemüse gelegentlich in sehr hohen Konzentrationen enthalten. Über 300 Prozent des Tagesbedarfs pro Portion enthalten Algen (370 Prozent), Blumenkohl (660 Prozent), Brokkoli (325 Prozent), Rosenkohl (470 Prozent), Sauerkraut (bis 5600 Prozent!) und Spinat (870 Prozent).
  Dies hat nur bei Personen Bedeutung, die unter einer Marcumar-Therapie zur Blutverdünnung stehen (meist nach Infarkt). Der Körper braucht Vitamin K zur Blutgerinnung; eine hohe Zufuhr schwächt die Marcumar-Therapie ab. Der übermäßige Verzehr dieser Gemüse ist in diesen Fällen nicht zu empfehlen.
- Vitamin A kommt in Gemüse nicht vor – jedoch als Vorstufe, als Provitamin A (Beta-Karotin). Der Körper ist dadurch vor einer Überdosierung mit Vitamin A geschützt, wie dies z. B. bei häufigem Verzehr von Kalbsleber auftreten kann. Die Kalbsleber enthält so viel Vitamin A, daß sie eigentlich rezeptpflichtig sein müßte.
- Jod kommt in Gemüse selten vor. Der Verzehr von Fisch oder Algen ist deshalb ein Muß, vor allem da Deutschland ein Jodmangelgebiet ist. Die Gefahr, dabei mit Quecksilber belastet zu werden, läßt sich durch eine ausreichende Selenzufuhr eindämmen. Selen ist ein Antagonist (Gegenspieler) des Quecksilbers. Eine ausreichende Jodzufuhr läßt sich auch durch die Verwendung von jodiertem Salz sicherstellen.
- Der Selen-, Chrom- und Molybdängehalt der Pflanzen unterliegt sehr großen Schwankungen, die durch den Zustand des Bodens (z. B. Düngung, Mengen an Spurenelementen) beeinflußt werden. Die Angaben dazu sind aus dem Buch »Essentielle Spurenelemente in der Nahrung« (W. Pfannhauser, 1988) entnommen; bei mehreren Werten eines Gemüses wurde der Durchschnittswert gebildet.
- Spurenelemente sollen in einem ausgewogenen Mengenverhältnis zugeführt werden, da Eisen, Kupfer und Zink um die Resorption im Darm konkurrieren.
  Eine ungleich hohe Zufuhr an Eisen kann zu niedrigen Kupfer- und Zinkspiegeln führen und umgekehrt. Dies gilt auch für Kalzium und Magnesium. Deshalb sollten Sie auf eine ausgewogene Ernährung achten.

- Vitamine werden nach ihrer chemischen Eigenschaft unterschieden, entweder in Fett oder Wasser löslich zu sein. Fettlöslich sind: Vitamin A, D, E und K sowie das Provitamin Beta-Karotin. Es empfiehlt sich, Gemüse zur besseren Resorption dieser Vitamine jeweils mit etwas Fett oder Öl zuzubereiten. Die übrigen Stoffe sind wasserlöslich.
  Gemüse mit hohem Nitratgehalt (siehe auch Tabelle auf der zweiten Umschlagseite) sollen nicht aufgewärmt werden. Der Vitamin-C-Gehalt sinkt, und dabei steigt die Bildung von Nitrosaminen an, die die Krebsentstehung fördern. Ausreichend Vitamin C kann dies verhindern.
- Des öfteren wird empfohlen, Fisch, Fleisch oder tierische Produkte zu ergänzen. In diesen Nahrungsmitteln ist Vitamin B12 enthalten, das für den Menschen essentiell ist. Der Verzehr zumindest von tierischen Produkten ist deshalb für uns alle lebensnotwendig. Außerdem ergänzt es die in Gemüsen zuwenig vorhandenen essentiellen Nährstoffe wie z. B. Zink, Kalzium, Vitamin B2 und Nikotinamid (siehe auch Tabelle auf der dritten Umschlagseite). Eine ausgewogene Ernährung muß auch tierische Nahrungsmittel enthalten: wenig Fleisch, jedoch viel Milch, Joghurt und Käse!
  Die zweitbeste Alternative zu einer ausgewogenen, gesunden Ernährung ist die zusätzliche Einnahme eines Kombinationspräparates mit Vitaminen, Mineralstoffen und Spurenelementen. Es ist jedoch kein Ersatz für die herkömmliche Ernährung! Nur die dreimalige Einnahme über den Tag verteilt sorgt für eine gute Resorption der essentiellen Nährstoffe.

Wegen ihres Vitamin-B12-Gehaltes sind auch Fleisch und Fisch wichtig für eine gesunde Ernährung.

- Personen mit schweren Nierenfunktionsstörungen sollten Gemüse mit hohem Kaliumgehalt (siehe unter den jeweiligen Gemüsesorten) meiden bzw. erst nach Rücksprache mit ihrem Arzt in den Speiseplan aufnehmen.
- Durch eine Umstellung Ihrer Ernährung auf eine ausgewogene Mischkost können Sie wesentlich zur Besserung Ihrer Gesundheitsstörungen beitragen.
  Das ersetzt nicht den Besuch beim Arzt, wenn Sie Beschwerden haben oder sich über Nutzen und Risiken bestimmter Ernährungsweisen nicht wirklich sicher sind.

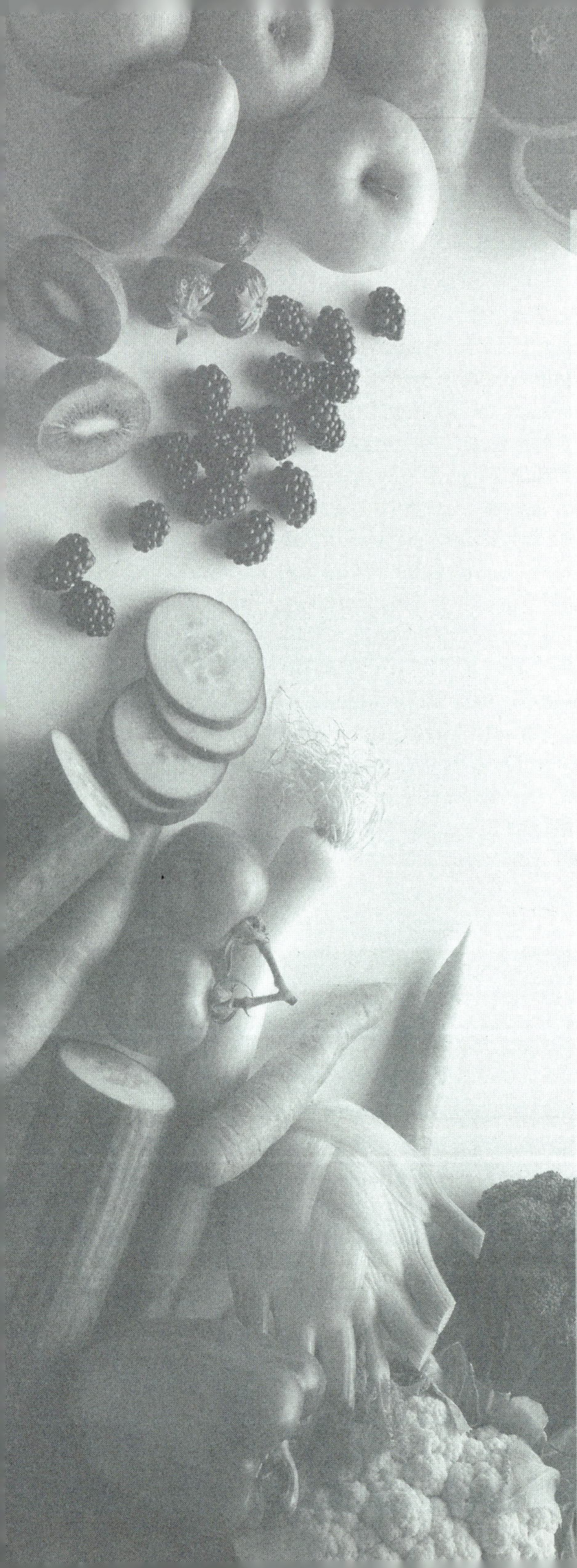

DIE 30 WICHTIGSTEN GEMÜSESORTEN

Da liegen sie im Gemüseladen appetitlich und in leuchtenden Farben aufgereiht und warten nur darauf, zu köstlichen Mahlzeiten verarbeitet zu werden: rote Paprikaschoten und Spinat, Karotten, Feldsalat und Brokkoli, um nur einige der wichtigsten Sorten zu nennen. Gerade im Gemüse sind jene »sekundären Pflanzenstoffe«, deren Bedeutung nicht hoch genug einzuschätzen ist, reichlich enthalten.

Algen

Heilkräfte aus dem Wasser

Laminaria, die in Japan am häufigsten verzehrte Meeresalge (als Salat oder Gemüse), ist vermutlich dafür verantwortlich, daß in Japan die Frauen weniger Brustkrebs haben als in den USA oder England. In ländlichen Gegenden, wo mehr davon gegessen wird, ist Brustkrebs noch seltener als in den Städten.
Experimentell konnte bestätigt werden: Algen können sowohl den Ausbruch der Erkrankung hemmen oder zumindest verzögern, als auch bei ausgebrochenem Brustkrebs den Krankheitsverlauf abschwächen. Dies wird auf den Inhaltsstoff Fucoidan zurückgeführt.

Algen einkaufen und verarbeiten

Es gibt verschiedene Algensorten. Die Rot- und Braunalge wird gerne als Grundstoff für Quell- und Gelierstoffe (Agar Agar, Alginate usw.) verwendet. Beide Algenarten gehören in den asiatischen Ländern zu den Grundnahrungsmitteln, wo sie häufig als Frischgemüse verzehrt werden. Speisealgen sind die Sorten Arame, Dulse, Hijiki, Kombu, Mekabu, Nori, Ulve, Wakame.

Die in Deutschland erhältlichen Speisealgen stammen entweder aus Japan oder aus der Bretagne. Sie werden heute auch bei uns in Feinschmeckerrestaurants als Gemüsebeilage angeboten.

> Zur Herstellung von Sushis (japanische Fischhäppchen, in Algen eingewickelt) werden getrocknete Algen verwendet, die man zuvor 15 Minuten einweicht.

Welche Biostoffe sind in Algen enthalten?

Algen sind für den heutigen Bedarf ideal zusammengesetzt. Sie gehören zu den Gemüsearten mit der höchsten Nährstoff- bzw. Biostoffdichte. Sie haben pro 100 Gramm nur 35 kcal und 2,1 Gramm Kohlenhydrate. Hingegen sind 5,6 Gramm Eiweiß enthalten. Eine Portion (100 Gramm) frisches Algengemüse deckt bereits ein Drittel des Tagesbedarfs an Magnesium, ein Viertel an Mangan und Jod (!) sowie ein Fünftel an Eisen. Kupfer und Kalzium sind noch zu einem Siebtel bzw. zu einem Zehntel der täglich notwendigen Menge vorhanden.

Sofern Schwermetalle durch Algen aufgenommen und gespeichert werden, verhindern Magnesium, Kalzium, Eisen und Kupfer die Resorption aus dem Darm.

Bei den Vitaminen fällt vor allem der hohe Folsäuregehalt auf (120 Prozent des Tagesbedarfs in einer Portion). Nikotinamid deckt ein Viertel und Vitamin B1 sowie Vitamin B2 decken je ein Fünftel des Tagesbedarfs.
Das in Algen gespeicherte Fucoidan kann, wie Untersuchungen zeigen, die Immunabwehr stärken – wichtig im Hinblick auf Krebserkrankungen.

Vorbeugen und heilen mit Algen

Die meisten (neun von elf) der getesteten Algensorten haben eine tumorhemmende Wirkung. Fucoidan kann die körpereigene Immunabwehr stärken und dadurch den Krankheitsausbruch unterbinden oder den Verlauf verbessern. Hier ist als Beispiel Wakame zu nennen, eine Alge, die getrocknet auch bei uns im Handel erhältlich ist.
Kombu senkt vor allem den Blutdruck, Laminaria das Cholesterin. Vermutlich binden bestimmte Inhaltsstoffe der Algen das Cholesterin im Darm, so daß es nicht mehr resorbiert werden kann.
Eine hemmende Wirkung auf die Vermehrung von Bakterien hat Nori. Wakame dagegen verdünnt das Blut und ist dabei doppelt so wirksam wie Heparin.
Daneben erhält unser Körper reichlich das Anti-Streß-Mineral Magnesium sowie Jod, um die Schilddrüsenfunktion und damit unsere Stoffwechselaktivität zu verbessern.
Folsäure, wichtig für den Bau der Nukleinsäuren und für die Produktion der roten Blutkörperchen, arbeitet am besten, wenn gleichzeitig Vitamin B12 über tierische Produkte (z. B. Käse oder ein Stückchen Fleisch) vorhanden ist. Gerade wenn Sie unter Streß stehen, wird dieses Vitamin viel verbraucht. Folsäure greift in den Stoffwechsel von Methionin ein, einer Aminosäure, aus welcher das Serotonin produziert wird, ein Nervenbotenstoff mit beruhigender Wirkung.
Nikotinamid reguliert ebenfalls die nervliche und seelische Ausgeglichenheit. Vielleicht ist die Abgeklärtheit der Menschen in Asien auf diesen hohen Konsum von Magnesium, Nikotinamid und Folsäure zurückzuführen und nicht allein auf eine verminderte Adrenalinausschüttung.

Das Wichtigste über Algen

- Sie gehören zu den Grundnahrungsmitteln der asiatischen Völker und sind vor allem reich an Mineralstoffen.
- Seit einiger Zeit sind sie auch bei uns in Feinkostgeschäften als Frischgemüse, meist aus der Bretagne, erhältlich.
- Der besondere Biostoff Fucoidan ist für die krebsvorbeugende und -hemmende Wirkung der meisten Algenarten verantwortlich.
- Blutdruck- und Cholesterinsenkung sind weitere Wirkungen von bestimmten Algenarten, die vor allem in den asiatischen Ländern medizinisch genutzt werden.
- Neben dem hohen Magnesiumgehalt stärken Folsäure und Nikotinamid Ihr Nervenkostüm, so daß Sie gegen Streß bestens gewappnet sind.
- Die geringere Brustkrebsrate von japanischen Frauen im Vergleich zu den Europäerinnen und Amerikanerinnen führen Wissenschaftler auf den hohen Algenanteil in der Nahrung zurück.

Avocado

Balsam für Haut und strapazierte Nerven

Obwohl die Avocado eigentlich zu den tropischen Früchten gehört, soll sie unter den Gemüsen abgehandelt werden, da sie wie ein Gemüse in den Speiseplan eingebaut wird.
Da sie hierzulande nicht wächst – Hauptanbaugebiete sind Israel, USA, Afrika und Indien –, ist sie erst seit Einführung der Luftfracht in Gemüseläden zu finden.
Weil die Avocado sehr kalorienhaltig ist, wird sie nur selten gegessen. Dies ist bedauerlich, da wir alle von dem hohen Vitamingehalt profitieren können. Wenn in Zukunft weniger die Kalorien gezählt werden und statt dessen auf die Qualität der Biostoffe in unseren Lebensmitteln geachtet wird, dann wird auch die Avocado die Beliebtheit und Verbreitung erreichen, die ihr zusteht.

In Südamerika ist diese Frucht schon seit über 9000 Jahren bekannt.

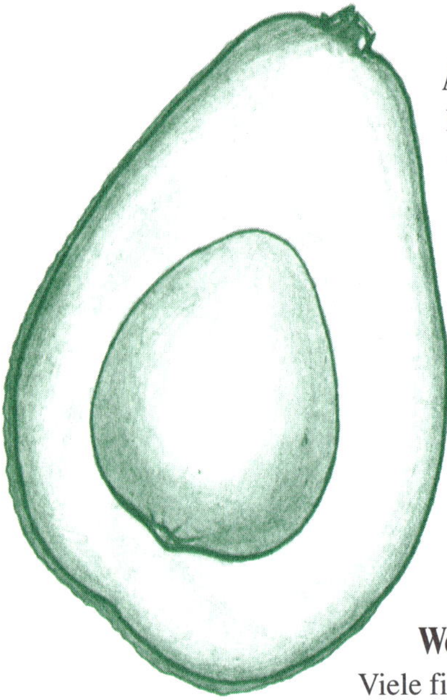

Avocados einkaufen und verarbeiten

Es gibt sie mit grünen und schwarzen Schalen in etwa 400 Sorten.

Die Avocados sollen keine Flecken haben und nicht beschädigt sein. Eine gerunzelte Oberfläche muß nicht Zeichen einer Überlagerung sein, sondern kann sortenspezifisch bedingt sein.

Sie hält im Kühlschrank einige Tage, kann aber nicht konserviert oder tiefgefroren werden.

Am besten schmeckt die Avocado roh, aus der Schale gelöffelt. Das Fruchtfleisch kann auch püriert und als Soße oder Suppe, leicht angewärmt, verarbeitet werden. Es schmeckt vorzüglich.

Welche Biostoffe sind in der Avocado enthalten?

Avocados werden auch Birnenfrüchte genannt.

Viele figurbewußte Menschen hält der hohe Kaloriengehalt (221 kcal/100 Gramm) vom Verzehr ab. Dies ist schade, denn die Avocado ist eine außergewöhnlich zusammengesetzte Frucht:

- Sie enthält die essentiellen (lebensnotwendigen) Fettsäuren Linol- und Linolensäure in hohen Konzentrationen. Mit einer Portion von 200 Gramm können der Tagesbedarf an Linolsäure und die Hälfte des Bedarfs an Linolensäure gedeckt werden.
- Vielen ist unbekannt, daß sie sehr kaliumreich ist. Eine Portion enthält den halben Tagesbedarf an Kalium, ein Drittel des Bedarfs an Kupfer und ein Fünftel des Bedarfs an Magnesium.
- Eisen und Mangan finden sich zu einem Achtel bzw. einem Siebtel der pro Tag erforderlichen Menge.
- Bei den Vitaminen fallen die hohen Konzentrationen an Vitamin B6 und Biotin auf, die jeweils für zwei Drittel des Tages reichen. Vitamin B6 ist, außer im Spinat und in Bananen, selten in Gemüse und Obst ausreichend anzutreffen.
- Folsäure steckt in Avocados eine halbe Tagesration, Pantothensäure und Vitamin C je ein Drittel. Beta-Karotin ist zu einem Viertel, Vitamin E und Vitamin B2 sind zu je einem Fünftel, Nikotinamid und Vitamin B1 zu je einem Siebtel enthalten.

Eine reife Avocado gibt auf Druck nach und sollte dann bald verzehrt werden. Zu harte Früchte läßt man bei Zimmertemperatur reifen.

Vorbeugen und heilen mit der Avocado

Linolsäure und Linolensäure gehören zu den Fetten, die der Körper selber nicht herstellen kann und auf deren regelmäßige Zufuhr er deshalb dringend angewiesen ist.
Neueste Untersuchungen deuten auf einen Zusammenhang von Herz-Kreislauf-Erkrankungen und dem mangelhaften Verzehr von essentiellen Fettsäuren hin. Personen mit einem ausreichenden Konsum dieser Fettsäuren haben ein geringeres Risiko, an einem plötzlichen Herztod zu sterben.

Wichtig

Man sollte jedoch darauf achten, daß immer ausreichende Mengen an Vitamin E verabreicht werden, da die ungesättigten Fettsäuren viel leichter durch freie Radikale angegriffen werden können als gesättigte Fettsäuren. Bei Avocados ist das Verhältnis von Vitamin E zu den essentiellen Fettsäuren nahezu ideal.
Personen, die Fischöl zur Steigerung der Fettsäurezufuhr konsumieren, sollten zusätzlich ausreichend Vitamin E einnehmen, da dieses Vitamin im Fischöl in zu geringen Mengen enthalten ist.

Vor allem das reichlich vorhandene Vitamin B6 macht die Avocado für unseren Organismus so wertvoll. Es wird dringend für unseren Aminosäurenstoffwechsel gebraucht. Personen, die viel Fleisch und damit viele Aminosäuren aufnehmen, haben einen erhöhten Vitamin-B6-Bedarf.

Frauen in der prämenstruellen Phase sind oft nervös, verstimmt und leiden unter Schlafstörungen. Avocados können hier viel helfen.

Die Pille erhöht den Vitaminbedarf

Dies trifft auch für Frauen zu, die die Pille nehmen. Der B6-Gehalt sinkt dabei ab. Dies äußert sich nicht nur in Störungen des Aminosäurenstoffwechsels, sondern auch bei der Glukoseverwertung (Zuckerverwertung). Zucker wird in Form von Glykogen in der Leber gespeichert und entsprechend dem Bedarf an das Blut abgegeben. Dieser Vorgang läuft Vitamin-B6-gesteuert ab. Ein Mangel

Es gibt viele Gründe, Avocados regelmäßig zu genießen. Sie werden sich viel wohler fühlen. Vor allem, wenn Sie sie noch mit Eiweiß – das können 50 Gramm Shrimps sein – kombinieren.

an Vitamin B6 führt zu einem Abfall der Zuckermoleküle im Blut, in dessen Folge die Nerven zuwenig davon bekommen.
Frauen in der prämenstruellen Phase (ab einer Woche vor der Periode) leiden sehr darunter. Die Folgen sind Nervosität, Gereiztheit und Schlafstörungen. Bei einem Mangel an Vitamin B6 kommt es zu erheblichen Wasseransammlungen nicht nur an den Händen und Beinen, sondern auch am Bauch. Dies kann einige Tage vor der Menstruation zu Wassereinlagerungen von ein bis zwei Kilogramm führen.

B6 auch nach der Menopause

Auch nach der Menopause sollten Frauen auf ausreichende Mengen dieses nicht speicherbaren Vitamins achten. Zusammen mit Vitamin B12 und Folsäure baut es Zystein aus Methionin auf, eine Aminosäure, die wichtig für die Straffheit des Bindegewebes ist. Hier kann die Avocado positiv wirken.
Bei einem Mangel an Vitamin B6 wird statt Zystein Homozystein gebildet, das die Verknüpfung der Kollagenfasern zu einer widerstandsfähigen Struktur stört. In der Folge kann sich daraus Osteoporose entwickeln.
Da unter Streß der Eiweiß- bzw. Aminosäurenstoffwechsel durch die Ausschüttung von Streßhormonen beschleunigt wird, wird hierbei sehr viel Vitamin B6 verbraucht.
Man kann sich gut vorstellen, wie es den Frauen, die die Pille nehmen, kurz vor der Menstruation nervlich geht. Gerade an diesen Tagen sollten sie auf einen ausreichenden Gehalt an essentiellen Fettsäuren in der Ernährung achten. Avocados können hier viel helfen.

Schöne Haut durch Biotin

Der Nutzen der Biostoffe in den Avocados drückt sich auch in einer Verbesserung der Hautstruktur, in festen Fingernägeln und glänzenden Haaren aus. Verantwortlich hierfür ist das Biotin, das wir häufig zuwenig aufnehmen. Biotin hebt auch einen zu niedrigen Blutzuckerspiegel auf Normalwerte an, da es ein wichtiges Enzym, die Glukokinase, ankurbelt. Außerdem kann es mit Insulin zusammenwirken.

Vitamin C, das ebenfalls reichlich in Avocados enthalten ist, unterstützt die Immunabwehr und sorgt für die Dichte des Knochenaufbaus.
Pantothensäure wirkt sich entzündungshemmend auf steife Gelenke aus. Daneben ist seine wesentliche Aufgabe die Mitarbeit bei der Energiefreisetzung im Körper. Besonders Sportler sollten daher auf ausreichend Pantothensäure achten. Die Bildung von Azetylcholin über Cholin wird außerdem durch dieses Vitamin gesteuert. Dieser wichtige Nervenbotenstoff gewährleistet ein gutes Gedächtnis und sorgt für ein ausreichendes Konzentrationsvermögen. Pantothensäure fördert darüber hinaus das Wachstum und die Pigmentierung der Haare.

Das Wichtigste über die Avocado

- Avocados haben durch den hohen Kaliumgehalt eine wasserausschwemmende Wirkung.
- Wichtige Biostoffe, die essentiellen Fettsäuren, verleihen den Avocados besonderen Wert – deshalb mindestens einmal pro Woche essen!
- Mit den essentiellen Fettsäuren Linol- und Linolensäure kann Herz-Kreislauf-Erkrankungen vorgebeugt werden. Auch Neurodermitis und Menstruationsbeschwerden zeigen eine Besserung.
- Für Frauen, die die Pille nehmen, ist die Avocado besonders empfehlenswert, vor allem vor Beginn der Regelblutung – sie sorgt für ausreichende Mengen an Vitamin B6, das der Körper nicht speichern kann.
- Wasseransammlungen im Gewebe werden vermieden, die Nerven besser mit Glukose versorgt.
- Vitamin B6 in den Avocados hilft, der Osteoporose vorzubeugen.
- Die Konzentration und das Gedächtnis werden wieder besser.
- Die Freisetzung von Energie ist leichter, davon können vor allem Sportler profitieren.

Die Avocados mit ihren essentiellen Fettsäuren sollten mindestens einmal pro Woche gegessen werden.

Blumenkohl

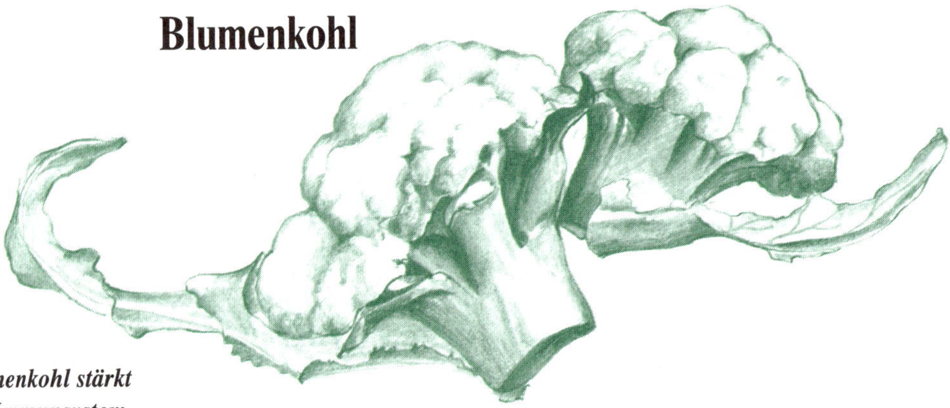

Blumenkohl stärkt das Immunsystem.

Ein wichtiger Vitamin-B5-Träger

Es wird berichtet, daß Kreuzfahrer den Blumenkohlsamen im 16. Jahrhundert nach Italien gebracht haben. Sie hätten ihn von Mönchen auf der Insel Zypern erhalten.
Dieser ursprüngliche Blumenkohl hatte grüne Köpfe, die im Laufe der Zeit durch Züchtung weiß wurden. Heute wird durch Rückzüchtung vermehrt wieder der grünköpfige Blumenkohl angebaut.
Blumenkohl gehört zu den zarten und leicht bekömmlichen Gemüsesorten, was insofern verwundert, als es sich ja um eine Kohlart handelt.

Blumenkohl einkaufen und verarbeiten

Im Kühlschrank kann man ihn drei Tage lang aufbewahren, am besten in Papier eingewickelt. Normalerweise enthält ein gefrorener Blumenkohl noch viele Vitamine, da durch Lagerung kaum Verluste entstehen und die Ware in der Regel erntefrisch verarbeitet wird. Sie können Blumenkohl roh oder gegart essen, sowohl im ganzen als auch in kleine Röschen zerteilt.
Wird er im ganzen gekocht, sollten Sie ihn ca. 15 Minuten in Salzwasser legen, damit das Ungeziefer herauskriecht. Ein vollständiger Kopf braucht ca. 20 bis 30 Minuten, bis er gar ist.

Die kleinen Köpfe sind im Vergleich zu den großen meist viel gehaltvoller an Biostoffen; sie sollten keine dunklen Flecken haben, und die Blätter müssen schön grün sein.

Welche Biostoffe sind im Blumenkohl enthalten?

Der Blumenkohl ist ein kombinierter Mineralstoff- und Vitaminträger. Eine Portion von 200 Gramm liefert ca. ein Drittel des täglichen

Kaliumbedarfs. Kupfer (ein Fünftel), Mangan (ein Sechstel), Eisen (ein Achtel) und Magnesium (ein Neuntel) sind zu 10 bis 20 Prozent der vom Körper benötigten Mengen enthalten.
Der Blumenkohl ist eine regelrechte Vitamin-C-Kanone mit 150 Milligramm davon pro Portion. Damit kann der doppelte Tagesbedarf gedeckt werden. Dies ist vor allem für Raucher interessant, weil diese einen deutlich erhöhten Vitamin-C-Verbrauch haben. Vitamin K, notwendig zur Blutgerinnung, ist sogar so hoch konzentriert, daß es ca. das Siebenfache des täglichen Bedarfs ausmacht. Mit einer 200 Gramm großen Portion Blumenkohl erhält der Körper zwei Drittel der täglich benötigten Folsäure. Damit übertrifft der Blumenkohl in der Konzentration dieses wichtigen B-Vitamins sogar noch die Aubergine.
Zu den weiteren Vitaminen, die in geringeren, aber noch relevanten Mengen enthalten sind, gehören: Biotin (ein Achtel), Vitamin B2 (ein Siebtel), Vitamin B1(ein Fünftel) und Vitamin B6 (ein Viertel) mit 10 bis 25 Prozent der pro Tag benötigten Mengen.

Für ein Gemüse auffällig hoch ist der Gehalt an Vitamin B5, auch Pantothensäure genannt. Eine Portion deckt ein Drittel des Tagesbedarfs.

Vorbeugen und heilen mit Blumenkohl

Es ist noch gar nicht so lange her, daß die Ärzte Krankheiten nur mit dem heilen konnten, was die Natur zur Verfügung stellte – synthetische Arzneimittel gibt es erst seit etwa 70 Jahren. Dabei konnten sie nicht auf chemische Analysegeräte zurückgreifen, sondern waren ausschließlich auf ihre gute Beobachtungsgabe angewiesen, um zu bewerten, ob ein bestimmtes Kraut ansprach.
Heute ist es möglich, umgekehrt vorzugehen, indem wir analysieren, welche für den Körper lebensnotwendigen Biostoffe in unserem Gemüse enthalten sind und – das ist wichtig – in welchen Konzentrationen sie vorkommen.
Deshalb können wir heute sehr wohl sagen, zum Ausgleich welcher Mängel der Blumenkohl geeignet ist:

- Die sehr hohe Konzentration von Vitamin C stärkt vor allem die Immunabwehr.
- Folsäure, ebenfalls hochkonzentriert enthalten, braucht man, um die Zellerneuerung, z. B. bei Verletzungen, oder den Zellaufbau in der Wachstumsphase zu unterstützen.

Das Vitamin B5 ist an der Produktion von sogenannten Kortikoiden, wie z. B. dem Kortisol, beteiligt. Daraus kann vom Körper Kortison gebildet werden, das Entzündungsreaktionen hemmt.

- Darüber hinaus können rote und weiße Blutkörperchen nur mit Hilfe von Folsäure gebildet werden. Die Sauerstoffversorgung und die Immunabwehr werden dadurch verbessert.
- Die Synthese von Signalüberträgern im Gehirn wird ebenfalls mitgesteuert.
- Bei Frauen, die die Pille einnehmen und gelegentlich zu Aspirin und Schlafmitteln greifen, ist der Folsäurebedarf erhöht. Darum sollten diese Frauen ihre Nahrung besonders sorgfältig zusammenstellen, wobei Blumenkohl ein wichtiger Bestandteil ist.
- Mit einer Mahlzeit kann man ein Drittel der Vitamin-B5-Menge aufnehmen, die der Körper pro Tag braucht.

Vitamin B5 bringt Enzyme in Schwung

B5 ist ein Vitamin, das Hunderte verschiedener Enzyme zum Wirken bringt. Ältere Menschen, die wegen Arthrose morgens ihre Gelenke nur unter Schmerzen bewegen können oder sogar an einer Arthritis leiden, haben häufig einen zu niedrigen Vitamin-B5-Spiegel im Blut.

Nimmt man 14 Tage lang hohe Mengen dieses Vitamins ein, dann können die Beschwerden verschwinden. Dies hängt mit der entzündungshemmenden Wirkung von Vitamin B5 zusammen.

Als zentraler Bestandteil des Coenzyms A, eines Energieträgermoleküls, ist Vitamin B5 an Energieprozessen zur Stoffwechselsteuerung maßgeblich beteiligt.

Wichtig

- Da Säuren Vitamin B5 zerstören, sollte pantothenhaltiges Gemüse (eben Blumenkohl, Grünkohl, Erbsen, Sojabohnen) nur mit wenig Essig oder Zitrone angemacht werden.
- Der oft angesprochene hohe Jodgehalt in Blumenkohl ist nicht vorhanden. Personen mit Schilddrüsenfehlfunktion wird trotzdem vom Verzehr großer Mengen abgeraten, da die im Blumenkohl enthaltenen Glukosinolate die Schilddrüse an der Aufnahme von Jod behindern können. Bei normalen Mengen spielt dies keine Rolle.

Auch das Gehirn braucht Vitamine

Wer unter Dauerstreß steht, verbraucht sehr viel an Vitamin-B5-Molekülen. Diese fehlen dann im Gehirn, das mit Nervosität und Gereiztheit reagiert. Auch Lernschwäche und Unlustgefühle können eine Reaktion auf Vitamin-B5-Mangel sein, da der Umbau von Cholin in Azetylcholin unter Beihilfe von Vitamin B5 abläuft. Azetylcholin gehört mit zu den wichtigen Neurotransmittern, die den Denk- und Lernprozeß ermöglichen.

Vitamin B5 ist auch noch am Aufbau neuer Schleimhautzellen beteiligt und schützt diese vor Infektionen.

Ein Stück Käse oder Schinken zu einer Blumenkohlmahlzeit unterstützt die Bildung der roten Blutkörperchen sowie die Wirkung der Folsäure generell.

Kalium schwemmt Wasser aus

Der hohe Kaliumgehalt hat zusätzlich eine leicht wasserausschwemmende Wirkung, aber immer nur unter der Voraussetzung, daß der Blumenkohl mit wenig Salz gekocht wird.

Werden die von den Ärzten im Mittelalter beschriebenen Wirkungsweisen des Blumenkohls mit dem Wirkprofil der darin enthaltenen Biostoffe verglichen, so sind sie nahezu deckungsgleich. Die Empfehlung, ihn bei Arthritis, Nieren- und Blasenleiden zu essen, kann mit dem hohen Vitamin-B5- und Kaliumgehalt erklärt werden.

Das Wichtigste über den Blumenkohl

- Blumenkohl stärkt die Immunabwehr durch seinen hohen Vitamin-C-Gehalt.
- Durch das Kalium hat der Blumenkohl eine leicht wasserausschwemmende Wirkung, wenn er salzarm zubereitet wird.
- Gelenkschmerzen bei Arthrose und Arthritis werden durch die hohen Vitamin-B5-Konzentrationen vermindert.
- Darüber hinaus fördert Blumenkohl die Bildung wichtiger Nervensignalüberträgerstoffe durch den Vitamin-B5-Gehalt und hilft dadurch bei Nervosität und Lernschwäche.

Grüne Bohnen

Jungbrunnen für Haut, Haare und Fingernägel

Frische Bohnen sind aus deutschen Anbaugebieten von Juli bis September erhältlich.

Alten indianischen Berichten zufolge kennt man die Gemüsebohne in Südamerika schon seit 6000 Jahren. Heute gibt es im Handel verschiedene Sorten unterschiedlicher Größe und Farbe, von Grün über Gelb bis Lila.
Der römische Feldherr und Feinschmecker Lukullus soll dieses zarte Gemüse sehr geschätzt und zu seiner Leibspeise erkoren haben. Läßt man die Bohnen bis zum Ausreifen hängen, dann kann man im Herbst die trockenen Hülsenfrüchte ernten. Die Schale ist dann aber nicht mehr für den Verzehr geeignet, da die Zellulosefasern nicht verdaut werden können.

Grüne Bohnen einkaufen und verarbeiten

Die kleinsten grünen Bohnen sind die zartesten! Als kleine, fadenlose »Prinzeßbohnen« sind sie schnell zu verarbeiten. Etwas aufwendiger sind die Stangenbohnen mit dem härteren Fruchtfleisch und einem holzigen Faden, der vor dem Kochen entfernt werden muß. Man schneidet die Spitze mit dem Messer an und zieht den Faden ab.
Beim Einkaufen ist darauf zu achten, daß sie fest sind und keine Flecken haben. Frische Bohnen lassen sich knicken – bei überlagerter Ware ist dies nicht möglich. Sie sind einige Tage im Gemüsefach des Kühlschranks haltbar. Auch hier gilt: Eingefrorene Ware hat meist noch einen höheren Vitamingehalt als überlagerte Ware. Man kocht Bohnen ca. 20 bis 30 Minuten in Salzwasser, entweder ganz oder geschnitzelt. »Prinzeßbohnen« werden ganz gekocht serviert.

Die Gartenbohne gehört zur Gattung der Schmetterlingsblütler.

Ob als Gemüsebeilage, als Suppeneinlage, im Gemüseeintopf oder als kalter Bohnensalat angemacht – die Bohne ist ein sättigendes, sehr gut schmeckendes Gemüse, das auf keiner Speisekarte fehlen sollte. Wenig bekannt ist die milchsaure Zubereitungsart, die von Gourmets geschätzt wird. Auch das Einsalzen ist eine Form der Konservierung, die nur noch in einigen Landstrichen Deutschlands praktiziert wird.

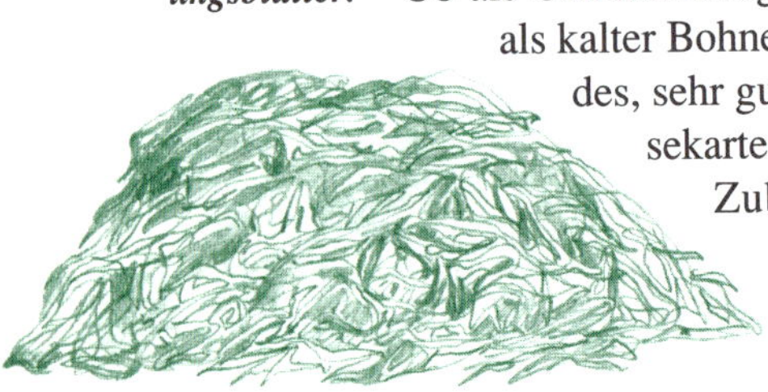

Wichtig

- Das Kochwasser sollte für Suppen mitverwendet werden, da es wertvolle Mineralsalze und sonstige Biostoffe enthält!
- Auf jeden Fall sollte man die Bohnen kochen. Sie enthalten im Rohzustand giftige Substanzen (Lektine), die erst durch Erhitzen unschädlich gemacht werden.

Welche Biostoffe sind in grünen Bohnen enthalten?

Grüne Bohnen sind kleine, kombinierte Mineralstoff-, Spurenelemente- und Vitaminstangen. Mit ihrem hohen Wassergehalt von ca. 90 Prozent und nur 32 kcal pro 100 Gramm sind sie ideal geeignet für Personen, die sich wenig bewegen, aber aufgrund ihres hohen Streßpotentials einen ebenso hohen Vitamin-, Mineralstoff- und Spurenelementebedarf haben.

Molybdän ist wichtig für die Funktion der Energieprozesse in allen Zellen.

Die in besonders hohen Konzentrationen enthaltenen Elemente sind Molybdän (170 Prozent des Tagesbedarfs) und Chrom (50 Prozent des Tagesbedarfs). Mit einer Portion von 200 Gramm grünen Bohnen wird also der doppelte bzw. der halbe Tagesbedarf gedeckt. Hinzu kommen Mangan und Kalium mit einem Drittel bzw. einem Viertel der täglich benötigten Mengen. Zusätzlich können Sie Ihren Tagesbedarf an Kupfer (ein Fünftel), Magnesium (ein Sechstel), Eisen (ein Sechstel) und Kalzium (ein Siebtel) zu 10 bis 20 Prozent decken.

Das Vitamin Folsäure reicht dem Körper für zwei Drittel, Vitamin C, Biotin und Vitamin K für die Hälfte, Vitamin B6 für ein Drittel, Vitamin B2 und Pantothensäure (Vitamin B5) noch für je ein Sechstel des Tagesbedarfs. Das Vitamin B1 deckt ein Siebtel, Vitamin E ein Neuntel und Beta-Karotin ein Zehntel des Tagesbedarfs. Hinzu kommen Substanzen, die eine blutzuckerregulierende Wirkung haben, und Bioflavonoide, die eine eigenständige antioxidative Wirkung, ähnlich wie Vitamin C und E, haben. Eine sehr wichtige Aufgabe der Bioflavonoide ist die Regeneration (Erneuerung) von Vitamin C, wodurch dessen Wirksamkeit um das 30- bis 50fache gesteigert werden kann.

Vorbeugen und heilen mit grünen Bohnen

Grüne Bohnen unterstützen durch ihren hohen Mangangehalt die Entgiftungsfunktion der Leber. Manganmangel hat verzögertes Haarwachstum zur Folge sowie eine Entzündung der Haut und Pigmentänderungen.

Lebenswichtiges Molybdän

Molybdän ist in grünen Bohnen zu deutlich mehr als 100 Prozent des Tagesbedarfs enthalten. Obwohl in unserem Körper nur verschwindend geringe Mengen von Molybdän stecken, werden wir ohne dieses Spurenelement krank. Alles, was in unserem Stoffwechsel mit Eisen, Kupfer, Schwefel und schwefelhaltigem Eiweiß zusammenhängt, ist in höchstem Grad von der Gegenwart des Molybdäns abhängig. Darüber hinaus hat dieses Spurenelement eine wichtige Funktion beim Abbau von Purinen und greift dadurch in den Harnsäurestoffwechsel ein. Zusammen mit Mangan hilft es bei der Verarbeitung von Purinen, die in grünen Bohnen vermehrt vorhanden sind (50 Milligramm in 200 Gramm). Dadurch ist der Verzehr in moderaten Mengen für Gichtkranke durchaus möglich.

Eisen und Kupfer sind in kleinen Mengen (ein Siebtel bzw. ein Fünftel) enthalten, können aber dennoch einen erwähnenswerten Beitrag für die Blutbildung leisten. Bei den Vitaminen fällt auf, daß nahezu die ganze B-Gruppe vorhanden ist. Vor allem Biotin und Folsäure können wir mit einer Portion reichlich zuführen. Dies reicht unserem Körper für einen halben Tag.

Essen Sie grüne Bohnen, wenn Sie eine seidenweiche Haut haben möchten.

Durch den besonders hohen Biotingehalt empfehlen sich grüne Bohnen für Personen mit Hautproblemen, glanzlosen Haaren und spröden Fingernägeln. Diese Phänomene werden oft unter Gewichtsreduktionsdiäten beobachtet, die im wesentlichen nur Obst erlauben. Obst enthält nur sehr wenig bis gar kein Biotin. Dieses Vitamin spielt auch eine Rolle im Kohlenhydrat- bzw. Zuckerstoffwechsel. Es wirkt zusammen mit Insulin und aktiviert die Glukokinase, ein Enzym, das den Stoffwechselmotor in Gang bringt. Vermutlich haben die in grünen Bohnen enthaltenen Tannine, Lektine sowie Phytinsäure ebenfalls eine günstige Wirkung auf den Zuckerhaushalt – nicht zu vergessen der hohe Chromgehalt, der die Zuckerverwertung verbessert. Biotin ist am Aufbau von Glykogen beteiligt, der Speicherform von Zucker in der Leber. Zusammen mit anderen B-Vitaminen hilft es bei der Eiweißverwertung und ist darüber hinaus beim Aufbau des roten Blutfarbstoffs aktiv.

Bohnen wirken durch Kalium leicht entwässernd.

Vermehrte Bildung roter Blutkörperchen

Die ebenfalls reichlich enthaltene Folsäure liefert zusammen mit Eisen und Kupfer einen wichtigen Beitrag zur Produktion der roten Blutkörperchen. Um die Synthese optimal zu gewährleisten, sollten Vitamin-B12-haltige tierische Produkte, wie beispielsweise 100 Gramm Truthahnbrust, zusätzlich zu grünen Bohnen als Beilage serviert werden.
Wird das Gesamtprofil der grünen Bohne betrachtet, so bestätigt es die alten Ägypter, die sie aßen, um eine schöne Haut zu bekommen. Auch erscheint im nachhinein der Einsatz bei Diabetikern im Mittelalter durchaus sinnvoll.

Das Wichtigste über grüne Bohnen

- Sie sind bestens geeignet, um abzunehmen. Trotz einer besonders hohen Biostoffdichte haben sie nur 32 kcal pro 100 Gramm.
- Grüne Bohnen wirken durch das enthaltene Kalium leicht entwässernd.
- Die Leber wird durch das in grünen Bohnen enthaltene Mangan in ihrer Entgiftungsfunktion unterstützt.
- Als wesentliches Vitamin aus der B-Gruppe kann Biotin zusammen mit dem Spurenelement Chrom den Zuckerstoffwechsel verbessern. Grüne Bohnen sind deshalb Diabetikern zu empfehlen.
- Bei brüchigen Fingernägeln, glanzlosen Haaren sowie Hautproblemen hilft das Biotin aufgrund seines Schwefelgehaltes.

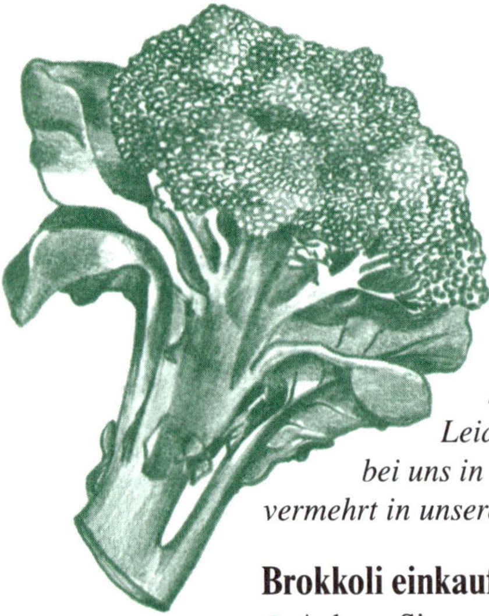

Brokkoli

Vorbeugung gegen Krebs

Er sieht ihm nicht nur ähnlich, sondern er ist auch mit dem Blumenkohl verwandt. In alten Kochbüchern wird er als Spargelkohl oder Bröckelkohl bezeichnet. Schon die alten Römer kannten und mochten ihn.

Leider geriet der Brokkoli nach dem Ersten Weltkrieg bei uns in Vergessenheit. Um so besser, daß er heute wieder vermehrt in unseren Küchen verarbeitet wird.

Brokkoli einkaufen und verarbeiten

Frauen, die die Pille nehmen, sollten Brokkoli essen.

- Achten Sie vor allem darauf, daß die Blätter nicht schlaff und gelb sind.
- Die Farbe des frischen Gemüses ist ein kräftiges Grün bis Blaugrün.
- Es ist besser, Tiefkühlware zu kaufen als überlagerten, welken Brokkoli.

Er hält sich in Frischhaltefolie verpackt zwei Tage im Gemüsefach des Kühlschranks. Ob roh oder gekocht, er schmeckt in beiden Varianten.

Zum Waschen wird er eine viertel Stunde in Wasser gelegt, damit Insekten herauskriechen. Die Stiele kann und sollte man mitessen, da sie wertvolles Selen enthalten. Dazu schält man sie von oben nach unten.

Der Brokkoli wird mit dem Kopf nach oben ins Wasser gestellt. Man läßt nur den Stiel ohne Deckel zehn Minuten lang leicht kochen. Zum Schluß kocht man den ganzen Brokkoli mit Kopf ca. fünf Minuten. Nicht länger, damit er noch »al dente« ist.

Für Gemüseeintöpfe empfiehlt es sich, die Stiele vorzugaren und die Röschen erst die letzten fünf Minuten zuzugeben.

Nach neuesten Untersuchungsergebnissen aus den USA zählt Brokkoli mit zu den gesündesten Gemüsesorten.

Welche Biostoffe sind im Brokkoli enthalten?

Brokkoli hat hohe Konzentrationen an Mineralstoffen, Spurenelementen und Vitaminen.

Eine Portion von 200 Gramm Brokkoli deckt ca. den halben Tagesbedarf an Kalium. Kalzium ist zu einem Viertel der notwendigen Menge enthalten, ebenso wie Mangan, Kupfer und Eisen. Magnesium wird noch zu einem Sechstel und Zink zu einem Achtel beigesteuert.
Das Beta-Karotin in einer Portion Brokkoli kann zwei Drittel, Folsäure und Pantothensäure jeweils die Hälfte, Vitamin B2 ein Drittel des Tagesbedarfs abdecken. An weiteren wichtigen Vitaminen aus der B-Gruppe sind Vitamin B1 und Vitamin B6 enthalten, die ein Sechstel bzw. ein Fünftel des Tagesbedarfs beisteuern sowie Nikotinamid mit einem Siebtel.

Vitamin K hat vor allem Bedeutung für die Blutgerinnung. Es ist in der dreifachen Tagesmenge (325 Prozent) in Brokkoli enthalten.

Wichtig

Es empfiehlt sich, Brokkoli mit biotinhaltigen Nahrungsmitteln zu kombinieren, z. B. mit Spinat, der grünen Gartenbohne, der Tomate oder der Avocado, um dieses wichtige Vitamin zu ergänzen. Am besten mit einem Spiegelei, dann hat man zusätzlich das Vitamin B12.

Vorbeugen und heilen mit Brokkoli

US-Forscher fanden heraus, daß er neben den Antioxidantien (das sind die Radikalefänger Beta-Karotin und Vitamin C) auch Bioflavonoide, Indole und Isothiozyanate enthält, die die Immunabwehr zusätzlich unterstützen können.
Vermutlich läuft dies über die Eigenschaft ab, aggressive Substanzen, vor allem Sauerstoffradikale, abfangen zu können. Diese Substanzen entstehen ständig im Körper und müssen, damit Schaden abgewendet wird, neutralisiert werden.
Im Brokkoli sind es vor allem Vitamin C und Beta-Karotin, die den Hauptanteil am Oxidationsschutz ausmachen. Vitamin C, das auch als Wunderwaffe unter den Vitaminen bezeichnet wird, ist der größte Feind aller Krankheiten. Zum einen hat es eine wichtige Aufgabe in der Immunabwehr, und zum anderen hilft es, unsere Psyche zu stabilisieren. Dies hat wiederum eine positive Rückwirkung auf unsere Immunabwehr.

Eine weitere bedeutende Funktion übernimmt es bei der Kräftigung des Bindegewebes. Krampfadern – Zeichen einer Bindegewebsschwäche – sowie frühzeitige Faltenbildung verlangen nach mehr Vitamin C. Im Kampf gegen die freien Radikale ist das Vitamin C vor allem in der Augenlinse zu finden. Diese ist gegenüber dem Angriff freier Radikale besonders anfällig und bedarf mit steigendem Alter eines besonderen Schutzes. Deshalb findet sich dort zur Unterstützung auch viel Vitamin E. Fängt Vitamin E ein Radikal ein, so ist es in seinen weiteren Aktivitäten blockiert. Durch Vitamin C kann es aber wieder regeneriert werden. Ausreichende Mengen Vitamin C stellen somit auch einen Schutz für unser Vitamin E dar!

Wunderwaffe Vitamin C

Da Radikale unter Vitaminmangel für Schäden an den Zellwänden und auch am Zellkern verantwortlich sind, wird vermutet, daß hierin eine der möglichen Ursachen für Krebsentstehung liegen kann.

In den Blutgefäßen, wo es für die Elastizität sorgt, wird Vitamin C von Bioflavonoiden unterstützt. Diese Biostoffe sind in hohen Mengen auch im Rotwein enthalten und vermutlich der Grund dafür, warum die Franzosen weniger Herz-Kreislauf-Erkrankungen haben, obwohl sie die gleiche Menge an Alkohol aufnehmen, wie dies die Deutschen mit Bier tun. Die Flavonoide können die durch Radikale blockierten Vitamin-C-Moleküle wieder regenerieren. Bei ausreichender Versorgung mit Flavonoiden ist der Vitamin-C-Bedarf, den wir über die Nahrung zuführen müssen, geringer.

Wenn wir uns in Streßsituationen auch noch gut konzentrieren wollen, dann brauchen wir unbedingt ausreichende Mengen des Nervenbotenstoffes Azetylcholin, der ebenfalls von Vitamin C abhängig ist. Seine Wirksamkeit ist bereits innerhalb einer Stunde nach Konsum von vier Zitronen – das entspricht in etwa einer Portion Brokkoli – nachweisbar. Die sehr wichtige Rolle des Vitamin C für unsere Psyche läuft über den Anstoß zur Bildung des Noradrenalins, das uns frisch und munter macht.

Die hohe Folsäuremenge im Brokkoli macht ihn zu einem empfehlenswerten Gemüse in der Schwangerschaft. Die Vitamine aus der B-Gruppe, allen voran die Pantothensäure, gefolgt von Vitamin B1, Vitamin B2, Vitamin B6 und Nikotinamid, stärken vor allem das Nervenkostüm.

Sehr hohe Kaliumkonzentrationen führen dazu, daß Brokkoli eine wasserausschwemmende Wirkung hat, die vor allem Personen mit

Bluthochdruck nutzen sollten. Mit der richtigen Ernährung bei Bluthochdruck könnten viele Medikamente eingespart werden, und zwar dadurch, daß sie weniger konzentriert oder gar nicht mehr eingenommen werden müssen.
Mangan zur Unterstützung der Entgiftungsfunktion der Leber ist ebenfalls enthalten. Kupfer wird zur Bildung von Chondroitinsulfat benötigt, dem wichtigen Knochengrundgerüst, welches mit Hilfe von kupferabhängigen Enzymen aufgebaut wird. Dies ergänzt die Kalziumzufuhr auf sinnvolle Art und Weise.
Magnesium und Zink runden diesen wunderbaren Mineralstoff- und Spurenelementecocktail im Brokkoli ab. Unser Herz, das 65- bis 70-mal pro Minute schlägt, und die Immunabwehr profitieren davon. Für Personen mit zu hohen Harnsäurewerten kann der hohe Molybdänanteil von Vorteil sein, da dieses Spurenelement in den Harnsäurestoffwechsel eingreift.

Hilfe bei Osteoporose: Eine Brokkoliportion von 200 Gramm enthält ein Viertel der täglich notwendigen Menge an Kalzium – eine gute Alternative bei Milchunverträglichkeit.

Das Wichtigste über den Brokkoli

- Brokkoli stärkt die Immunabwehr durch viel Vitamin C, Beta-Karotin und Zink. Deshalb wird er zur Krebsprophylaxe wärmstens empfohlen.
- Schwangere, Frauen, die die Pille nehmen, und Personen, die viele Medikamente einnehmen, sollten ihn essen, da er viel Folsäure enthält.
- Zur Stärkung der Nerven helfen die Vitamine der B-Gruppe.
- Frauen mit Osteoporose sollten Brokkoli regelmäßig auf dem Speiseplan haben, da er viel Kalzium und Kupfer enthält.
- Das Bindegewebe wird gekräftigt und die Fettverbrennung aktiviert.
- Streßgeplagten Menschen tut er gut. Er enthält das Anti-Streß-Mineral Magnesium.
- Brokkoli hilft, überschüssiges Wasser aus dem Körper zu entfernen. Er ist deshalb bei Bluthochdruck besonders zu empfehlen.

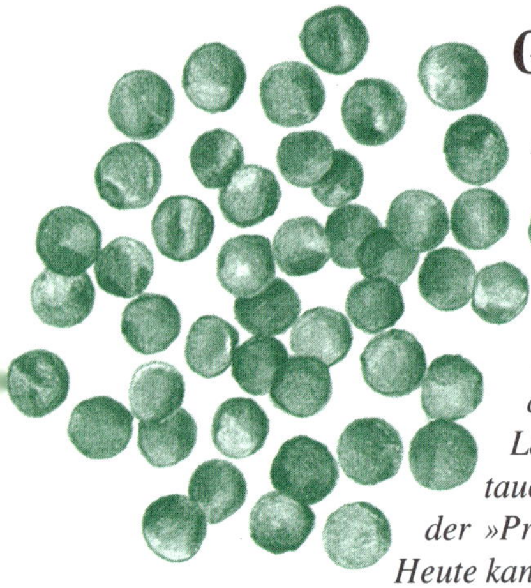

Grüne Erbsen

Für Nerven wie Drahtseile

Die Erbse zählt wahrscheinlich mit zu den ältesten bekannten Gemüsesorten. Eigentlich kommt sie aus China, von wo aus sie über Indien nach Europa gebracht wurde. Erbsenrezepte finden sich in Aufzeichnungen von Mönchen und Nonnen in Europa ab dem 12. Jahrhundert.

Lange Zeit galt die Erbse als Fruchtbarkeitssymbol. Sie tauchte deshalb gerne in Märchenerzählungen auf, wie in der »Prinzessin auf der Erbse« oder auch im »Aschenputtel«. Heute kann vermutet werden, daß der hohe Zinkgehalt der Erbsen zu diesem Ruf wesentlich beigetragen hat.

Die Erbse galt lange Zeit als Fruchtbarkeitssymbol.

Zinkmangel, im alten Ägypten durch einseitigen Verzehr von Vollkorngetreidespeisen ausgelöst, führte zu Kleinwuchs und Unterentwicklung der Geschlechtsorgane. Heute kann bei Männern mit Fertilitätsproblemen u.a. häufig auch Zinkmangel festgestellt werden.

Trockene grüne Erbsen einkaufen und verarbeiten

Auch hier gilt, wie generell bei Hülsenfrüchten, daß die Oberfläche keine Hinweise auf Wurm- oder Käferbefall zeigen soll.

Im Handel werden drei verschiedene Erbsenarten angeboten. Palerbsen, mit gelbem Korn, schmecken leicht nach Stärke. Die Markerbsen, mit kantigem und schrumpfendem Korn, sind süßer und zarter. Bei den Zuckererbsen wird die gesamte Hülse mit den kleinen Erbsenkörnern mitgegessen. Dies ist möglich, weil die Hülse keine zähe Innenhaut, wie die ersten beiden, aufweist. Geschälte Erbsen sind besser verträglich, haben jedoch weniger Biostoffe.

Die Größe der Erbse wird nach der Sortierung »Gemüseerbsen«, »mittelfein«, »fein«, »sehr fein« und »extrafein« unterschieden. Grundsätzlich gilt: je kleiner, um so feiner.

Erbsen müssen vor dem Verarbeiten gewaschen und die schlechten Teile sowie Steinchen entfernt werden. Über Nacht läßt man sie zehn bis zwölf Stunden einweichen. Das Wasser sollte zum Kochen mitverwendet werden, da es bereits einige Biostoffe gelöst enthält. Wollen Sie Erbsenpüree als eine wohlschmeckende Alternative zu Kartoffelpüree zubereiten, so empfiehlt es sich, größere Erbsen zu verwenden, da diese leichter zerkochen.

Welche Biostoffe sind in trockenen grünen Erbsen enthalten?

Erbsen machen ordentlich satt. Sie gehören mit 274 kcal pro 100 Gramm zu den Gemüsesorten mit hohem Nährwert und sind daher besonders für körperlich arbeitende Menschen geeignet.
Zusätzlich enthalten getrocknete Erbsen viel Eiweiß. Fast ein Viertel ihres Gewichts trägt zu unserer Versorgung mit wertvollen Aminosäuren bei. Daraus werden vom Körper wieder Eiweiße aufgebaut.
Eine Portion (100 Gramm) getrockneter Erbsen kann bereits zwei Drittel unseres Tagesbedarfs an Mangan, ein für Skelett und Blut wichtiges Spurenelement, decken. Kalium, Eisen und Kupfer reichen für einen halben Tag, Magnesium und Zink für ein Drittel des Tages. Bei größeren Portionen, z. B. bei einem Erbseneintopf, kann dem Körper nahezu alles an Mineralstoffen und Spurenelementen zugeführt werden, was er den ganzen Tag über braucht. Dies gilt auch für die hohen Mengen an Molybdän (450 Prozent) und Fluorid (2700 Prozent). Nur Kalzium, Selen, Chrom und Jod reichen nicht aus und müssen durch andere Speisen ergänzt werden.
Erbsen besitzen fast alle B-Vitamine in hohen Konzentrationen, allen voran die Vitamine B1 und Biotin, die in einer Portion zu je zwei Dritteln des Tagesbedarfs enthalten sind. Es folgen in abfallenden Mengen Folsäure und Pantothensäure mit der Hälfte bzw. einem Drittel sowie Vitamin B2 und Nikotinamid mit jeweils einem Fünftel des Tagesbedarfs.

Das in Erbsen hochkonzentriert enthaltene »Nervenvitamin« B1 muß in der westlichen Industriegesellschaft zu den Vitaminen gerechnet werden, bei denen die Bedarfsdeckung kritisch ist. Hülsenfrüchte, wie z. B. Erbsen, werden, obwohl sie viel Vitamin B1 enthalten, zuwenig gegessen, so daß sie diese Unterversorgung nicht ausgleichen können.

Wichtig

- Vitamin B6 ist in Erbsen kaum enthalten, Vitamin B12 als tierisches Vitamin gar nicht. Deshalb sollten Erbsen besser mit Reis, Mais oder Linsen kombiniert sowie als Dessert mit einer kleinen Portion Käse verzehrt werden. Selbstverständlich kann das Vitamin B12 auch durch eine kleine Fleischbeilage ergänzt werden!
- Da Vitamin B1 hitzeempfindlich ist, sollten Sie auf kurze Garzeiten achten.

Vorbeugen und heilen mit grünen Erbsen

Vitamin-B1-Mangel kann zu Beklemmungsgefühlen, Depressionen und Angstzuständen führen. Dagegen helfen grüne Erbsen, die einen ausgesprochen beruhigenden Effekt haben.

Für nahezu alle Vitamine aus der B-Gruppe gilt, daß sie wasserlöslich sind und bald wieder über die Nieren ausgeschieden werden. Der Körper hat nur geringe Möglichkeiten, sie zu speichern. Sie müssen deshalb regelmäßig durch unsere Ernährung zugeführt werden.

Zu dieser Vitamingruppe gehören Vitamin B1, Vitamin B2, Nikotinamid (Vitamin B3), Pantothensäure (Vitamin B5), Vitamin B6, Biotin, Vitamin B12 und Folsäure.

Vitamin B1, auch Thiamin genannt, muß täglich in ausreichenden Mengen aufgenommen werden. Salatdiäten sind dazu nicht geeignet! Es ist das Vitamin für Herz und Nerven.

Serotonin, ein Nervenreizstoff, wird zu dem Stoff umgebaut (zu Melatonin), der uns auch einen gesunden, ruhigen Schlaf beschert. Dies geschieht zusammen mit Folsäure, welche an den Syntheseschritten mitbeteiligt ist.

Biotin hilft im Verbund mit Folsäure, Pantothensäure und Vitamin B12 bei der Verwertung von Eiweiß. Zusammen mit Kupfer, Eisen, Folsäure und Vitamin B12 bastelt Biotin noch an dem Aufbau der roten Blutkörperchen. Ausreichend hohe Mengen an Magnesium haben einen zusätzlichen Anti-Streß-Effekt.

Kupfer festigt die Knochen

Die Empfehlung indischer Ayurveda-Mediziner an jugendliche und alte Menschen, viele Erbsen zu essen, um die Knochen zu festigen, kann mit dem hohen Kupfergehalt erklärt werden.

Kupfer ist nicht nur für die Blutbildung, sondern auch für den Aufbau der Knochengrundsubstanz, des Chondroitinsulfats, verantwortlich. Kupfermangel kann deshalb im schlimmsten Fall zu Osteoporose führen.

Vorsicht

Zu hoher Alkoholkonsum stört die Aufnahme von Vitamin B1 im Dünndarm. Vitamin B1 und Mangan werden beim Zerlegen der Kohlenhydratmoleküle in Zucker gebraucht.

Nach neuesten Forschungsergebnissen wird Kupfermangel als Mitverursacher von Herz-Kreislauf-Erkrankungen angesehen. Diese könnten durch die den Kupfermangel begleitende Blutarmut (mikrozytäre Anämie) ausgelöst werden oder durch das spontane Zerplatzen von Gefäßen. Ursache ist die Störung der Bildung von Elastin und Kollagen durch Kupfermangel und infolge einer schlechten Elastizität der Gefäßwände.
Zink, wie eingangs bereits erwähnt, ist vermutlich der Biostoff, der der Erbse zum Fruchtbarkeitssymbol verhalf. Personen mit Bluthochdruck können von dem hohen Kaliumgehalt profitieren, der eine wasserausschwemmende Wirkung bei salzarmer Zubereitung hat.

Der Gehalt der Erbse an Zink, Kupfer und Eisen ist im Hinblick auf die täglich notwendige Menge ausgewogen. Gegenseitige Störungen bei der Aufnahme im Darm sind deshalb kaum zu befürchten. Dies macht die Erbse besonders wertvoll.

Das Wichtigste über grüne Erbsen

- Hohe Mengen an B-Vitaminen sorgen für Nerven wie Drahtseile.
- Zusammen mit Mangan und Biotin wird der Zuckerstoffwechsel angeregt; es können ausreichend Zuckermoleküle als Nerven- und Gehirnnahrung zur Verfügung gestellt werden.
- Das Anti-Streß-Mineral Magnesium unterstützt wirkungsvoll das Herz.
- Personen mit Bluthochdruck profitieren von dem hohen Kaliumgehalt und seiner wasserausschwemmenden Wirkung.
- Zink ist wichtig für die Fortpflanzungsfähigkeit.
- Zum Knochenauf- und -umbau sowie zum Erhalt der Gefäßelastizität trägt Kupfer mit bei.
- Erbsen machen satt und liefern einen langsamen und lang anhaltenden Glukose- und Aminosäurenstrom.

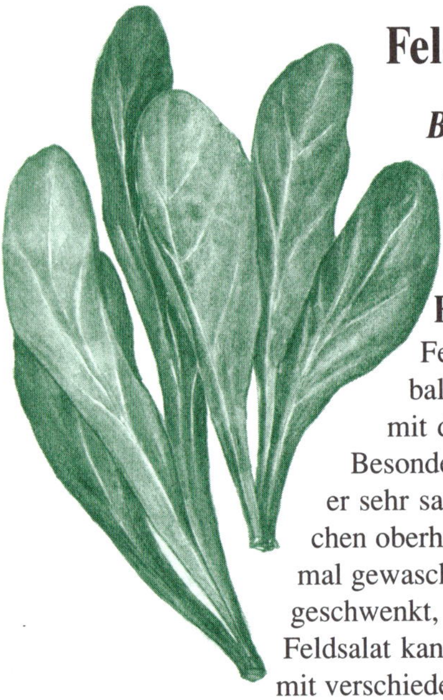

Feldsalat

Biostoffe im Winter

Der Feldsalat gehört zu den Baldriangewächsen. In der Schweiz heißt er Nüßlisalat, in Österreich Vogerlsalat.

Feldsalat einkaufen und verarbeiten

Feldsalat sollte beim Einkauf immer frisch sein und bald verarbeitet werden, da er nicht lange haltbar ist und mit der Dauer der Lagerung u. a. das Vitamin C verliert. Besondere Sorgfalt muß auf das Waschen gelegt werden, da er sehr sandhaltig ist. Am besten ist, man schneidet die Blättchen oberhalb der Wurzeln ab, nachdem man sie zwei- bis dreimal gewaschen hat. Danach werden sie noch mal kurz in Wasser geschwenkt, damit auch das letzte Sandkorn entfernt ist.
Feldsalat kann auf sehr unterschiedliche Arten zubereitet werden: mit verschiedenen Salatsoßen, mit Käse und Schinkenwürfeln oder mit Kartoffeln, lauwarm serviert. Dieses Gericht schmeckt vorzüglich und macht satt.

Auch wenn das Putzen etwas aufwendig ist – es lohnt sich.

Welche Biostoffe sind im Feldsalat enthalten?

Eine große Portion Feldsalat (100 Gramm) enthält nur 14 kcal. Darin stecken je 20 Prozent des Tagesbedarfs an Kalium und Eisen sowie 50 Prozent des Tagesbedarfs an Vitamin C und ein Sechstel an Vitamin B6.
Auffallend ist sein Gehalt an Beta-Karotin. Er ist so hoch, daß er zwei Drittel des Tagesbedarfs deckt.

Vorbeugen und heilen mit Feldsalat

Aufgrund des sehr hohen Gehalts an Beta-Karotin gehört Feldsalat im Winter mindestens zweimal pro Woche auf den Tisch.
Beta-Karotin-haltige Gemüsesorten und Salate werden unter die Nahrungsmittel mit krebsprophylaktischer Wirkung eingereiht. Dieser Biostoff fängt Radikale ab und schützt unsere Zellen so vor der Zerstörung durch Bakterien, Viren, Parasiten, Pilze und andere Krankheitserreger, die den Alterungsprozeß beschleunigen.

Feldsalat sollte vom Biobauern gekauft werden, da er Nitrate einlagert.

Ein Teil des in Feldsalat enthaltenen Beta-Karotins wird in Vitamin A umgewandelt, was unsere Schleimhäute schützt und für gutes Sehen sorgt. Personen, die viel am Bildschirm arbeiten, brauchen besonders viel Vitamin A.

Wichtig

Neigen Sie leicht zu Entzündungen in Nase, Rachen, Stirn sowie in den Bronchien oder im Blasen- und Vaginalbereich? Dann essen Sie zweimal pro Woche Feldsalat.

Eine Ergänzung mit Maiskeimöl (Vitamin E) und etwas Emmentaler Käse (Zink) oder auch einer kleinen Portion Truthahn (Zink, Eisen), eventuell auch ein gekochtes Ei (Eisen, Zink), läßt die Umwandlung in Vitamin A erst richtig ablaufen, da diese Biostoffe dafür gebraucht werden.

Das Wichtigste über den Feldsalat

- Er ist ausgesprochen Beta-Karotin-haltig und sollte von Personen, bei denen Krebserkrankungen in der Familie auftreten, zweimal pro Woche gegessen werden.
- Gerade in der kalten Jahreszeit bietet er einen guten Schutz vor Erkältungen, vor allem vor Entzündungen im Stirn- und Kiefernhöhlenbereich sowie in den Bronchien.
- Häufige Entzündungen im Vaginal- und Blasenbereich können Zeichen eines Vitamin-A-Mangels sein. Öfter Beta-Karotin-haltige Nahrungsmittel wie Feldsalat essen!
- Personen, die viel am Bildschirm arbeiten und deshalb viel Vitamin A brauchen, sollten ihn regelmäßig auf dem Speisezettel haben.
- Er sollte immer mit etwas Öl oder fetthaltigen Substanzen zubereitet werden, damit das Beta-Karotin aufgenommen werden kann.

Auf jeden Fall muß Feldsalat mit Öl oder fetthaltigen Substanzen zubereitet werden, damit das wertvolle Beta-Karotin vom Körper aufgenommen werden kann.

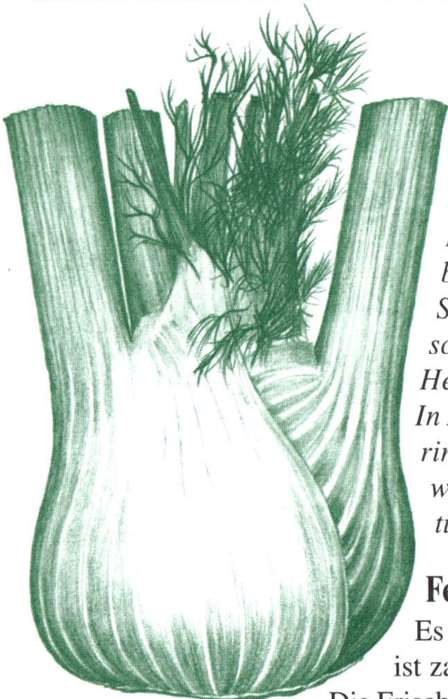

Fenchel

Die Gesundheitskanone

Fenchel war bereits den alten Römern und Griechen bekannt, ebenso den Chinesen, Ägyptern und Indern. Sie schätzten nicht nur seinen anisartigen Geschmack, sondern wußten schon sehr wohl um die Heilkräfte, die in ihm stecken.
In Deutschland machten ihn vor allem die Benediktinerinnen bekannt. In der breiten Bevölkerung wurde er wegen seiner heilenden Wirkung vor allem bei Erkältungen und schlechter Verdauung verwendet.

Fenchel einkaufen und verarbeiten

Es gibt zwei Sorten im Handel. Der kleine Florentiner ist zarter als der größere Neapolitaner.

Fenchelöl wird bei Husten und Blähungen angewendet.

Die Frische kann man am besten an den grünen Stengelblättern erkennen. Wenn sie schon bräunlich und verwelkt aussehen, dann ist es eher zu empfehlen, auf eingefrorenes Gemüse zurückzugreifen. Durch Überlagerung können je nach Vitamin bis zu 50 Prozent verlorengehen. Soll Fenchel im Kühlschrank aufbewahrt werden, dann hält er sich fünf bis sieben Tage, wenn er in Papier eingerollt ist. Fenchel hat einen zarten, wunderbaren Anisduft und schmeckt sowohl roh als auch gekocht.

Welche Biostoffe sind im Fenchel enthalten?

Fenchel gehört zu den nahezu ideal zusammengesetzten Gemüsesorten.

Fenchel hat wenig Kohlenhydrate, weshalb er bei schwer arbeitenden Bauern und Handwerkern nicht sehr beliebt war.

Für die heutige Zeit mit wenig Bewegung ist er bestens geeignet, da er zwei wesentliche Anforderungen erfüllt. Er ist kalorienarm mit 24 kcal pro 100 Gramm und gleichzeitig reich an Mineralstoffen und Spurenelementen. Seine Nährstoff- bzw. Biostoffdichte ist deshalb sehr hoch.
Mit einer Knolle, die ca. 200 Gramm wiegt, erhält der Körper diejenige Menge an Kalium und Eisen, die er für einen halben Tag braucht. Das Magnesium reicht ihm für ein Drittel und das Kalzium für ein Viertel des Tages.

Wichtig
Fenchel sollte wegen des hohen Nitratgehaltes nicht aufgewärmt werden.

Beachtlich hoch ist sein Vitamin-C-Gehalt. Mit einer Portion könnte der Mensch zweieinhalb Tage auskommen, wenn er in der Lage wäre, Vitamin C zu speichern. Beta-Karotin (150 Prozent) und Folsäure (130 Prozent) einer einzigen Portion reichen ihm immerhin noch ca. anderthalb Tage. Das »Nervenvitamin« B1 ist in der halben pro Tag erforderlichen Menge enthalten. Vitamin B6 (ein Achtel), Vitamin B2 (ein Siebtel) und Biotin (ein Fünftel) decken 12 bis 20 Prozent des Tagesbedarfs.

Wenn Sie Vitamin-E-haltige Öle, wie z. B. Maiskeimöl, zum Verfeinern nehmen und Käse oder eine kleine Portion Fleisch dazu essen, dann wird aus dem Fenchelgericht eine regelrechte Gesundheitskanone.

Vorbeugen und heilen mit Fenchel

Fenchel ist der »Star« unter den Gemüsesorten, wenn es um die Regeneration und die Aktivierung der Schleimhäute im Magen-Darm-Trakt und im Atmungsbereich geht.
Hier sind es vor allem die ätherischen Öle Athenol und Fenchem, die eine anregende Wirkung auf alle Schleimhautdrüsen haben. Deshalb wird auch die Säurehaltigkeit des Magensaftes gesteigert, was bei schwerverdaulichen Speisen wohltut.
Sind bei Erkältungen die Schleimhäute in Nase und Bronchien entzündet, so hilft der Fenchel. Die Schleimhäute schwellen schneller ab und erholen sich wieder, die Atmung wird verbessert. Zusammen mit dem sehr hohen Gehalt an Vitamin C läuft die Immunabwehr auf Hochtouren.
Fenchel sollte wegen seiner guten Eigenschaften jedoch nicht erst gegessen werden, wenn der Körper schon krank ist. Sein sehr hoher

Vorsicht
Produziert man aufgrund eines »nervösen Magens« sowieso schon zuviel Magensäure oder hat man schon Magengeschwüre, so sollte man nicht zuviel Fenchel essen.

Gehalt an Beta-Karotin, der Vorstufe des Vitamin A, reiht den Fenchel in die Gemüsesorten ein, denen eine krebsprophylaktische – also vorbeugende – Wirkung nachgesagt wird.

Wichtig

Verschiedene neuere Untersuchungen haben ergeben, daß ein hoher Konsum an Beta-Karotin und Selen vor Krebs schützen kann. Dies gilt besonders für diejenigen, bei denen ein Eltern- oder ein Großelternteil bereits an Krebs erkrankte. In diesen Fällen ist davon auszugehen, daß eine Veranlagung vorhanden ist, die erblich, also in den Genen fixiert ist.
Gerade diese Personen sollten auf einen hohen Anteil an Beta-Karotinen, Vitamin C, Vitamin E und Selen, neben einem ausreichenden Anteil an Mangan und Zink, in der Ernährung achten.

Ein geblähter Dickdarm profitiert von der lindernden Wirkung der ätherischen Öle des Fenchels.

Sehr hoch konzentriert sind Vitamin B1, das »Nervenvitamin«, sowie Folsäure. Zusammen mit einem Stückchen Fleisch oder auch einem Stückchen Käse als Menüabschluß liefert das darin enthaltene Vitamin B12 denjenigen Biostoff, welcher zusammen mit Folsäure und Eisen für die Produktion der roten Blutkörperchen gebraucht wird.

Da Fenchel zu den Gemüsesorten mit hohen Eisenanteilen gehört, aber kaum Kupfer und Zink enthält, sollten Sie ihn mit Erbsen oder Gartenbohnen kombinieren.

Dies hätte zudem den Vorteil, daß dem Körper für den Knochenaufbau nicht nur das Kalzium, sondern auch wertvolles Kupfer angeboten wird. Kupfer ist zur Bildung von Chondroitinsulfaten, aus denen das Knochengrundgerüst aufgebaut ist, von wesentlicher Bedeutung.

Auf Fenchel sollten Sie auch zurückgreifen, wenn Sie von Nervosität und innerer Unruhe geplagt werden. In diesem Gemüse ist nämlich das Anti-Streß-Mineral Magnesium in hohen Mengen zu finden. Gleichzeitig sind Fenchelgerichte kalorienarm und belasten den Organismus nicht.

Fenchel ist eine Gemüsesorte mit einer fast optimalen Kombination von Biostoffen.

Das Wichtigste über den Fenchel

- Regelmäßig im Winter genossen, bietet er eine gute Erkältungsprophylaxe wegen des sehr hohen Vitamin-C-Gehaltes.
- Bei einer verstopften Nase wirken die ätherischen Öle des Fenchels anregend auf die Schleimhäute des Atembereichs. Eine Unterstützung der Selbstheilung wird dadurch angeregt.
- Bei Krebserkrankungen in der Familie sollte besonderer Wert auf die Ernährung mit hohen Mengen an Antioxidantien (z. B. Beta-Karotin und Vitamin C, in Fenchel enthalten) gelegt werden. Zwei Fenchelgerichte pro Woche helfen, das Risiko zu senken.
- Gestreßte Personen profitieren vom hohen Gehalt an Vitamin B1 – dem »Nervenvitamin« – und am Mineralstoff Magnesium.
- Frauen, die Milch- bzw. Milchprodukte nicht vertragen, können ihren Kalziumbedarf auch alternativ teilweise mit Fenchel ausgleichen. Eine Portion Fenchel (200 Gramm) hat soviel Kalzium wie ein Glas Milch und ist dabei leichter verdaulich.
- Hülsenfrüchte, wie Erbsen oder Gartenbohnen, werden in Kombination mit Fenchel gut vertragen, da er bei Blähungen hilft. Darüber hinaus ergänzen sie das wertvolle Kupfer und Zink.
- Bei schwerverdaubaren Speisen regt er die Säureproduktion im Magen an. Er sollte bei älteren Personen jede Woche zweimal auf dem Speiseplan stehen. Dies ist wichtig, da mit dem Alter (ab 40 Jahren) die Magensäureproduktion und damit die Qualität der Verdauung nachlassen.
- Bei Bluthochdruck oder bei anderen Erkrankungen, bei denen eine Ausschwemmung von Wasser erwünscht ist, kann Fenchel, salzarm zubereitet, wärmstens empfohlen werden.

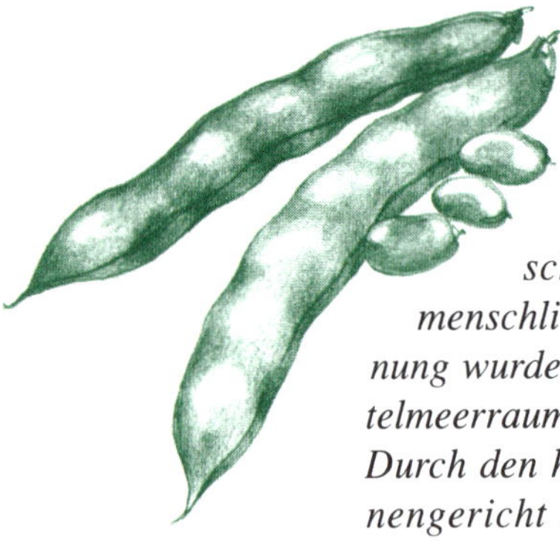

Weiße Gartenbohnen

Gut für Leber, Herz und Nerven

Hülsenfrüchte, zu denen die Bohne ja gehört, waren schon in der Stein- und Bronzezeit Bestandteil der menschlichen Nahrung. Schon 8000 Jahre vor unserer Zeitrechnung wurden Hülsenfrüchte in Europa und dort vor allem im Mittelmeerraum angebaut.

Durch den hohen Kohlenhydrat- und Eiweißanteil macht ein Bohnengericht mindestens so satt wie ein Fleischgericht. Bohnen waren deshalb lange Zeit als Fastenspeise beliebt. Von daher stammt auch der Name »Bohnensonntag« für den ersten Sonntag der Fastenzeit.

Bohnen sind Hülsenfrüchte, die – wie es Aschenputtel schon tat – von Hand verlesen werden.

Großflächig wurden sie bei uns erst im Mittelalter angebaut. Der Grund war ein Erlaß von Kaiser Karl dem Großen: Dieser erkannte schon zur damaligen Zeit den hohen Wert dieser Nutzpflanze für die Ernährung seines Volkes. Unabhängig von der Entwicklung der Hülsenfrüchte in Europa und Nordafrika gab es zur gleichen Zeit auch in Südamerika eine Fülle unterschiedlicher Sorten.

Heute sind über 12 000 Arten von Leguminosen – so werden die Hülsenfrüchte auch genannt – bekannt. Sie gehören zu den pflanzlichen Lebensmitteln mit hohem Eiweißgehalt (über 20 Prozent) und sind deshalb in der dritten Welt ein Fleischersatz.

In einem Land wie der Bundesrepublik Deutschland liegt der Verzehr dieser an essentiellen Biostoffen wertvollen Hülsenfrüchte bei nur einem Kilogramm pro Person und Jahr.

Wichtig

Es wurde bereits mehrfach nachgewiesen, daß ein hoher Konsum von Ballaststoffen Dickdarmkrebs verhindern kann, hingegen hoher Fleischverzehr ihn fördert. Allein mit 100 Gramm Bohnen kann dem Körper bereits die Hälfte der täglich notwendigen Ballaststoffe zugeführt werden.

Weiße Gartenbohnen einkaufen und verarbeiten

Beim Einkaufen sollten Sie Ware bevorzugen, die in Klarsichthüllen abgepackt ist, so daß Sie die Qualität besser erkennen können. Die Haut soll glänzend und glatt sein, ohne dunkle Stellen und

Wichtig

- Die Bekömmlichkeit der Bohnen kann verbessert werden, indem man sie nach dem Kochen im Mixer zu Bohnenpüree zerkleinert.
- Bohnen dürfen nicht roh gegessen werden, da sie giftige Lektine enthalten, die erst nach dem Kochen zerstört werden.

Weiße Bohnen sind – abgesehen vom hohen Gehalt an Vitamin B1 und Folsäure – wahre Mineralstoff- und Spurenelementepäckchen.

Löcher – Käfer- und Wurmbefall könnten neben anderem hierfür die Ursache sein.
Der wesentliche Vorteil der Hülsenfrüchte liegt in der langen Lagerfähigkeit. Sie halten sich einige Jahre, wenn man sie trocken und vor Licht geschützt aufhebt. Personen, die die ungeschälten Bohnen nicht gut vertragen, da sie Probleme mit dem Magen oder Darm haben, sollten besser auf die geschälten zurückgreifen, auch wenn diese deutlich weniger Biostoffe haben.
Hülsenfrüchte müssen von Hand sauber verlesen werden. Dies geschieht, indem man sie in eine Schüssel mit Wasser legt und die schlechten Samen, die oben schwimmen, abfischt.

Bohnen richtig zubereiten

Bei kalkhaltigem Wasser sollten Bohnen in abgekochtem Wasser eingeweicht werden. Am besten läßt man sie über Nacht quellen und verwendet das Einweichwasser zum Kochen – es enthält bereits gelöste Mineralstoffe und Vitamine. Bei den blausäurehaltigen Limabohnen muß man hingegen das Einweichwasser wegschütten. Die Einweichzeit kann man verkürzen, indem man die gewaschenen Bohnen in die vierfache Menge kochenden Wassers gibt und sie zwei Minuten aufkocht. Bei ausgeschaltetem Herd läßt man sie eine Stunde stehen. Die eigentliche Kochzeit beträgt bei Bohnen ein bis anderthalb Stunden.
Vorsicht beim Umrühren, damit die Schalen beim Kochen nicht platzen! Erst kurz vor dem Servieren salzen, sonst bleiben die Bohnen zu lange hart. Deshalb Räucherwürste etc. extra kochen und erst später dazugeben.

Welche Biostoffe sind in weißen Bohnen enthalten?

Mit einem Eiweißgehalt von 21,3 Gramm auf 100 Gramm Bohnen sind sie eine ideale Eiweißquelle. Ballaststoffe sind ebenfalls hochkonzentriert enthalten. Jede Menge Kohlenhydrate führen zu einem Kaloriengehalt von 291 kcal pro 100 Gramm. Mit einer Portion (100 Gramm) weißer Bohnen hat der Körper alles, was er täglich an den Spurenelementen Mangan (100 Prozent) und Selen (100 Prozent) braucht.

Der Kalium- und Molybdängehalt ist hoch. Schon zwei Drittel des Tagesbedarfs werden mit einer Portion Bohnen gedeckt.

Weiße Bohnen sind die ideale Ernährung für Menschen, die viel leisten müssen und nervlich stark angespannt sind, wie z. B. Hochleistungssportler und Manager.

Des weiteren sind Magnesium, Eisen und Kupfer in der halben Tagesmenge enthalten, Zink und Kalzium zu einem Viertel bzw. einem Achtel, Fluor bis zu einem Zehntel.

Vitamine sind im Vergleich zur frisch verarbeiteten Gartenbohne deutlich weniger zu finden. Dagegen sind Folsäure und Vitamin B1 hoch konzentriert. Damit werden über drei Viertel (85 Prozent) bzw. die Hälfte des Tagesbedarfs aufgenommen.

Die Vitamine B2 (ein Zehntel), Nikotinamid (ein Siebtel), Pantothensäure (Vitamin B5, ein Sechstel) und B6 (ein Sechstel) sind in geringeren Mengen enthalten. Hiervon bekommt der Körper nur 10 bis 20 Prozent dessen, was er täglich braucht.

Vorbeugen und heilen mit weißen Bohnen

Viele manganabhängige Enzyme steuern in der Leber die Entgiftungsfunktion. Da dieses Spurenelement in hohen Mengen in weißen Bohnen enthalten ist, können sie einen wesentlichen Beitrag dazu leisten.

Die spürbare wasserausschwemmende Wirkung einer salzarmen Portion weißer Bohnen geht auf den hohen Kaliumgehalt zurück. Bei Bluthochdruck kann dies eine Entlastung des Herzens bringen, unterstützt durch ausreichende Mengen Magnesium.

Eisen und Kupfer im Verbund mit Folsäure werden für die Produktion der roten Blutkörperchen gebraucht.

Zink, ein unentbehrliches Spurenelement nicht nur für unsere intellektuelle Leistungsfähigkeit, ist ebenfalls enthalten. Es ist wichtig für unsere Fortpflanzungsorgane sowie für die Zellerneuerung und bei Wundheilungsvorgängen.

Je nach Anbaugebiet können auch noch beachtliche Mengen Selen – bis zu 100 Prozent des Tagesbedarfs – den Bohnen eine positive Wirkung auf das Herz verleihen. Gleichzeitig stärkt die Bohne die Immunabwehr. Molybdän wird dringend im Harnsäurestoffwechsel benötigt.

Nervenschwäche und Konzentrationsstörungen haben oft in einem Vitamin-B1-Mangel ihre Ursache.

Unsere Nerven freuen sich besonders über den hohen Vitamin-B1-Gehalt, den sie dringend gerade in Streßsituationen benötigen. Dieses »Nervenvitamin« hat einen ausgesprochen beruhigenden und angstlösenden Effekt.

Zusätzliche Ballaststoffe fördern die Darmtätigkeit und wirken einer Verstopfung entgegen.

Der hohe Kohlenhydratanteil – 200 Gramm haben fast 600 kcal – macht wunderbar satt. Dies entspricht in etwa einer Tafel Schokolade, hält aber viel länger an. Vor allem treibt es den Insulinspiegel nicht in gefährliche Höhen, wie es bei den schnell resorbierbaren Kohlenhydraten der Schokolade der Fall ist. Durch den hohen Insulinspiegel steigt das Cholesterin an und fördert damit auch die Arteriosklerose – dies um so mehr, wenn auch noch ein Mangel an Antioxidantien vorliegt.

Das Wichtigste über weiße Bohnen

- Sie unterstützt durch ihren enorm hohen Mangangehalt die Leber in ihrer Entgiftungsfunktion und führt ihr wichtige Aminosäuren zu.
- Komplexe Kohlenhydrate sättigen lang anhaltend und verhindern Insulinspitzenbelastungen – dies schützt vor Arteriosklerose.
- Die Kombination mit biotinhaltigen Lebensmitteln, z. B. Tomaten, verbessert die Eiweißverwertung.
- Weiße Bohnen haben bei salzarmer Verarbeitung eine spürbar entwässernde Wirkung.
- Folsäure, Eisen und Kupfer fördern die Bildung der roten Blutkörperchen.
- Selen, reichlich enthalten, schützt das Herz und aktiviert die Immunabwehr.

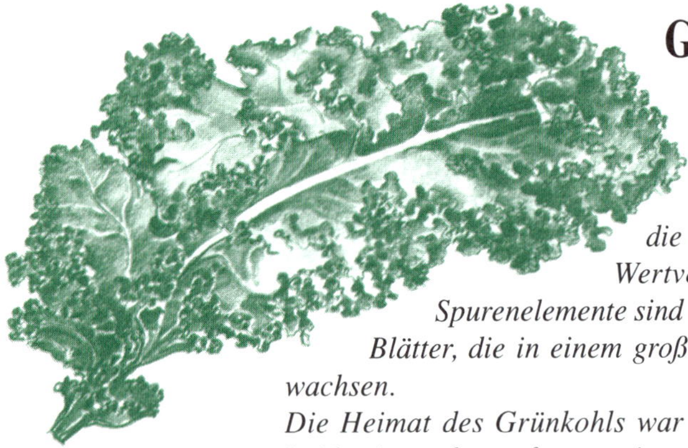

Grünkohl

Primadonna ohne Starallüren

Grünkohl gehört mit zu den beeindruckendsten Gemüsesorten, die die Natur hervorgebracht hat. Wertvolle Vitamine, Mineralstoffe und Spurenelemente sind eingebettet in frostunempfindliche Blätter, die in einem großen Fächer um den kräftigen Stiel wachsen.

Die Heimat des Grünkohls war vermutlich der Mittelmeerraum. Leider ist er heute fast nur in norddeutschen Küchen anzutreffen. Für die Zukunft wäre deshalb zu wünschen, daß auch süddeutsche Köche lernen, mit Grünkohl umzugehen. Es lassen sich dann bestimmt interessierte und begeisterte Esser finden.

Grünkohl können Sie auch unter der Bezeichnung »Braunkohl«, »Winterkohl« oder »Krauskohl« kaufen.

Grünkohl einkaufen und verarbeiten

Grünkohl ist ein klassisches Wintergemüse, das vom Herbst bis zum Frühjahr in unseren Gemüseläden zu finden ist. Er hat eine so hohe Dichte an Biostoffen, daß er jedem Treibhaussalat, der im Winter angeboten wird, vorzuziehen ist.

Grünkohl sollte dann geerntet werden, wenn der erste Frost seine harten Blätter weich gemacht hat. Das Zellgewebe platzt durch die Frosteinwirkung, und die Stärke wird in Zucker umgewandelt. Der gleiche Effekt kann auch dadurch erreicht werden, daß man den Grünkohl kurz in das Gefrierfach legt. Auf jeden Fall sollten Sie ihn immer kühl lagern, da er sonst nicht lange hält.

Die Härte der Blätter steht dem Rohgenuß entgegen. Grünkohl sollte auf jeden Fall 40 bis 50 Minuten gekocht werden, nachdem man die Blätter ordentlich in kaltem Wasser gewaschen hat.

Achten Sie beim Einkauf darauf, daß der Grünkohl keine gelben Blätter hat. Sie müssen frisch und knackig sein.

Nach dem Garen drehen Sie ihn am besten durch den Fleischwolf. Ganz Eilige können ihn auch tiefgefroren kaufen.

Auf jeden Fall sollte Grünkohl mit Fett, am besten mit Öl, zubereitet werden. Dies hat bedeutenden Einfluß auf die Resorption der Biostoffe. Aber bitte nur mäßig Öl hinzufügen, da zuviel Fett in der Nahrung einen erhöhten Bedarf des Körpers an Vitamin B6 nach sich zieht.

Vorsicht

Grünkohl sollte wegen des hohen Nitratgehaltes nicht aufgewärmt werden!

Welche Biostoffe sind im Grünkohl enthalten?

Es gibt kein anderes Gemüse, das so viel Vitamin C enthält! In einer Portion steckt der dreifache Tagesbedarf (300 Prozent).

Grünkohl kann man als den besten »Osteoporosekiller« bezeichnen, den es unter den Gemüsen gibt.

Eine Portion Grünkohl (200 Gramm) hat soviel Kalzium (420 Milligramm) wie zwei Glas Milch. Er hat 37 kcal pro 100 Gramm.

Eine Portion deckt den halben Tagesbedarf an Kalium (980 Milligramm!), Kalzium und Mangan. Eisen und Chrom sind noch so viel enthalten, daß ein Drittel der pro Tag benötigten Menge damit zugeführt wird, bei Kupfer (ein Achtel) und Magnesium (ein Fünftel) sind es noch 12 bis 20 Prozent.

Auch Beta-Karotin (30 Prozent), das Provitamin A, ist so reichlich enthalten, daß es für den ganzen Tag üppig reicht. Folsäure (70 Prozent) hat der Körper für einen dreiviertel Tag.

Ansonsten sind etliche Vitamine aus der B-Gruppe in einem ausgewogenen Verhältnis im Grünkohl eingelagert, wie Vitamin B2, Nikotinamid, Pantothensäure und sogar das in Gemüsen seltene Vitamin B6. Damit kann jeweils ein Drittel des Tagesbedarfs abgedeckt werden, also das, was der Körper für ca. acht Stunden braucht.

Sogar Vitamin E ist noch zu ein Viertel der pro Tag notwendigen Menge enthalten, was für Gemüse viel ist. Normalerweise sind Öle die konzentriertesten Vitamin-E-Träger.

Vitamin B1 reicht nur für ein Fünftel des Tages.

Vorbeugen und heilen mit Grünkohl

Der gesundheitliche Nutzen läßt sich auch hier von der Konzentration der enthaltenen Biostoffe ableiten.

Bei Osteoporose sollte er mindestens zweimal wöchentlich auf dem Menüplan stehen. Um so mehr, wenn Milchprodukte nicht vertragen werden. Im Vergleich zu einem Glas Milch enthält Grünkohl zehnmal soviel Vitamin B6 und ist deshalb sehr nützlich, um dem fortschreitenden Knochenabbau entgegenzuwirken.

Mit einer zusätzlichen kleinen Portion Fleisch wird das Vitamin B12 geliefert, das zusammen mit der Folsäure die Bildung des Eiweißbausteins Methionin fördert. Daraus kann der Körper Zystein herstellen, das wichtig für den Bindegewebeaufbau ist.
Der zusätzliche Vorteil des Grünkohls liegt in seinem Vitamin-B2-Gehalt, ohne den Vitamin B6 nur schlecht wirken kann, da es den Partner für chemische Reaktionen braucht. Zuwenig Vitamin B6 führt zu Wasseransammlungen in den Beinen, im Gesicht und in den Händen, da der Wasserhaushalt nicht nur von Kalium und Natrium, sondern auch von Vitamin B6 gesteuert wird.

Energie für schwache Nerven

Ein wahrer Allrounder ist die im Grünkohl enthaltene Pantothensäure. U.a. stärkt sie die Nerven und verbessert die Energieversorgung im Körper.

Die Blutbildung wird durch die im Grünkohl enthaltene Folsäure sowie Eisen unterstützt. Nikotinamid und Pantothensäure dienen der Beruhigung der Nerven. Bei Gelenkentzündung kann die Pantothensäure durch Anregung der körpereigenen Kortisolproduktion in der Nebennierenrinde helfen. Zusätzlich hängt Pantothensäure noch an den Molekülen, die Energien im Körper übertragen. So profitieren nicht nur die Nerven davon, sondern auch unsere Energieversorgung.
Es ist gar nicht möglich, im Rahmen dieses Buches alle Enzymreaktionen aufzuzählen, an denen Pantothensäure beteiligt ist. Genannt werden soll nur noch die von diesem Vitamin mitbeeinflußte Bildung von Azetylcholin, einem wichtigen Nervenbotenstoff im Gehirn.

Wichtig

Da unter Streß ein erhöhter Eiweißbedarf besteht, verbrauchen nervlich stark belastete und gestreßte Menschen mehr Vitamin B6. Personen mit einem hohen Eiweißkonsum benötigen entsprechend mehr Vitamin B6, um die Aminosäuren aufzuschließen.
Die Reparatur von beschädigten Zellen sowie der Aufbau der roten Blutkörperchen fallen ebenfalls noch in den Arbeitsbereich dieses Vitamins.

Vitamin C ist gut für die Immunabwehr und stärkt die Nerven.

Die enormen Mengen an Vitamin C im Grünkohl schlagen jede Zitrusfrucht. Zusammen mit dem Beta-Karotin, aus dem das Vitamin A gebildet wird, sowie dem Vitamin E ist es ein regelrechter Antioxidantiencocktail, der Ihnen mit einem Grünkohlgericht serviert wird. An solchen Tagen erspart man sich die zusätzliche Einnahme dieser Stoffe in Form von Pillen.
Ihre Immunabwehr freut sich über jeden Tag mit Grünkohl. Ihre Nerven übrigens auch!
Die Leber profitiert sicherlich von dem reichlich enthaltenen Mangan, da viele Enzyme ohne dieses Spurenelement ihre entgiftende Wirkung nicht entfalten können.
Auch Bluthochdruckkranke sollten Grünkohl mindestens zweimal pro Woche genießen. Der Kaliumgehalt ist sehr hoch, und wenn bei der Zubereitung mit Salz sparsam umgegangen wird, dann hat dieses Gemüse auch eine angenehme wasserausschwemmende Wirkung.

Das Wichtigste über den Grünkohl

- Frauen mit Osteoporose sollen ihn wegen des hohen Kalziumgehalts zweimal pro Woche essen. Unterstützung kommt durch das Vitamin B6, welches neben dem Kalzium die Knochenfestigkeit mit verbessert.
- Personen im Streß profitieren von dem hohen Vitamin-B6-Gehalt, der ihre Nerven beruhigt.
- Zur Stärkung der Immunabwehr kann Grünkohl als Antioxidantiencocktail mit den Vitaminen Beta-Karotin, Vitamin E und Vitamin C genossen werden – vor allem zur Krebsprophylaxe und zur begleitenden Unterstützung einer Krebstherapie zu empfehlen.
- Mangan hilft der Leber bei ihrer Entgiftungsfunktion. Dieses wichtige Spurenelement ist reichlich in Grünkohl enthalten.
- Personen mit Bluthochdruck profitieren von dem sehr hohen Kaliumgehalt, der eine wasserausschwemmende und damit blutdrucksenkende Wirkung hat.

Honigmelone

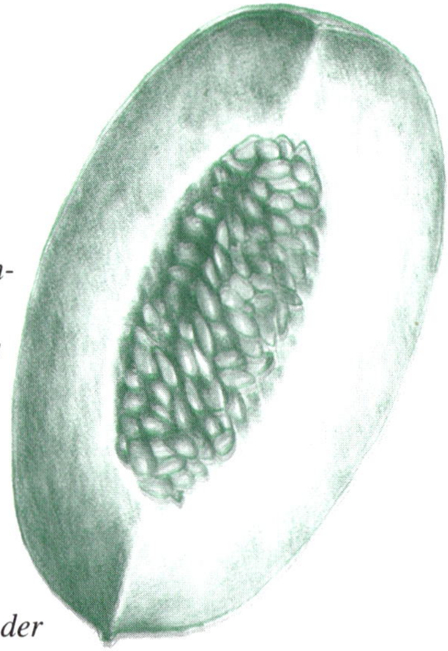

Blutverdünnung und Krebsprophylaxe

Die Melone wächst in warmen Ländern, weil sie viel Sonne braucht. Wegen ihres frischen Geschmacks bei wenig Kalorien und hohem gesundheitlichen Wert wird sie gerne das ganze Jahr über auf den Tisch gebracht – denn Melone mit Schinken schmeckt nicht nur in der warmen Jahreszeit.
Die Melone steht mit auf der Liste der Gemüse mit krebsvorbeugender Wirkung.

Die Melone ist eine Kletterpflanze mit fünfeckigen Blättern und goldgelben Blüten.

Melonen einkaufen und verarbeiten

Kantalupe-, Netz-, Ogen- und auch Honigmelonen sind Zuckermelonensorten. Die Wassermelone besitzt weniger Biostoffe als diese, weil ihr Flüssigkeitsgehalt wesentlich höher ist.
Beim Kauf ist darauf zu achten, daß die Melone nicht überlagert ist. Sie ist dann matschig und schmeckt nicht mehr. Die Kugel soll sich noch fest anfühlen und einen frischen, dezenten Duft am Blütenansatz verströmen. Im Kühlschrank hält sie sich einige Tage.

Experten in Amerika raten, regelmäßig Melonen zu essen, um sich vor Krebs zu schützen.

Wichtig

- Die antithrombotische Wirkung von Aspirin wird durch das Essen von Melonen verstärkt. Deshalb können Magenempfindliche, die Aspirin nicht vertragen, auf Melonen zurückgreifen – zumal wenn sie Zwiebeln oder Knoblauch wegen ihres Geruchs meiden möchten.
- Melonen schwemmen Wasser aus, so daß Personen mit Bluthochdruck ruhig mehrmals pro Woche eine Portion Melone als Vorspeise auf dem Tisch stehen haben sollten.

Welche Biostoffe sind in der Honigmelone enthalten?

In 100 Gramm Honigmelone sind 12,4 Gramm Kohlenhydrate und deshalb auch 54 kcal enthalten. Die Honigmelone ist sehr kaliumhaltig.
Die Beta-Karotine sind reichlich vorhanden (die Hälfte des Tagesbedarfs). Vitamin C reicht fast für den ganzen Tag (80 Prozent), Folsäure für ein Drittel und Vitamin B1 für ein Neuntel. Forscher fanden in der Honigmelone einen weiteren Biostoff, der die Verklumpung des Blutes reduziert.

Personen mit erhöhtem Herzinfarktrisiko sollten öfter Melonen verzehren. Ein darin enthaltener Stoff kann die Verklumpung von Blut abschwächen und so die Infarktgefahr senken.

Vorbeugen und heilen mit der Honigmelone

Beta-Karotin, hochkonzentriert enthalten, trägt wesentlich zur Krebsprophylaxe bei. Es ist in der Lage, die bei der Krebsentstehung beteiligten freien Radikale zu binden.
Der hohe Vitamin-C-Gehalt unterstützt die Immunabwehr gerade in der kalten Jahreszeit.

Das Wichtigste über die Honigmelone

- Sie gehört wegen des hohen Gehalts an Beta-Karotin zu den Gemüsesorten, die zur Vorbeugung gegen Krebs empfohlen werden.
- Ihr recht hoher Gehalt an Vitamin C unterstützt kräftig die Immunabwehr.
- Der in der Honigmelone enthaltene Biostoff Adenosin wirkt der Bildung von Blutgerinnseln entgegen und schützt vor Herzinfarkten.
- Personen, die unter einem erhöhten Blutdruck leiden, verspüren durch das Kalium, das in der Honigmelone enthalten ist, eine leicht wasserausschwemmende Wirkung (häufiger Gang zur Toilette). Das hilft, den erhöhten Blutdruck zu senken.

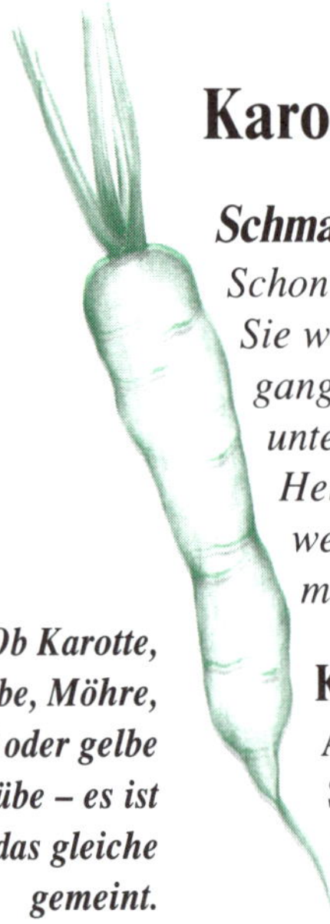

Karotten

Schmackhafte Krebsprophylaxe

Schon die alten Römer kannten die »carotta« und aßen sie gerne. Sie wußten sehr wohl um ihre anregende Wirkung auf den Stuhlgang. Prinz Charles läßt in seinem riesigen Gemüsegarten ca. 20 unterschiedliche Sorten anbauen, die er gerne selber verzehrt. Heute gehört sie mit zu den beliebtesten Gemüsearten, auch wegen des leicht süßlichen Geschmackes und weil man sie roh mal eben zwischendrin knabbern kann.

Ob Karotte, Mohrrübe, Möhre, Rübli oder gelbe Rübe – es ist immer das gleiche gemeint.

Karotten einkaufen und verarbeiten

Am besten schmecken die Karotten aus der ersten Ernte im Sommer. Sie sind klein und noch nicht ganz ausgereift, halten auch nicht so lange wie die großen und ausgewachsenen. Sie werden mit den Blättern angeboten. Dieses Karottengrün können Sie mitverwenden, wenn die Karotten aus biologischem Anbau stammen. Sie sollen knackig aussehen, keine Flecken haben und nicht gespalten sein.
Für die Einlagerung im Winter schneiden Sie das Karottengrün ab, da es dem Gemüse Feuchtigkeit entzieht. In Sand eingebettet, können sie so im Winter einige Monate aufbewahrt werden.

Eingefrorene Karotten sind durchaus eine akzeptable Alternative, da durch Lagerung kaum Verluste an Biostoffen entstehen.

Wichtig

Möhren, im Rohzustand gegessen, nützen der Verdauung durch ihren hohen Ballaststoffanteil. Jedoch können nur zehn Prozent des enthaltenen Beta-Karotins vom Körper beim Rohverzehr aufgenommen werden. Die Ursache liegt darin, daß die Beta-Karotin-Moleküle von unverdaubarer Zellulose umhüllt sind.
Die Karotten müssen also entweder ganz fein geraspelt oder zumindest »al dente« gedünstet werden, damit die wertvollen Beta-Karotin-Biostoffe aufgenommen werden können. Auf jeden Fall sollte man etwas Öl oder etwas Butter zur Verbesserung der Resorption dazugeben.

Welche Biostoffe sind in Karotten enthalten?

40 ätherische Öle und Bioflavonoide sind in der Karotte enthalten.

Die Karotte ist arm an Mineralstoffen und Spurenelementen. Eine Portion (100 Gramm) enthält nur ca. ein Fünftel des Tagesbedarfs an Eisen. Kalium und Mangan sind nur zu einem Siebtel bzw. einem Zehntel der pro Tag notwendigen Menge vorhanden.
Mit Vitaminen ist sie auch nicht reichlich ausgestattet, mit einer Ausnahme: Sie schlägt alle anderen Gemüsesorten im Gehalt an Beta-Karotin, das auch als Provitamin A bezeichnet wird. Die in einer Portion enthaltene Menge kann für zwei Tage reichen. Der Vitamin-K-Gehalt deckt den Tagesbedarf (100 Prozent).

Vorbeugen und heilen mit Karotten

Beta-Karotin ist zum einen die Vorstufe von Vitamin A, aus dem der Körper die erforderliche Menge selber herstellt. Es hat aber auch noch ganz eigenständige Wirkungen, die es vom Vitamin A unterscheiden. Beta-Karotin hat die Fähigkeit, Radikale, also die aggressiven Substanzen, die ständig im Körper entstehen, abzufangen.
Freie Radikale müssen vom Körper unablässig abgewehrt werden. Dabei kämpfen im Verbund auch Vitamin C, Vitamin E, Selen und Bioflavonoide gegen diese zerstörerischen Moleküle.
Je nach Größe und Löslichkeit im Wasser oder Fett finden wir Biostoffe an unterschiedlichen Körperstellen. Im Blut arbeiten vor allem die Vitamin-C-Moleküle. An den Zellwänden verrichten dagegen die Vitamin-E-Moleküle ihre Abwehrarbeit. Bioflavonoide zirkulieren in den kleinsten Blutgefäßen, den Kapillaren.
Die aggressiven Schadstoffe entstehen im Stoffwechsel unseres Körpers, durch Sonneneinstrahlung oder auch durch Umweltschadstoffe, denen wir heute mehr als unsere Vorfahren ausgesetzt sind. Hat ein Mensch zuwenig Radikalefänger, so gehen vermehrt Zellen zugrunde, die wieder neu aufgebaut werden müssen. Zerstört werden vor allem die kleinen Brücken zwischen den Zellen, die eine Art Kommunikationstransfer bilden. Die Einzelzelle weiß dann nicht mehr, ob das Organ, z. B. die Niere, ausreichende Mengen an Zellen hat, und fängt an, sich vermehrt zu teilen, da der Informationsrückfluß von den anderen Zellen fehlt. Die Zelle teilt sich so unkontrolliert weiter, und es entsteht Krebs – in diesem Fall aufgrund eines mangelnden Austausches an Informationen.

Karotten sind besonders gut für die Augen.

Anders als bei Vitamin A besteht bei Beta-Karotin kein Risiko einer Überdosierung. Es ist viel einfacher und sicherer, ausreichende Mengen an Provitamin A, dem Beta-Karotin, zuzuführen. Wird gleichzeitig Vitamin E mitverzehrt, z. B. in Maiskeimöl enthalten, so kann sowohl eine bessere Resorption als auch eine Verstärkung der Wirksamkeit erreicht werden.

Ein Mangel an Vitamin A macht sich zuallererst am Auftreten von Nachtblindheit bemerkbar. Da das Vitamin A essentiell (unerläßlich) für den Sehvorgang ist und in hohen Mengen verbraucht wird, fällt eine Unterversorgung hier zuerst auf. Ein Hinweis auf einen chronischen Mangel an Vitamin A ist das Auftreten von grauem Star. Ein erhöhtes Risiko haben vor allem insulinpflichtige Diabetiker, bei denen oft erniedrigte Vitamin-A-Blutspiegel gefunden werden.

Zu niedrige Blutspiegel treten auch bei Kindern und Jugendlichen auf, die gerade in der Wachstumsphase einen hohen Bedarf an Vitamin A haben.

Akne ist nicht nur ein Hinweis auf einen Zinkmangel, sondern auch ein Zeichen für ungenügende Vitamin-A-Zufuhr. Da unter Zinkmangel das Vitamin A aus der Leber, wo es gespeichert ist, nicht mobilisiert werden kann, verstärkt ein Zinkmangel den Vitamin-A-Mangel.

Wichtig

Wird Beta-Karotin vom Körper in Vitamin A umgewandelt, so braucht er dazu ausreichende Mengen an Schilddrüsenhormonen, Vitamin E, Eisen und Zink. Hier wird wieder einmal deutlich, daß es darauf ankommt, dem Körper nicht nur ein bestimmtes Vitamin (z. B. nur Vitamin C) oder nur einen Mineralstoff (z. B. nur Kalzium) zu geben.

Es ist viel wichtiger, ihm auch die übrigen Biostoffe in einem ausgewogenen Verhältnis zur Verfügung zu stellen. Deshalb sollten Karotten mit Gemüsesorten kombiniert werden, die ausreichend Zink und Eisen enthalten, wie das z. B. bei Linsen der Fall ist.

Vorsicht

Von einer unkontrollierten, eigenmächtigen Einnahme von Präparaten mit hohen Mengen Vitamin A ist abzuraten, da es zu Vergiftungserscheinungen kommen kann.

Neben dem Sehvorgang gibt es noch drei weitere Wirkungsbereiche, die von Vitamin A gesteuert werden:

- Das Wachstum von Schleimhautgewebe
- Die Spermienproduktion
- Die Bildung von Testosteron, dem männlichen Sexualhormon, und dem Progesteron, einem weiblichen Sexualhormon

Eine ausreichende Zufuhr von Beta-Karotin, dem Provitamin A, wie in Karotten enthalten, bietet dem Körper somit die Möglichkeit, die Schleimhäute gesund zu erhalten und Eindringlinge, wie Viren und Bakterien, abzuwehren.
Da der gesamte Verdauungsbereich mit Schleimhaut ausgekleidet ist, fördert Vitamin A nicht nur ein gesundes Zahnfleisch, sondern auch eine gesunde Magen-, Darm- und Blasenschleimhaut. Personen, die viel Beta-Karotin essen, haben damit auch einen Schutz vor Magen- und Blasenkrebs.

Besser dreimal täglich kleine Portionen als einmal eine große. Dies verbessert ebenfalls die Beta-Karotin-Aufnahme.

Vitamin A schützt vor Infektionen

Die Schleimhäute des Atmungstraktes sind gleichermaßen geschützt. Es verwundert daher nicht, daß von Forschern ein Zusammenhang zwischen einem leichten Vitamin-A-Mangel und der Häufigkeit von Infektionen im Nasen-Rachen-Raum gefunden wurde.
Beta-Karotin selber ist für den Schutz der Haut zuständig. Es neutralisiert Radikale, die durch die UV-Strahlung entstehen. Kürzlich haben Forscher entdeckt, daß ausreichend Beta-Karotin Sonnenbrand verhindert oder zumindest im Ausmaß reduzieren kann. Dies deckt sich mit Ergebnissen aus anderen Studien, nach denen Hautkrebs um so weniger auftritt, je höher die Beta-Karotin-Spiegel im Blut sind.

Anstatt Salzstangen essen Sie lieber ein paar rohe Karotten beim Fernsehen.

Das Wichtigste über Karotten

- Die Karotte hat von allen Gemüsen den höchsten Gehalt an Beta-Karotin.
- Beta-Karotin schützt vor Magen- und Blasenkrebs, da es freie Radikale neutralisieren kann. Es gehört zu denjenigen Gemüsesorten, die zur Krebsprophylaxe vom Nationalen Amerikanischen Gesundheitsinstitut empfohlen werden.
- Der Körper kann Vitamin A selber aus Beta-Karotin in den erforderlichen Mengen bilden. Beta-Karotin kann im Gegensatz zu Vitamin A nicht überdosiert werden. Wird zuviel Vitamin A, z. B. durch Tabletten, eingenommen, so kommt es in manchen Fällen zu erhöhter Knochenbrüchigkeit.
- Zum Umbau in Vitamin A und zur Mobilisierung seiner Reserven an diesem Vitamin braucht der Körper ausreichend Zink.
- Vitamin A wird für die Gesunderhaltung der Schleimhäute im Verdauungs- und Atmungsbereich gebraucht. Eine leichte Unterversorgung kann sich in einer erhöhten Infektanfälligkeit in den Bronchien sowie Kiefer- und Stirnhöhlen äußern.
- Der Sehvorgang läuft nur mit Hilfe von Vitamin A ab. Erste Mangelerscheinungen zeigen sich deshalb in einer Verschlechterung der Dunkeladaptation (Dunkelanpassung).
- Unfruchtbarkeit bei Männern und Frauen kann u. a. auch Vitamin-A-Mangel als Ursache haben. Sowohl die Bildung von Testosteron als auch von Progesteron hängt davon ab.
- Roh gegessen fördern Karotten lediglich die Verdauung – nur zehn Prozent des Beta-Karotins kann der Körper aufnehmen: Deshalb das Gemüse entweder sehr klein hobeln oder am besten dünsten und immer mit etwas Öl oder Butter servieren.

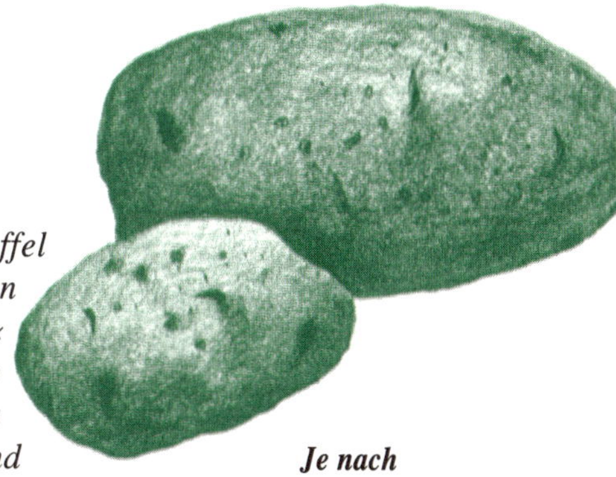

Kartoffeln

Die Königsknolle

Ihren Bekanntheitsgrad verdankt die Kartoffel einem königlichen Dekret. Vor rund 250 Jahren brachte nämlich Preußens »Soldatenkönig« Friedrich Wilhelm I. seine Bauern dazu, die Knolle auf ihren Feldern anzubauen. Sie war bis ins 16. Jahrhundert in Europa unbekannt und wurde erst von den spanischen Eroberern des Inkareichs importiert. Der Sohn des Monarchen, der berühmte Preußenkönig Friedrich II., der Alte Fritz, zwang seine Bauern sogar unter Polizeiaufsicht zum Anbau der nützlichen Frucht – und damit begann schließlich ihr Siegeszug auf unseren Feldern.

Leider ging unser Kartoffelkonsum in den letzten 40 Jahren auf weniger als die Hälfte zurück – nämlich pro Jahr und Kopf von 189 Kilogramm auf nur noch 70 Kilogramm. Ein beachtlicher Teil davon wird auch noch in »veredelter Form« als Pommes frites oder Chips verzehrt.

Je nach Verwendungszweck unterscheidet man zwischen Speise-, Futter-, Wirtschafts- und Saatkartoffel.

Kartoffeln einkaufen und verarbeiten

Am besten kaufen Sie Ihre Kartoffeln beim Biobauern oder im Bioladen. Da ist der Schadstoffgehalt nämlich gering und der Nährstoffgehalt höher, weil Böden nicht künstlich gedüngt werden. Dann können Sie auch die Schale mitessen.

Die rund 130 Kartoffelsorten, die es bei uns zu kaufen gibt, muß man nicht unbedingt alle einzeln kennen. Es genügt, zwischen festkochend und mehlig kochend zu unterscheiden. Die Farbkennzeichnung Grün bedeutet festkochend, Blau heißt mehlig kochend, Rot liegt irgendwo dazwischen.

Kartoffeln sollten Sie nicht im Folienbeutel belassen, weil sie da schneller faulen. Ihre Haltbarkeit steigt mit der Erntezeit. Frühkartoffeln kann man nur kurze Zeit aufheben, die späte Kartoffel (Erntezeit Mitte September bis Ende Oktober) eignet sich dagegen gut für die Winterlagerung. Lagern sollte man sie kühl und dunkel, am besten mit einer Zeitung abgedeckt, um eine schnelle Keimung zu verhindern.

Die Kartoffel ist zu Unrecht in den Verdacht geraten, ein Dickmacher zu sein: Grund dafür sind wohl neue Zubereitungsformen mit Öl und Fett (Pommes frites, Chips usw.), die den Kaloriengehalt der Knolle drastisch anheben.

Vorsicht

Die solaninhaltigen grünen Stellen bei der Kartoffel wegschneiden, denn Solanin ist giftig!

Beim Kochen möglichst wenig Wasser verwenden, weil sonst wichtige Biostoffe wie Vitamin C und Mineralstoffe verlorengehen.

In und unter der Schale stecken die meisten Biostoffe, allerdings auch die meisten Schadstoffe. Ideal: Biokartoffeln mit Schale essen. Kartoffeln besser in der Schale als geschält kochen. Wenn Kartoffeln mit der Schale 40 Minuten lang kochen, verlieren sie nur etwa zwei Prozent ihrer Nährstoffe, bei geschälten Kartoffeln liegen die Verluste schon bei 16 Prozent. Werden geviertelte Kartoffeln gekocht (z. B. für Püree), liegen die Nährstoffverluste im Kochwasser schon bei 22 Prozent, wird mit Salz gekocht, sogar bei 31 Prozent. Besser ist der Dampfkochtopf (nur ca. acht Prozent Verluste). Wenn es eilt, darf man Kartoffeln auch schälen und vierteilen, dann sollten sie allerdings wegen der Wasserlöslichkeit von bestimmten Biostoffen nicht zu lange im Wasser bleiben (Qualitätsverlust!). Pommes frites oder andere mit Fett angereicherte Kartoffeln sollten nur zu besonderen Anlässen gegessen werden. Kinder sollten nur einmal pro Woche Pommes frites bekommen.

Welche Biostoffe sind in Kartoffeln enthalten?

Die Kartoffelknolle ist im wesentlichen ein Energie- und Kaliumträger. Sie besteht zu 78 Prozent aus Wasser, 100 Gramm Kartoffeln liefern 85 kcal.
In 200 Gramm Kartoffeln steckt mit 890 Milligramm Kalium und 34 Milligramm Vitamin C jeweils ca. die Hälfte des Tagesbedarfs an den beiden Biostoffen – vorausgesetzt, wir verarbeiten qualitativ hochwertige Kartoffeln in schonender Weise.
Kupfer, Magnesium und Eisen sind zu einem Fünftel, einem Sechstel bzw. einem Siebtel der pro Tag vom Körper benötigten Menge in einer Portion (200 Gramm) enthalten.
Je nach Bodenbeschaffenheit, auf dem die Kartoffeln wachsen, können sie reich an Chrom (90 Prozent) und Molybdän (50 Prozent des Tagesbedarfs pro Portion) sein. Der Vitamin-K-Gehalt deckt 125 Prozent des täglichen Bedarfs. Vitamine sind ansonsten in geringe-

ren Konzentrationen gespeichert. Vitamin B6, B1, Nikotinamid und Pantothensäure in einer Portion decken ein Viertel, ein Fünftel, ein Sechstel bzw. ein Siebtel des Tagesbedarfs.

Mehr Kartoffeln essen hilft bei leicht erhöhten Blutdruckwerten zur Einsparung von Medikamenten oder bei höherem Blutdruck zur Unterstützung der Therapie.

Vorbeugen und heilen mit Kartoffeln

Das, was die Kartoffel wertvoll macht, ist der hohe Gehalt an Stärke (20 Prozent). Sie wird durch enzymatische Abbauprozesse langsam im Darm freigesetzt und dem Körper als gleichmäßiger Glukosestrom zur Energiegewinnung zur Verfügung gestellt. Dadurch wird die Bauchspeicheldrüse nicht extremen Spitzenbelastungen für die Insulinproduktion ausgesetzt wie z. B. beim Verzehr einer Tafel Schokolade. 600 Gramm Kartoffeln haben genauso viele Kalorien wie eine Tafel Schokolade, sind aber viel gesünder und treiben die Blutfettwerte nicht nach oben.

Kalium: Ein Mangel kann sich in Form von Muskelkrämpfen, Muskelschwäche, am Herzen auch in Form von Rhythmusstörungen äußern. Eine kaliumreiche Kost kann den Blutdruck senken. Dies geschieht allmählich und nicht so schnell wie bei der Einnahme blutdrucksenkender Arzneimittel.

Kalium hält die Zellen fit

Kalium ist außerdem entscheidend an der Aufrechterhaltung des Zellvolumens beteiligt. Ob unsere rund 70 Billionen Körperzellen prall und fit sind, hängt wesentlich von der Kaliummenge im Zellinneren ab. Ein Kaliummangel wird vor allem bei Personen beobachtet, die regelmäßig Abführmittel einnehmen. Der Verlust dieses wertvollen Minerals ist dabei nicht aufzuhalten. Hat der Körper zuwenig Kalium, so wird die Darmmuskulatur träge, die weitere Einnahme von Abführmitteln wird notwendig. Ein Teufelskreis setzt ein. Besser ist es, durch vernünftige, ballaststoff- und kaliumreiche Ernährung die Darmtätigkeit natürlich zu regulieren.

Gerade ältere Damen werden schon oft bemerkt haben, daß die Haut seit dem Gebrauch von Abführmitteln faltiger geworden ist. Hier fehlt Kalium, um den Wassergehalt im Gewebe ausreichend zu regulieren. Da nützt auch die teuerste Hautcreme nichts. Zuerst muß die Darmfunktion ohne Abführmittel angeregt und damit der Wasserhaushalt in Ordnung gebracht werden.

Wichtig

Trinken Sie stets ausreichend Flüssigkeit, damit der Nahrungsbrei weich bleiben kann.

Chrom und Molybdän stecken ebenfalls in der Kartoffel und regulieren den Zucker- und Harnsäurestoffwechsel.

Vitamin B6 hilft bei der Eiweißverdauung, weshalb es empfehlenswert ist, eine kleine Portion Fleisch, Käse oder eiweißreiches Gemüse wie z. B. Bohnen zusätzlich zu essen.
Streßgeplagte, die einen erhöhten Eiweißbedarf haben, profitieren sicherlich von dieser Kombination.

Das Wichtigste über Kartoffeln

- Sie besteht zu 78 Prozent aus Wasser, 100 Gramm liefern nur 85 kcal. Kartoffeln eignen sich deshalb ideal für Abspeckkuren.
- Kartoffeln sind eine der besten Quellen an komplexen Kohlenhydraten (gut für einen stetigen Glukosezustrom ins Blut). Ballaststoffe regeln die Verdauung und senken die Blutfettwerte.
- Am besten sollte man Kartoffeln mit Fleisch, Käse oder eiweißreichem Gemüse zu den Mahlzeiten kombinieren. Kartoffeln enthalten Vitamin B6, das bei der Eiweißverarbeitung hilft. Dies ist für gestreßte Menschen von Bedeutung!
- Wichtig für unsere Körperzellen: Kartoffeln sind Kaliumbomben. Das Mineral stärkt Zellen und Muskeln (vor allem auch den Herzmuskel) und hilft außerdem den Blutdruck senken.
- Kartoffeln sollten Sie am besten im Bioladen oder beim Biobauern kaufen (oder sich zumindest versichern, daß sie aus kontrolliert-organischem Anbau stammen) und mit Schale essen (sie enthält lebenswichtige Biostoffe).

Kohlrabi

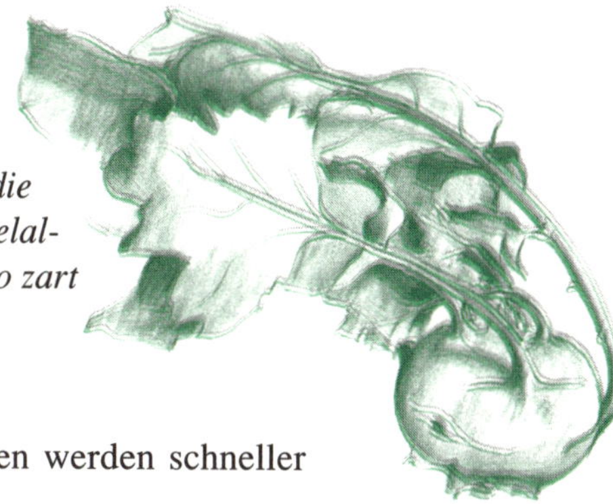

Die Selenkugel

Die alten Römer nannten ihn »caulorapa«, die Stengelrübe, und aßen ihn sehr gerne. Im Mittelalter tauchte er dann auch bei uns auf. Weil er so zart ist, wird er gerne roh gegessen.

Kohlrabi einkaufen und verarbeiten

Es gibt weiße und blaue Knollen. Die weißen werden schneller holzig, vor allem bei zu langer Lagerung.

Beim Einkaufen ist darauf zu achten, daß die Blätter frisch sind. Die Knollen sollen nicht geplatzt sein. Sie halten sich ca. drei Tage im Gemüsefach des Kühlschranks. Am besten ist es, Kohlrabi aus kontrolliertem Anbau zu besorgen; dann können auch die zarten Blätter mit verarbeitet werden, die eine höhere Konzentration an Biostoffen haben als die Knolle selber.

Wie schon erwähnt, schmeckt der Kohlrabi auch roh genossen vorzüglich. Er eignet sich bestens für eine Rohkostplatte vor dem Hauptgericht.

Zum Garen kann er in beliebig große Stücke geschnitten werden. Die Garzeit beträgt ca. 20 bis 30 Minuten.

Der Kohlrabi ist die Kulturform des Gemüsekohls, bei der apfelgroße fleischige Knollen entstehen.

Wichtig

Da der Kohlrabi einen hohen Nitratgehalt hat, sollte er nicht aufgewärmt werden.

Welche Biostoffe sind im Kohlrabi enthalten?

Am interessantesten ist der Selengehalt. Je nach Anbaugebiet kann das Selen in einer Portion Kohlrabi (200 Gramm) für den ganzen Tag ausreichen. Kalium und Magnesium decken ein Drittel des Tagesbedarfs, Eisen ein Fünftel, Kalzium und Kupfer je ein Sechstel, Mangan ein Achtel.

Bei den Vitaminen fällt der hohe Vitamin-C-Gehalt auf. 170 Prozent des Tagesbedarfs können Sie damit zuführen.

Vom Mai bis zum Spätsommer gibt es Freilandkohlrabi aus Deutschland. Da er wenig Kalorien enthält, kann er auch gut in eine Gewichtsreduktionsdiät eingebaut werden.

Die Folsäure reicht dem Körper für ein Drittel des Tages, Nikotinamid für ein Viertel und Biotin noch für ein Fünftel, Vitamin B6 für ein Siebtel und Vitamin B1 für ein Zehntel. 100 Gramm enthalten nur 25 kcal.
Raucher sollten besonders viel Kohlrabi essen, da sie deutlich mehr Vitamin C brauchen als Nichtraucher.

Vorbeugen und heilen mit Kohlrabi

Im Herbst und im Winter, zu Zeiten also, da die Immunabwehr verstärkt beansprucht wird, sollte Kohlrabi mindestens einmal pro Woche auf dem Tisch stehen. Sein enorm hoher Vitamin-C-Gehalt macht ihn zu einem Bollwerk gegen Viren.
Viel zu oft wird eine weitere wichtige Aufgabe des Vitamin C übersehen: Es ist neben Kupfer für die Bildung der Knochengrundstruktur aus Kollagenfasern, zwischen die die kalziumhaltigen Moleküle eingelagert werden, unerläßlich. Ist Vitamin C nicht in ausreichenden Mengen vorhanden, so kann es zu einer Störung der Knochenbildung und damit auch zu einer Knochenerweichung kommen.
Wenn der Kohlrabi auf selenreichem Boden gewachsen ist, dann ergänzt auch dieses Spurenelement die Abwehrfunktion.

Der Zusammenhang von Selenmangel und Krebserkrankungen wird immer deutlicher.

Selen gehört zu den am meisten untersuchten Spurenelementen und ist ein mächtiger Verbündeter unseres Immunsystems. Der Zusammenhang von Selenmangel mit Krebserkrankungen wird immer deutlicher. Dort, wo die Böden arm an Selen sind, tritt Krebs häufiger auf als in Gegenden, die ausreichende Bodenkonzentrationen haben. Erkrankungen des Herz-Kreislauf-Systems haben, neben anderen Faktoren, auch einen Bezug zum Selenmangel.

Wichtig

In Zusammenarbeit mit Vitamin E kann Selen sogar die Blutfette vor dem Angriff durch Radikale schützen. Damit verhindert es das »Ranzigwerden« der Fette und verzögert den Beginn der Arteriosklerose. Kohlrabi sollte deshalb mit etwas Pflanzenöl, das Vitamin-E-haltig ist, serviert werden.

Selen als Radikalefänger

Vermutlich hängt die positive Wirkung des Selens von seiner radikalefangenden Eigenschaft ab. Experten fordern deshalb schon heute, zur Vermeidung und zur Therapie von Tumorerkrankungen Selen – neben den anderen Antioxidantien – ergänzenden einzunehmen. Selen kann darüber hinaus verhindern, daß schädliche Schwermetalle aus dem Darm resorbiert werden.

Unfruchtbarkeit bei Männern wird auch auf einen Selenmangel zurückgeführt.

Erwähnenswert ist noch die Tatsache, daß Unfruchtbarkeit bei Männern auf Selenmangel durch hohen Alkohol- und Nikotinkonsum zurückgeführt werden konnte. Rauchen und Alkohol vermindern den Selengehalt im Blut.

Kohlrabi gegen hohen Blutdruck

Die hohen Mengen an Magnesium wirken den Streßfolgen am Herzen – wie Herzrhythmusstörungen oder der Verkalkung der Herzkranzgefäße – entgegen. Das Kalium im Kohlrabi unterstützt die Entwässerung, weshalb er ein ideales Gemüse für Bluthochdruckkranke ist.

Das Wichtigste über den Kohlrabi

- Sein hoher Vitamin-C-Gehalt unterstützt die körpereigene Immunabwehr und die Bildung der Knochengrundsubstanz.
- Am besten kaufen Sie ihn beim Biobauern, der selenhaltigen Dünger verwendet. Darauf wachsen dann regelrechte Selenkugeln, die die Immunabwehr auf breitester Front unterstützen.
  Vor allem Menschen, die häufig Alkohol und Nikotin konsumieren, benötigen viel Selen, da es durch diese Genußmittel abgebaut wird.
- Für gestreßte Personen ist der Kohlrabi sehr zu empfehlen, da er neben Selen auch ausreichend Magnesium, das Anti-Streß-Mineral, enthält.
- Kalium hat eine leicht entwässernde Wirkung, die vor allem bei Bluthochdruck von Vorteil ist.

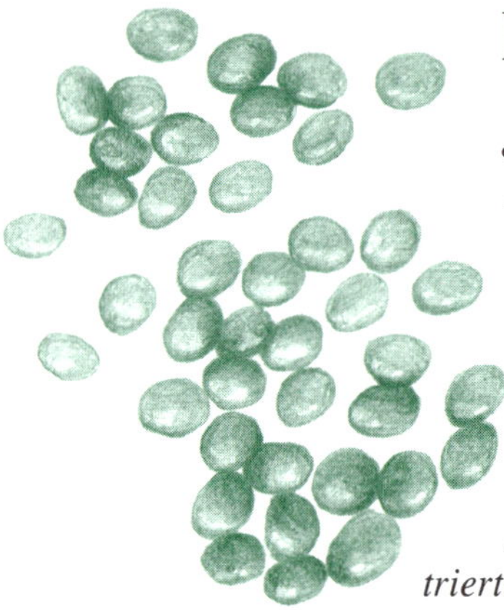

Linsen

Jungkur für Körperzellen

Den hohen Nährwert der Linsen erkannten schon die Steinzeitmenschen. In alten Gräbern fanden sich Linsen, die als Wegzehrung für die Toten beigelegt wurden.
Beim Pyramidenbau waren sie für die Sklaven die wesentliche Ernährungsgrundlage, da Linsen sowohl einen sehr hohen Kaloriengehalt als auch viel Eiweiß haben – sie machen ordentlich satt. Die hochkonzentrierten Mineralstoffe und Spurenelemente wurden bei der Schwerstarbeit an den Pyramiden vermehrt gebraucht. Die Linse galt schon seit Urzeiten als Armeleuteessen, die aber qualitativ damit bestens an Biostoffen versorgt wurden.

In den alten Kulturen in Mesopotamien, Ägypten, Persien und Israel waren Linsen Volksnahrungsmittel.

Linsen einkaufen und verarbeiten

Linsen sollten in Klarsichttüten abgepackt sein, damit man die Qualität beurteilen kann. Es gilt auch hier wie bei anderen Hülsenfrüchten, daß sie keine Anzeichen von Wurmbefall oder dergleichen haben dürfen. Hülsenfrüchte sind dunkel und trocken gelagert jahrelang haltbar.
Sowohl die Natur wie auch Züchterbemühungen haben eine Farbenvielfalt hervorgebracht, die beeindruckend ist. Von Grün über Gelb und Orange bis Rot und Braun können Liebhaber die Linse heute auswählen. Die indische Linse ist rot, im geschälten Zustand ist sie braun. Die braunen Pinglinsen aus Frankreich werden vor allem von Feinschmeckern bevorzugt. Am besten munden jedoch die kleinen Berglinsen.
Linsen werden vor dem Zubereiten in eine Schüssel mit Wasser gegeben und die schlechten, die oben schwimmen, entfernt. Sie brauchen nicht eingeweicht zu werden, denn sie sind im Gegensatz zu den Erbsen nicht so hart. Als Kochzeit muß man eine dreiviertel bis eine Stunde rechnen.
Linsen können in den verschiedensten Variationen verarbeitet werden: als Eintopf, Salat oder auch als Linsenpüree, das ausgesprochen schmackhaft ist.

Leider ist die Linse auf deutschen Tischen heute nur selten anzutreffen.

> **Wichtig**
>
> Für Linsen gilt, ebenfalls wie für andere Hülsenfrüchte, daß sie nicht roh gegessen werden dürfen – wegen der in ihnen enthaltenen giftigen Lektine. Durch das Kochen werden diese Stoffe zerstört.

Welche Biostoffe sind in Linsen enthalten?

Linsen enthalten so viele Mineralstoffe und Spurenelemente, daß sie, bildlich gesprochen, eigentlich klappern müßten.
Eine Portion aus 100 Gramm trockenen Linsen besteht zu mehr als 50 Prozent aus Kohlenhydraten, so daß die 315 kcal pro 100 Gramm nicht verwundern. Ein Viertel davon ist Eiweiß, wodurch Linsen heute noch in den Dritte-Welt-Ländern einen wichtigen Beitrag zur Eiweißversorgung leisten. Linsen haben mit gut zehn Prozent auch einen hohen Ballaststoffanteil.
Eine Portion Linsen kann bis zu drei Viertel des Tagesbedarfs an Eisen decken, je die Hälfte an Kupfer, Zink und Selen. Ein Drittel, ein Viertel bzw. ein Fünftel der pro Tag notwendigen Menge an Kalium, Magnesium und Chrom steckt ebenfalls in einer Portion Linsen. Molybdän (170 Prozent) reicht für fast zwei Tage.
Viele Vitamine aus der B-Gruppe machen die Linsen zusätzlich wertvoll. Die Vitamine B1 und B6 sind reichlich vorhanden, so daß sie für die Hälfte bzw. für ein Drittel des Tages reichen.
Pantothensäure und Folsäure decken ein Fünftel bzw. ein Viertel des Tagesbedarfs ab, Vitamin B2 und Nikotinamid ein Sechstel bzw. ein Siebtel. An wichtigen essentiellen Aminosäuren sind Tryptophan (0,3 Gramm), Methionin (1 Gramm) und Phenylalanin (1,1 Gramm) enthalten.

Linsen enthalten einen außerordentlich hohen Anteil an Mineralstoffen, Spurenelementen und Ballaststoffen. Sie sind außerdem ein wichtiger Eiweißlieferant.

Vorbeugen und heilen mit Linsen

Aufgrund des hohen Eisen- und Kupfergehaltes zusammen mit Folsäure fördern Linsen auf jeden Fall die Bildung der roten Blutkörperchen. Der hohe Eisenanteil wirkt darüber hinaus positiv auf das Immunsystem. Bei Eisenmangel wird eine höhere Infektanfälligkeit beobachtet, ebenso gelegentlich ein gestörtes Verhalten.

Grundsätzlich gilt: Eiweißreich bis zum Mittag, Kohlenhydrate für einen guten Schlaf vor allem am Abend.

Da das Eisen aus Gemüsen schlechter resorbierbar ist als das Eisen aus dem Fleisch, sollten Linsen auf jeden Fall mit Vitamin-C-haltigen Speisen, wie z. B. Paprika, Fenchel oder Brokkoli, kombiniert werden. Alternativ kann auch der Saft einer frischgepreßten Zitrone beigefügt werden. Vitamin C verbessert die Eisenaufnahme in den Körper.

Eisen schützt vor Schadstoffen

Vor kurzem wurde festgestellt, daß ausreichend Eisen in der Nahrung die Aufnahme gefährlicher Spurenelemente wie Kadmium und Blei in den Körper behindert. Wird dies in der Nahrungszusammenstellung berücksichtigt, so können wir dadurch eine Überladung mit schädlichen Schwermetallen verhindern. Wir sind der Umweltverschmutzung nicht hilflos ausgeliefert.

Die oft ausgesprochene Warnung, bei Gicht Linsen zu meiden, wird mit dem hohen Puringehalt begründet. Im Vergleich zum Schweinefleisch mit 150 Milligramm Purinen haben Linsen 115 Milligramm pro 100 Gramm. Für den Abbau der Purine wird vor allem das Spurenelement Molybdän gebraucht. Da es in ausreichenden Mengen in den Linsen vorhanden ist, können auch Gichtkranke ruhig ab und zu ihre Linsen genießen.

Zusätzlich können Linsen für Gestreßte empfohlen werden, nicht nur wegen ihres Magnesiumsanteils, sondern auch wegen der Vitamine aus der B-Gruppe. Davon ist das »Nervenvitamin« B1 am

Vorsicht

- Personen, die sich hauptsächlich von Hülsenfrüchten ernähren und wenige Speisen mit Vitamin C dazu konsumieren, müssen aufpassen: Die Eisenresorption sinkt hierbei deutlich ab.
- Vollkornbrot sollte nicht gleichzeitig zu Linsen gegessen werden, da die darin enthaltenen Phytate die Aufnahme der Spurenelemente wie Eisen, Kupfer und Zink behindern, es sei denn, es wird gleichzeitig eiweißhaltige Nahrung ergänzend verzehrt (z. B. Fleisch oder Käse).

konzentriertesten. Sein positiver Einfluß auf den Kohlenhydratstoffwechsel (Zuckerstoffwechsel) wird sinnvoll durch das Vitamin B6 ergänzt, das vor allem für den Abbau von Eiweiß gebraucht wird.

So enthalten Linsen neben vielen Kohlenhydraten und Eiweiß auch noch diejenigen Vitamine, die für deren Verwertung von großer Wichtigkeit sind. An der Umwandlung der Aminosäure Tryptophan in den Nervenbotenstoff Serotonin und der Bildung von Dopamin aus der Aminosäure Methionin ist das Vitamin B6 entscheidend beteiligt.

Eine mittlere Portion Linsen am Abend kann einen gesunden Schlaf fördern. Allerdings sollte dann nur wenig oder am besten gar kein Fleisch gegessen werden.

Das Wichtigste über Linsen

- Bei Blutarmut oder Eisenmangel, der meist kombiniert ist mit einem zu geringen Kupfergehalt, sollten Linsen mindestens einmal pro Woche auf dem Speiseplan stehen. Kupfer, Eisen und Folsäure unterstützen die Bildung der roten Blutkörperchen.
- Zink fördert die Regeneration und Neubildung von Zellen zusammen mit Vitamin B6 und Folsäure. Darüber hinaus ist dieses Spurenelement essentiell für unsere Fortpflanzungsorgane.
- Vitamin B1 in Linsen ist in zweifacher Weise gut für unsere Nerven: zum einen durch Beeinflussung des Glukosestoffwechsels und zum anderen durch den angstlösenden und beruhigenden Effekt.
- Der Abbau des in Linsen enthaltenen Eiweißes wird durch Vitamin B6 gefördert.
- Linsen machen sehr gut satt und sind durchaus eine Alternative an fleischlosen Tagen.
- Die für das Gehirn wichtigen Aminosäuren Tryptophan, Methionin und Phenylalanin sind in beachtenswerten Mengen enthalten.

Naturheilkundlich praktizierende Ärzte schätzen an den Linsen den hohen Zinkgehalt, der für Regeneration und Neuaufbau von Zellen wichtig ist.

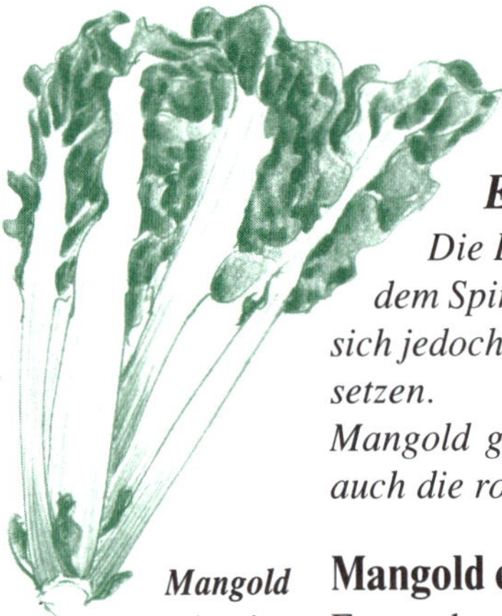

Mangold

Ein Beta-Karotin-Reservoir

Die Blätter des Mangold ähneln nicht nur vom Aussehen her dem Spinat, sondern auch vom Geschmack. Der Mangold konnte sich jedoch in Deutschland gegenüber dem Spinat noch nicht durchsetzen.
Mangold gehört zur Familie der Gänsefußgewächse, unter denen auch die rote Bete einzuordnen ist.

Mangold ist eine Unterart der Runkelrübe.

Mangold einkaufen und verarbeiten

Es werden zwei Sorten unterschieden: Zum einen ist es der Blattmangold, dessen Blätter wie Spinat verarbeitet werden – sie eignen sich, wenn sie ganz jung sind, auch zum Rohessen –; zum anderen wird der Rippen- bzw. Stielmangold angeboten, vom dem die Stiele wie Spargel zubereitet werden.

Wichtig

Leider nimmt Mangold Nitrate aus überdüngtem Boden auf, so daß er vorzugsweise aus biologisch kontrolliertem Anbau gekauft werden sollte. Ist dies nicht möglich, ist es ratsam, Zitronensaft bei der Zubereitung zu verwenden, um die Bildung der krebserregenden Nitrosamine zu verhindern. Die im Mangold enthaltenen Antioxidantien reichen dazu nur teilweise aus.

Wie bei Blattpflanzen zu erwarten, wird auch Mangold nach dem Ernten schnell welk. Lieber auch hier auf Tiefkühlware zurückgreifen als überlagerte Ware kaufen.

Der Blattmangold wird ohne Stiele verarbeitet, und zwar im Prinzip wie Spinat. Er braucht nur kurze Garzeiten, danach können die Blätter im ganzen oder gehackt weiterverarbeitet werden.
Der Stielmangold wird ohne Blätter wie Spargel 10 bis 15 Minuten lang gekocht. Die Blätter können getrennt davon, wie oben beschrieben, verarbeitet werden. Auch hier sollte, wie bei allen Beta-Karotin-haltigen Nahrungsmitteln, Öl bzw. Fett nicht vergessen werden, damit der Körper diese wertvollen Biostoffe auch wirklich aufnehmen kann.

Wichtig

Mangold sollte nicht aufgewärmt werden, da dabei die krebserregende Nitrosaminbildung ansteigt. Statt mit Zitronensaft kann er auch mit Paprikaschoten kombiniert werden, da diese ausreichend Vitamin C zum Schutz vor der Bildung gefährlicher Substanzen enthalten.

Welche Biostoffe sind im Mangold enthalten?

Eine Portion Mangold (100 Gramm) deckt zwei Drittel des Tagesbedarfs an Beta-Karotin; Vitamin C reicht noch für einen halben Tag. Ansonsten sind noch geringe Mengen an Folsäure und Vitamin B2 zu finden, die für ein Fünftel bzw. ein Neuntel des Tagesbedarfs reichen.

Mangold enthält große Mengen Beta-Karotin, das hochwirksam gegen freie Radikale ist.

An Mineralstoffen kann ein Viertel der pro Tag vom Körper benötigten Menge an Eisen abgedeckt werden, an Kalium und Mangan ist es ein Sechstel bzw. ein Siebtel. Mangold ist stark wasserhaltig mit ca. 92 Gramm Wasser auf 100 Gramm – er besitzt nur 14 kcal pro 100 Gramm.

Vorbeugen und heilen mit Mangold

Der hohe Gehalt an Beta-Karotin bestimmt sein Wirkprofil. Dieser Biostoff fängt Radikale ab, die beständig im Körper entstehen. Anteile des Beta-Karotins werden vom Körper in die erforderlichen Mengen an Vitamin A umgewandelt. Dieses Vitamin ist äußerst wichtig für die Gesundheit unserer Schleimhäute, die für viele Körperorgane von entscheidender Bedeutung sind. Das gilt für die

Vorsicht

Mangold enthält viel Oxalsäure. Personen mit Nierensteinen sollen deshalb auf dieses Gemüse verzichten.
Außerdem behindert Oxalsäure die Kalziumaufnahme – deshalb kalziumreiche Nahrungsmittel immer getrennt davon essen.

Magen-, die Darm- und die Blasenschleimhaut sowie für die Vaginalschleimhaut.
An der Schleimhaut des Auges, der Hornhaut und der Linse hilft Vitamin A, die Sehkraft zu erhalten und Augenkrankheiten zu verhindern. Dieses Vitamin gehört auch in die Reihe derjenigen Biostoffe, die die Sexualhormone aufbauen helfen. Ein Mangel kann bei der Frau zu Libidoverlust führen und beim Mann zu herabgesetzter Bildung von Spermien, wodurch seine Zeugungsfähigkeit erheblich eingeschränkt wird.

Vitaminstoß für Leistungssportler

Vor allem heranwachsende junge Menschen brauchen viel Vitamin A für den Aufbau der Knochen.
Bei Alkohol- und Medikamentenmißbrauch steigt der Vitamin-A-Bedarf an. Gleiches gilt für Streß, Leistungssport und Erkrankungen im Magen-Darm-Bereich.

Wenn Sie unter trockenen Augen leiden, fehlt Ihnen wahrscheinlich Vitamin A.

Das Wichtigste über den Mangold

- Mangold enthält hohe Mengen an Beta-Karotin, die helfen, Radikale abzufangen.
- Über das aus dem Beta-Karotin gebildete Vitamin A werden die Schleimhäute im Körper gesund erhalten: im Verdauungsbereich, Atmungsbereich und in der Vagina.
- Das Auge braucht für das Sehen viel Vitamin A – dies gilt besonders für Leute, die am Bildschirm arbeiten oder einer anderen Tätigkeit nachgehen, die die Augen stark beansprucht.
- Die Fortpflanzungsfähigkeit wird von Vitamin A beeinflußt.
- Kinder und Jugendliche brauchen für das Knochenwachstum nicht nur Kupfer und Kalzium, sondern auch Vitamin A.
- Bei viel Streß, Magen- und Darmbeschwerden sowie hohem Alkohol- und Tablettenkonsum steigt der Vitamin-A-Bedarf.

Paprikaschoten

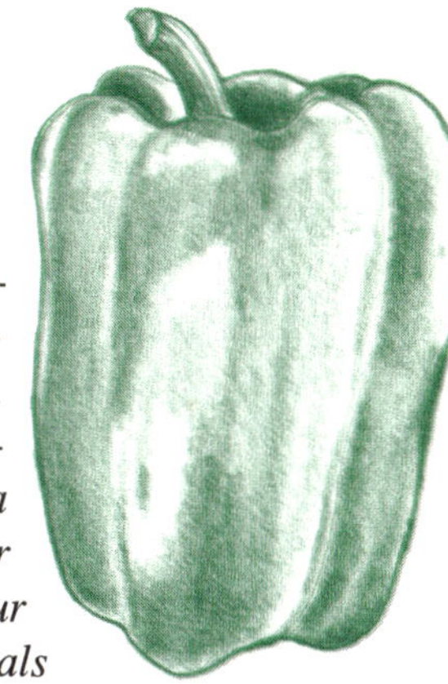

Die schmackhafte Vitaminbombe

Das Ursprungsland der Paprikaschote ist Südamerika. Angeblich gibt es davon 7000 Sorten. Hierzulande sind im wesentlichen der Gemüsepaprika und die scharfe Pfefferschote bekannt. Seit der Entdeckung Südamerikas durch die Kolonialisten breitete der Paprika sich allmählich von Spanien über ganz Europa und den Rest des Kontinents aus. Am meisten Zuspruch fand er bei den Ungarn, wo er die »Karriereleiter« emporstieg und zur Nationalspeise wurde. In Deutschland wird er heute vor allem als Gemüse gekocht oder zu Rohkostsalaten – auch wegen der hübschen Farben – verwendet.

Der Name »Paprika« kommt vom lateinischen »piper« (Pfeffer).

Paprikaschoten einkaufen und verarbeiten

Es macht richtig Spaß, Paprika in den verschiedensten Farben, von Rot über Gelb, Grün, Lila und Weiß, einzukaufen.

Die beste Jahreszeit für Paprika ist Sommer oder Spätherbst. Aber auch in den übrigen Monaten des Jahres ist frischer Paprika aus südlichen Ländern erhältlich. Im Gegensatz zu dem milden Gemüsepaprika gibt es die scharfen Peperoni getrocknet und zerkleinert als Gewürz.

Paprikaschoten müssen nicht nur glänzend aussehen, sondern sich auch prall anfühlen. Nach einigen Tagen im Kühlschrank werden sie schnell weich. Um dem abzuhelfen, kann Paprika, in kleine Stücke geschnitten, auch sehr gut eingefroren werden.

Wer will, kann auch die Kerne mitessen, die heute durch Züchtung im Geschmack »entschärft« wurden.

Wichtig

Wird Paprika roh gegessen, so sollte er erst kurz vor dem Servieren kleingeschnitten und mit etwas Öl angerichtet werden. Dies verbessert die Aufnahme von Beta-Karotin. Wird Paprika gegart, so muß man ohne Füllung 20 Minuten rechnen, mit Füllung 30 bis 40 Minuten.

Wegen des höheren Biostoffgehaltes sollten Sie dem roten Paprika den Vorzug gegenüber dem grünen geben.

Den Paprikaschoten wird eine lebensverlängernde Wirkung nachgesagt. Was unsere Vorfahren schon erkannten, können wir heute aufgrund der Analyse der Inhaltsstoffe bestätigen.

Lebensverlängernde Wirkung

Den Paprikaschoten wird eine lebensverlängernde Wirkung nachgesagt. Was unsere Vorfahren schon erkannten, können wir heute bestätigen: Beta-Karotin und die Vitamine C und E bilden einen Antioxidantiencocktail, der das Immunsystem nachhaltig schützt.

Welche Biostoffe sind in Paprikaschoten enthalten?

Paprika enttäuscht, was den Gehalt an Mineralstoffen angeht. In einer Portion von 100 Gramm stecken ein Achtel des Tagesbedarfs an Kalium und ein Neuntel an Eisen.

Trotzdem hat die rote Paprikaschote eine hohe Biostoffdichte. Diese erreicht sie durch ihren hohen Gehalt an Vitaminen. Der Vitamin-C-Gehalt (190 Prozent) einer Portion würde zwei Tage ausreichen, wenn unser Körper Vitamin C speichern könnte.

Beta-Karotin, Vitamin B6 und Folsäure reichen für ein Drittel des Tages, das in Gemüsen selten enthaltene Vitamin E für ein Viertel, Nikotinamid für ein Neuntel.

Des weiteren ergänzen Bioflavonoide und ätherische Öle den Biostoffmix.

Vorbeugen und heilen mit Paprikaschoten

In der kalten Jahreszeit sollten Paprikaschoten jede Woche regelmäßig auf dem Tisch stehen. Ihr hoher Vitamin-C-Gehalt, verbunden mit viel Beta-Karotin und Vitamin E, macht sie zu einem Antioxidantiencocktail. Das ist eine ideale Mixtur von Vitaminen, die Radikale (aggressive Substanzen) abfangen können.

Die Tatsache, daß unser Körper und alles Leben um uns herum altern, hängt im wesentlichen mit dem Vorhandensein von Radikalen zusammen. Radikale entstehen immer dort, wo Leben ist: durch Stoffwechselvorgänge, durch die Einwirkung von UV-Strahlen, durch Gifte oder sonstige Schadstoffe. Da wir heute mehr als unsere Vorfahren gegen den Ansturm von Radikalen ankämpfen müssen, wird unser Abwehrsystem oftmals überfordert.

Neben Beta-Karotin, Vitamin C, Vitamin E, Selen und Bioflavonoiden gibt es auch radikalefangende Substanzen, die der Körper selber herstellen kann. Zuerst ist die Glutathionperoxidase zu nennen, die u. a. aus Selen und Zystein aufgebaut wird. Hier wird deutlich, daß ein Selenmangel – und Deutschland gehört zu den Selenmangelgebieten – enormen Einfluß auf die Immunabwehr haben kann.

Nie zu spät für eine gesunde Ernährung

Bei schlechtem Essen mit wenig Vitaminen und Selen kann sich der Körper nicht ausreichend gegen die zerstörenden Aktivitäten der Radikale wehren. Sie greifen nicht nur die Zellwände an, sondern setzen ihr Zerstörungswerk bis hin zum Zellkern fort. Dort sind die genetischen Informationen gespeichert, die über die Funktion der jeweiligen Zelle wachen. Kommt es daran zu Schäden, so kann im schlimmsten Falle Krebs entstehen.

Paprika enthält kaum Selen, weshalb unbedingt eine Kombination mit selenhaltigem Gemüse gewählt werden sollte, wie z. B. dem Kohlrabi.

Antioxidantiencocktail im Paprika

Der Antioxidantiencocktail im Paprika hilft an allen Fronten: Vitamin E an den Zellwänden, Vitamin C im Blut und in der Zellflüssigkeit, wo auch Selen vorrangig anzutreffen ist. Bioflavonoide arbeiten in den kleinsten Blutgefäßen und sorgen dafür, daß die Gefäße frei für den Sauerstofftransport bleiben.

Meist bleibt jedoch ein Eiweißklumpen zurück, der von der Immunabwehr weggeschafft werden muß. Konsumiert der Mensch sehr viele Süßigkeiten oder ist er zuckerkrank, so ist der Zuckerspiegel im Blut hoch. Dann kommt es zu einer »Verzuckerung« dieses Eiweißklumpens. Dieses von Zuckerkristallen umgebene Gebilde kann nun leider nicht mehr von den Enzymen abgebaut werden, es wird als Müll abgelagert. Im Gehirn sind dies die sogenannten Amyloide, die vor allem bei Arteriosklerose, aber auch bei der Alzheimer-Krankheit vermehrt gefunden werden.

Unter der Haut tauchen sie als Altersflecken auf. Dieser Prozeß geht über viele Jahrzehnte, bevor der Mensch etwas davon spürt. Es ist also nie zu früh und nie zu spät, mit einer gesunden Ernährung

Der rote Paprika enthält einen regelrechten Antioxidantien-cocktail, der den freien Radikalen den Garaus macht.

anzufangen. Denken Sie immer daran: Für den Körper bedeutet es weniger Aufwand, eine Zelle gesund zu erhalten, als eine kranke Zelle wieder zu reparieren.

Erstaunlich ist dabei, wie sich diese Antioxidantien im Kampf gegenseitig unterstützen. Vitamin E kann durch Vitamin C erneuert werden, und die Bioflavonoide können wiederum das Vitamin C in seine aktive Form zurückbringen. Dies ist in vitaminarmen Zeiten besonders wichtig. Die Bioflavonoide unterstützen den Kampf gegen das Altern, indem sie neben dem Einfangen von Radikalen unsere kleinen Gefäße elastisch halten. Das, was heute als Roßkastanienextrakt oder Rutin zur Behandlung von Krampfadern angeboten wird, ist nichts anderes als Bioflavonoide. Mit der richtigen Ernährung können Sie sich diese Mittel sparen.

Vitamin B6 im Paprika hilft, Eiweiß abzubauen. Deshalb sollte zur Ergänzung ruhig Fleisch oder ein anderes tierisches Produkt (z. B. Käse) mit Paprika zubereitet werden. Zusammen mit Vitamin B12, dem tierischen Vitamin, kann Folsäure, ebenfalls in Paprika enthalten, beim Aufbau der roten Blutkörperchen helfen.

Das Wichtigste über den roten Paprika

- Er enthält einen regelrechten Antioxidantiencocktail, der die freien Radikale neutralisiert und so dem Alterungsprozeß vorbeugt.
- Die Antioxidantien im roten Paprika können auch die Entstehung von Krebs verhindern oder ihn zumindest hinausschieben.
- Der rote Paprika ist ein ideales Gemüse in der kalten Jahreszeit, da er viel Vitamin C zur Stärkung der Immunabwehr enthält.
- Wird Paprika mit tierischen Produkten kombiniert, so kann die Blutbildung durch Vitamin B12 und Folsäure gefördert werden. Eisen- und kupferhaltiges Gemüse (z. B. Erbsen) wäre dazu eine gute Abrundung.
- Bei gleichzeitigem Eiweißkonsum hilft Vitamin B6 bei der Aufspaltung in Aminosäuren.

Petersilie

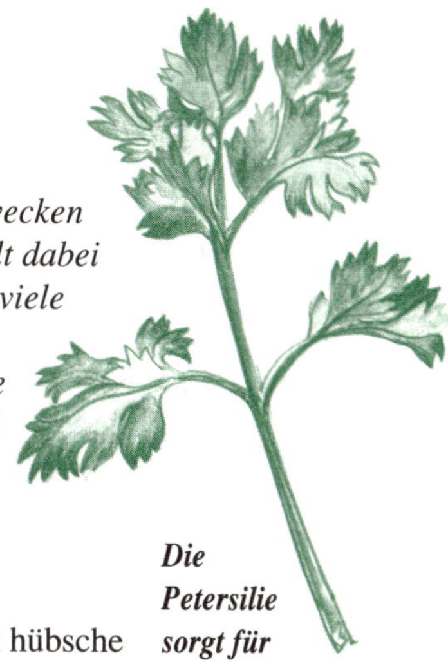

Gut bei Gallensteinproblemen

Petersilienblätter werden heute gerne zu Dekorationszwecken auf Gemüse- und Salatplatten verwendet. Kaum einem fällt dabei auf, daß man Petersilie auch essen kann, weil sie sehr viele wertvolle Biostoffe enthält.
Im Altertum schrieb man diesem Gemüse kräftigende Eigenschaften zu, vor allem für den Mann. Heute wird hauptsächlich das darin enthaltene Öl ausgepreßt und zur Aromatisierung von Trockensuppen verwendet.

Die Petersilie sorgt für gute Laune.

Petersilie einkaufen und verarbeiten

Die Petersilie wird ordentlich gewaschen und entweder, in hübsche Sträußchen gezupft, als verzehrfähige Dekoration verwendet oder kleingehackt kurz vor dem Servieren über die Suppe oder das Gemüse gestreut.

Welche Biostoffe sind in der Petersilie enthalten?

Am besten ist, man züchtet sie selbst im Garten oder auf dem Balkon.

Pro Portion und Person wird zum Verfeinern von Speisen ein Eßlöffel (= 20 Gramm) gerechnet.
Dieser Eßlöffel enthält nur sechs kcal, kann aber bereits ein Drittel des Tagesbedarfs an Mangan decken, ein Spurenelement, das für unsere positiven Stimmungen und Gefühle wichtig ist. Das Spurenelement Eisen und der Mineralstoff Kalium reichen nur für ein Achtel bzw. ein Zehntel der pro Tag notwendigen Menge, Vitamin C für die Hälfte, Beta-Karotin für ein Viertel und Folsäure für ein Sechstel des Tagesbedarfs.
An sonstigen, nicht essentiellen Biostoffen sind Apiin, Apiol, Pinene und sonstige leichtflüchtige Öle enthalten.

Wichtig

Petersilie hat einen hohen Nitratgehalt (212 Milligramm pro 100 Gramm), der jedoch bei kleinen Mengen (ein Eßlöffel kleingehackte Petersilie) vernachlässigbar ist.

Vorbeugen und heilen mit Petersilie

Aus den Früchten der Petersilie wird Petersilienkeimöl gewonnen, das in der Medizin als Diuretikum und Abortivum verwendet wird.

Der hohe Vitamin-C-Gehalt gibt der Immunabwehr ordentlich Unterstützung. Beta-Karotin wird in Vitamin A umgewandelt und wirkt als Radikalefänger.

Die Entgiftungsfunktion der Leber wird durch manganhaltige Enzyme gefördert, die vom Körper nur dann ausreichend gebildet werden, wenn genügend von diesem Spurenelement vorhanden ist. Häufig findet sich das Element zuwenig im Blut, vor allem bei hohem Alkoholkonsum (normale Blutspiegel: 0,3 bis 1,2 Mikrogramm pro Liter). Beim Verzehr von Mangan darf nicht vergessen werden, zusätzlich Kupfer und Zink zuzuführen, da sonst ein Ungleichgewicht entsteht. Die Spurenelemente müssen immer in ausgewogenem Verhältnis zusammen mit den Elementen eingenommen werden, welche den gleichen Resorptionsweg (Aufnahmeweg) haben.

Weitere wichtige Biostoffe sind die ätherischen Öle, die leicht in die Umgebungsluft übergehen und dabei ein herrliches Aroma verbreiten. Sie regen vor allem die Verdauung an. Vorzugsweise profitieren Personen mit Gallensteinproblemen von den Biostoffen in der Petersilie. Sie fördern auch die Durchblutung der Schleimhäute im Magen und im Darm.

Wichtig

- Generell ist davon abzuraten, Petersilie in größeren Mengen in der Schwangerschaft zu essen, da das darin enthaltene Apiol zu einer Frühgeburt führen kann.
- In früheren Zeiten versuchte manche Frau, durch extrem hohen Petersilienverzehr eine unerwünschte Schwangerschaft zu unterbrechen, handelte sich dabei aber oft schwere Nervenschäden und Lähmungen ein.
- Für alle gesunden Personen, insbesondere aber für Personen mit Bluthochdruck gilt nach wie vor: Lassen Sie sich nicht die Petersilie vom Brot nehmen. Sie enthält nicht nur wertvolle Biostoffe, sondern sie wirkt auch blutdrucksenkend.

Bei häufigem Konsum von Petersilie sinkt der Puls und damit auch der Blutdruck ab. Personen, die einen zu niedrigen Blutdruck haben, sollten deshalb das dekorative Sträußchen Petersilie eher auf dem Teller liegenlassen.
Dies sollten auch Personen mit Magengeschwüren oder Darmgeschwüren tun.
Ergänzen Sie deshalb die Petersilie zu Käse (Zink!) und kupferhaltigen Gemüsesorten wie Spargel, Schwarzwurzeln, Avocados und Artischocken.
Gerade Frauen mit Osteoporose müssen sehr auf petersilienreiche Kost achten. Wenn sie regelmäßig Kalziumtabletten einnehmen, dann stört dies die Aufnahme von Mangan, so daß sie einen Mangel an diesem Element fördern. Petersilie kann diesen Mangel ausgleichen helfen.

Verzichten Sie auf Petersilie, wenn Sie einen niedrigen Blutdruck haben.

Das Wichtigste über die Petersilie

- Sie unterstützt die Immunabwehr, vor allem durch den hohen Vitamin-C-Gehalt.
- Petersilie enthält Beta-Karotin; dadurch werden aggressive Substanzen im Körper neutralisiert – freie Radikale haben keine Chance.
- Die Leber leistet bessere Entgiftungsarbeit durch Mangan.
- Frauen, die regelmäßig Kalziumtabletten einnehmen, müssen besonders auf ausreichende Manganmengen achten.
- Unter Petersilie schlägt der Puls langsamer, und der Blutdruck sinkt. Davon können Personen mit Bluthochdruck profitieren.
- Bei Magen- und Darmgeschwüren sollte Petersilie nicht verzehrt werden.
- Frauen sollten während der Schwangerschaft Petersilie nur in geringer Menge zu sich nehmen. Höhere Dosen sind gefährlich, denn sie können unter Umständen eine Frühgeburt auslösen.

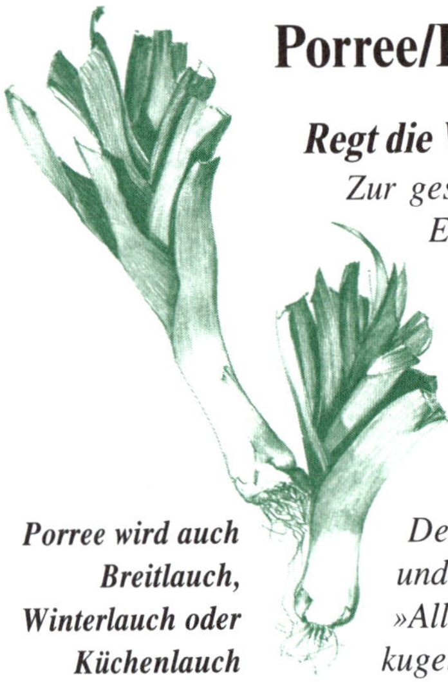

Porree/Lauch

Regt die Verdauung an

Zur geschmacklichen Anreicherung der kohlenhydratreichen Ernährung liebten es schon die alten Ägypter, den Lauch zusammen mit Brot zu genießen. Die Germanen dagegen bevorzugten die Kombination mit Käse. Er wurde gerne von jungen »Helden« verspeist, da er angeblich Mut machte. Heute ist er nur noch in Europa beheimatet, die Amerikaner dagegen kennen ihn z. B. kaum.

Der Porree gehört – ebenso wie Schnittlauch, Knoblauch und Küchenzwiebel – zu den Liliengewächsen der Gattung »Allium« mit schmalen oder schlauchförmigen Blättern und kugeligem Blütenstand.

Porree wird auch Breitlauch, Winterlauch oder Küchenlauch genannt.

Wirkung der Senföle

- Senföle, die auch als Isothiozyanate bezeichnet werden, haben eine hemmende Wirkung auf das Wachstum von Bakterien. Sie sind nicht nur im Porree, sondern auch im Brokkoli, Senf, Meerrettich und in der Kresse zu finden. Aufgrund ihrer guten Fettlöslichkeit werden sie vollständig resorbiert.
- Nach Verstoffwechselung in der Leber werden die Senföle über die Niere in die Harnblase ausgeschieden, wo sie ihre antibakterielle Wirkung entfalten können.
- Porree empfiehlt sich deshalb neben den oben angeführten Pflanzen als Bestandteil einer »antimikrobiellen Ernährung«, wenn eine erhöhte Anfälligkeit gegenüber Harnblaseninfektionen vorliegt.

Porree ist wegen seines Senfölgehalts ein wertvolles Gemüse.

Porree einkaufen und verarbeiten

Frische Ware gibt es das ganze Jahr über: von Juni bis August als Sommerporree, der milder ist als der Herbst- und Winterporree, den es vom September bis zum Mai gibt.

Die Blätter sollen keine faulen oder schadhaften Stellen haben. Er hält sich, in Papier eingeschlagen, drei bis fünf Tage im Gemüsefach des Kühlschranks.
Beim Sommerlauch können Sie ca. drei Viertel des Grüns mitverwenden, beim Winterlauch ist es nur die Hälfte.
Porree verfeinert viele Gerichte und wird sowohl roh als auch gekocht gerne gegessen, als Gemüsebeilage auf der Rohkostplatte, in der Gemüsesuppe oder im Eintopf.

Welche Biostoffe sind im Porree enthalten?

Porree ist kalorienarm (24 kcal pro 100 Gramm). 100 Gramm enthalten kaum Mineralstoffe, Spurenelemente oder Vitamine (Kalium ein Neuntel, Eisen ein Zehntel, Beta-Karotin ein Zehntel, Vitamin B6 ein Siebtel des Tagesbedarfs). Lediglich Vitamin C kann den halben Tagesbedarf decken.
Was Porree trotzdem wertvoll macht, sind seine Senföle, auf die seine gesundheitsfördernde Wirkung zurückgeht.

Vorbeugen und heilen mit Porree

Auf jeden Fall stärkt Lauch die Immunabwehr durch das Vitamin C. Die Senföle regen die Gallenproduktion und damit die Verdauung an. Dies ist die Voraussetzung, damit die wertvollen Biostoffe aus der Nahrung aufgeschlossen und in den Körper aufgenommen werden können. Porree sollte deshalb mit anderen Lebensmitteln kombiniert werden, um Unterstützung bei der Nahrungsverwertung zu bringen, wie es gerade bei fetthaltigen Speisen notwendig werden kann.

Das Wichtigste über den Porree

- Er stärkt die Immunabwehr durch seinen Vitamin-C-Gehalt.
- Die Verdauung wird durch die Anregung der Gallenproduktion in der Leber verbessert.
- Porree sollte bei fetthaltigen Speisen ergänzend eingenommen werden.

Ein Lauchgericht hat wenig Kalorien.

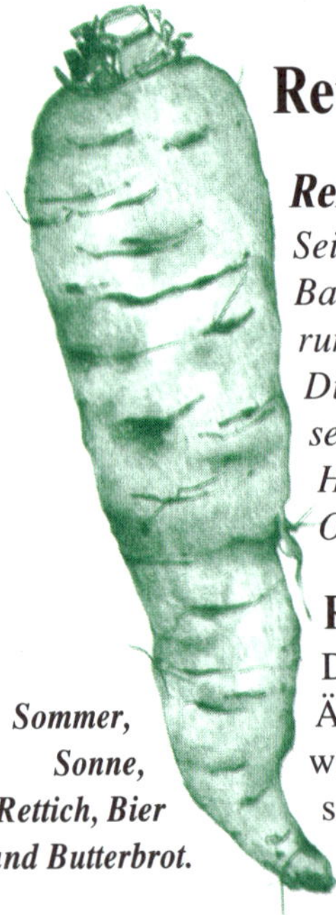

Sommer, Sonne, Rettich, Bier und Butterbrot.

Rettich

Reinigt den Darm, fördert den Gallenfluß

Seit über 3000 Jahren ist der Rettich den Chinesen bekannt. Beim Bau der Pyramiden gehörte der Rettich mit zu den Grundnahrungsmitteln der Sklaven, der sie vor Infektionen schützte.
Die römischen Soldaten brachten ihn zu den Germanen, wo man sehr schnell seine heilenden Kräfte kennen- und schätzenlernte. Heute ist der »Radi« Stammgast in den bayerischen Biergärten. Ohne ihn würde die Brotzeit nur halb so gut schmecken.

Rettich einkaufen und verarbeiten

Die Frische der Ware erkennen wir an den knackigen Blättern. Ältere Rettiche sind oft schon holzig. In feuchtes Tuch eingewickelt, hält er sich einige Tage im Gemüsefach des Kühlschranks.

Freilandrettiche gibt es den Sommer über. Ansonsten wird Treibhausware angeboten.

Die besten Rettiche hat der Biobauer. Sie sollten nicht gedüngt sein, da sie sonst zuviel Nitrat aufgenommen haben. Alternativ können Sie aber auch eine Marinade aus saurer Sahne, Öl, Pfeffer und Zitronensaft (Vitamin C!) über die Rettichscheiben geben und so die Bildung von Nitrosaminen im Magen hemmen.

Rettich wird seit jeher zur Behandlung von Erkältungskrankheiten eingesetzt und um die Atemwege von Schleim zu befreien.

Es gibt sie in unterschiedlichen Größen: oval, rund, in Rübenform und als Radieschen. Letztere haben in etwa die gleichen Biostoffe, nur sind sie eben kleiner.

Rettiche werden gerne als Rohkost verzehrt. Man braucht sie nur zu waschen. Dann hobelt man sie fein und mariniert sie oder schneidet sie mit einem Rettichmesser als Spirale auf, die nur gesalzen wird. Salz fördert zwar den Geschmack und nimmt dem Rettich die Schärfe, zerstört aber einen Teil der ätherischen Öle.

Feinschmecker essen Rettich auch gerne als warmes Gemüse, fünf bis acht Minuten in Butter geschwenkt.

Welche Biostoffe sind im Rettich enthalten?

Der Rettich hat nur 14 kcal pro 100 Gramm. Wird ein ganzer »Radi« (200 Gramm) zur Brotzeit verzehrt, so erhält der Körper ein

Wichtig

Auf jeden Fall Rettiche immer gut kauen – sie sind schwer zu verdauen!

Drittel des Kaliumbedarfs und – bei entsprechendem Anbaugebiet – die notwendige Tagesration an Selen.

Die Biostoffe Kupfer (ein Sechstel), Eisen (ein Sechstel) und Magnesium (ein Zehntel) decken nur 10 bis 15 Prozent des Tagesbedarfs.

Das Vitamin C im frischen Rettich reicht für 16 Stunden (zwei Drittel des Tagesbedarfs) und die Folsäure für acht Stunden (ein Drittel des Tagesbedarfs).

Nur wenig Purine

30 Milligramm Purine in einer Portion Rettich sind so wenig, daß Gichtkranke damit keine Probleme haben. Ein bis zwei Portionen Rettich pro Woche sind aber durchaus genug.

Achtung: Wenn Sie zuviel Rettich essen, kann es zu Durchfällen kommen.

Heilende Kräfte haben vor allem das Raphanol, Glukoraphanin und Senfölglukoside, um nur einige der schwefelhaltigen Öle sowie Bitterstoffe zu nennen.

Diese Stoffe bestimmen im wesentlichen den Geruch und Geschmack des Rettichs.

Wichtig

Wenn Sie unter Husten leiden, sollten Sie den Saft des Rettichs trinken. Höhlen Sie dazu einen Rettich aus, und füllen Sie ihn mit Honig. Am besten stellt man ihn dazu in ein hohes Glas.

Nach drei bis fünf Stunden wird er umgekehrt in eine Schüssel gestellt, dann fließt der fertige Hustensaft heraus: preiswert, rezeptfrei und garantiert ohne Nebenwirkungen! Mehrmals täglich teelöffelweise genommen, lindert er die schlimmsten Erkältungsbeschwerden.

Vorbeugen und heilen mit Rettich

Rettich ohne Salz ist gut gegen Bluthochdruck.

Rettiche haben, wenn sie ohne Salz gegessen werden, wegen des hohen Kaliumgehalts eine leicht wasserausschwemmende Wirkung – eine Entlastung für das Herz. Dieses Gemüse kann die Entstehung von Krebserkrankungen hinauszögern bzw. aufhalten. Sein hoher Selengehalt trägt wesentlich dazu bei. Außerdem wird die Immunabwehr durch reichlich Vitamin C unterstützt.

Entscheidende, für die heilende Wirkung verantwortliche Biostoffe sind jedoch die sogenannten sekundären Pflanzenstoffe wie das Raffanol, Glukoraphanin sowie Senfölglukoside und Bitterstoffe. Sie fördern die Gallenproduktion in der Leber und unterstützen so die Verdauung – vor allem von fetthaltigen Speisen. Das Glukoraphanin gehört zu den Glukosinolaten. Diesen Glukosinolaten werden gesundheitsfördernde Eigenschaften zugeschrieben. Sie hemmen die Entwicklung von Krebs, blockieren die Vermehrung von Bakterien und senken erhöhtes Cholesterin.

Das Wichtigste über den Rettich

- Er hat, salzlos verspeist, eine wasserausschwemmende Wirkung. Personen mit Bluthochdruck können davon profitieren.
- Auf selenreichem Boden gewachsen, kann der Rettich die Entwicklung von Krebs hemmen.
- Der Vitamin-C-Gehalt des Rettichs unterstützt das Immunsystem.
- Ätherische Öle fördern die Produktion des Gallensaftes und wirken so wohltuend auf die Verdauung.
- Rettiche hemmen die Entwicklung von Krebs, blockieren die Vermehrung von Bakterien und senken erhöhtes Cholesterin.
- Bei Erkältungen kann Rettichsaft mit Honig – mehrmals täglich eingenommen – die Atemwege wieder freimachen.
- Für empfindliche Mägen ist Rettich aber nicht geeignet – immer gut kauen!

Rote Bete

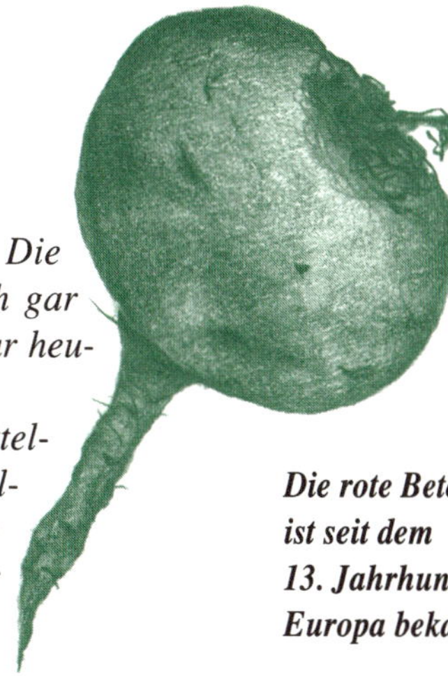

Verjüngungskur für kranke und alte Zellen

Die rote Bete ist eine Verwandte der Runkelrübe. Die ursprüngliche Rübe war klein und dünn und sah gar nicht rübenartig aus. Durch Züchtung wurde sie zur heutigen Form weiterentwickelt.
In Deutschland wurde die rote Bete bereits im Mittelalter angebaut. Sie kam vermutlich über den Mittelmeerraum zu uns. Schon der griechisch-römische Arzt Galenus schätzte diese Rübe wegen ihrer »blutbildenden Wirkung«.

Die rote Bete ist seit dem 13. Jahrhundert in Europa bekannt.

Rote Bete einkaufen und verarbeiten

Besser sollten Sie die kleinen Rüben kaufen als die großen. Die kleinen haben einen geringeren Nitratgehalt, wodurch die Bildung der gefährlichen Nitrosamine herabgesetzt ist. Am besten ist, Sie kaufen beim Biobauern ein.
Die Rüben sollen keine Flecken haben und sich fest anfühlen. Beim Verarbeiten färbt der Saft die Hände rot. Die Farbe läßt sich jedoch mit Zitronensaft oder Essig leicht entfernen.
Zum Rohessen wird die Rübe geschält und erst kurz vor dem Verzehr klein geraspelt.
Gekocht wird sie mit der Schale, die leicht abzuziehen ist, wenn die Rübe kurz mit kaltem Wasser abgeschreckt wird. Die Garzeit ist bei der kleinen Rübe 20 bis 40 Minuten, bei der großen ca. anderthalb Stunden. Mittels Dampfkochtopf kann die Garzeit verkürzt werden.

Die rote Bete gehört zu den gesündesten Gemüsesorten.

Wichtig

- Fügen Sie bei der Zubereitung der roten Bete Zitronensaft hinzu, z. B. an die Salatsoße. Durch das reichlich enthaltene Vitamin C kann die Bildung der krebserregenden Nitrosamine gehemmt werden.
- Wegen des Nitratgehaltes sollte rote Bete nicht aufgewärmt werden.

Bei der Verarbeitung als Gemüse, Beilage, Suppe oder Saft sind Ihrer Phantasie keine Grenzen gesetzt.

Das Gemüse kann zu jeder Jahreszeit auf dem Tisch stehen. Auf gleichzeitige Menükombination mit tierischem Eiweiß zur Deckung des Vitamin-B12-Gehaltes achten! Dadurch kann die Folsäure erst ihre Wirkung entfalten.
Das kann z. B. eine kleine Portion Fleisch sein oder Käsewürfel im Rote-Bete-Salat.

Welche Biostoffe sind in der roten Bete enthalten?

Die dunkelrote »Knolle« enthält fast 90 Prozent Wasser. Mit einer Portion rote Bete (200 Gramm) kann der Tagesbedarf an Mangan komplett gedeckt werden.
Der hohe Kupfer- und Kaliumgehalt (ein Viertel bzw. ein Drittel des Tagesbedarfs) trägt ebenfalls wesentlich zu ihrer gesundheitlichen Wirkung bei.
An Eisen, Magnesium, Chrom und Zink kann noch ein Fünftel, ein Sechstel, ein Neuntel bzw. ein Zehntel unseres Tagesbedarfs beigesteuert werden.
Der Selengehalt ist abhängig vom Anbaugebiet und kann zwischen zwei und 40 Mikrogramm (Tagesbedarf 20 bis 100 Mikrogramm) schwanken.

Für Mut und Kraft

Glaubt man alten Volksweisheiten, dann soll der Genuß von roter Bete dem Schwachen Kraft und dem Schüchternen Mut verleihen.

Die rote Bete ist im Grunde genommen arm an Vitaminen. Eine Ausnahme bildet die Folsäure (130 Prozent). Mit einer Portion rote Bete erhält der Körper diejenige Menge von diesem Vitamin, die er pro Tag braucht.
Weitere Stoffe, die als Gesundheitsträger eingestuft werden können, sind Betain, Betanidin, Cholin und Bioflavonoide.
Der Kohlenhydratanteil ist mit 8,4 Gramm pro 100 Gramm höher als in einigen anderen Gemüsesorten (z. B. Brokkoli: 2,5 Gramm pro 100 Gramm).

Vorbeugen und heilen mit roter Bete

Die rote Bete gehört mit zu den gesündesten Gemüsesorten. Mit dem sehr hohen Mangangehalt unterstützt sie die Entgiftungsleistung der Leber.

Die Blutbildung wird durch Eisen, Kupfer und Folsäure gefördert. Verschiedenen Berichten über eine heilende Wirkung bei Krebskranken steht die Schulmedizin ablehnend gegenüber. Es ist jedoch aufgrund des hohen Folsäuregehaltes durchaus eine positive Wirkung denkbar.

Folsäure zur Zellregeneration

Die Folsäure wird für den Bau der Nukleinsäuren benötigt, in denen unsere Erbanlagen gespeichert sind. Genau dort fängt die Krebserkrankung an, indem es in einigen Zellen zu defekten Genen kommt. Deren Zellproduktion entgleist und ist nicht mehr steuerbar.

Die Folsäure wird also zur neuen Bildung von Zellen gebraucht, die krankes oder altes Gewebe ersetzen sollen. Es ist deshalb vorstellbar, daß in frühen Stadien der Krebserkrankung durch die zusätzliche Gabe von Folsäure die Regenerationsfähigkeit der Zellen verstärkt werden kann. Zur Unterstützung der Krebstherapie ist deshalb der Rote-Bete-Saft unbedingt zu empfehlen, auch wegen des Eisen-, Kupfer- und Flavonoidgehaltes.

Des weiteren greift Folsäure in die Bildung von Neurotransmittern ein, den Botenstoffen in den Nervensträngen und im Gehirn, die Informationen weiterleiten. Die Bildung von Noradrenalin, einem wichtigen Neurotransmitter, ist bei einem Folsäuremangel gestört. Durch die schlechtere Weiterleitung von Nervenimpulsen können psychische und nervliche Störungen beobachtet werden.

Rote Bete ist blutbildend

Bei Blutverlust rote Bete essen!

Da Folsäure immer zusammen mit Vitamin B12 auftritt und nur in Kombination seine Wirkung entfalten kann, ähneln die Symptome eines Vitamin-B12-Mangels denen eines Folsäuremangels. Die Blutbildung kann auch bei zuwenig Folsäure gestört sein. Dazu kann es z. B. durch die Einnahme bestimmter Präparate bzw. Medikamente kommen: die Pille, Schlafmittel, Aspirin oder anfallshemmende Mittel.

Vorsicht mit Pillen und Alkohol

Auch alkoholabhängige Mernschen leiden sehr häufig unter Folsäuremangel, da zum einen die Darmschleimhaut durch Alkohol geschädigt und ihre Aufnahmefähigkeit reduziert wird, zum anderen Alkohol die Ausscheidung der Folsäure über die Nieren fördert. Der Körper kann also erheblich weniger Folsäure aus der Nahrung aufnehmen und scheidet sie zudem noch sehr viel schneller und stärker als bei Gesunden aus.

Nehmen junge Frauen neben der Antibabypille auch noch regelmäßig Schlaftabletten und Schmerzmittel in Form von Aspirin (oder dem Aspirin verwandte Medikamente) ein, so kann es zu einem Folsäuremangel kommen. Dies um so mehr, wenn auch noch zusätzlich gewichtsreduzierende Diäten ohne ergänzende Vitamin- und Mineralstoffpräparate durchgeführt werden.

Da Deutschland Selenmangelgebiet ist, dürfte deutsche Ware eine geringere Konzentration aufweisen als Ware aus selenreichen Ländern, wie z. B. den USA.

Müdigkeit durch Blutarmut, erhöhte Infektanfälligkeit durch herabgesetzte Bildung von Antikörpern, Durchfälle infolge von Schleimhautveränderungen am Darm und an der Schleimhaut der Mundhöhle können Zeichen des Folsäuremangels sein. Besteht dann bei den betroffenen Personen ein Kinderwunsch, sollten dringend vor der Konzeption die Folsäurespiegel aufgefüllt werden. In der Schwangerschaft und Stillzeit ist der Bedarf ebenfalls deutlich erhöht. Bei Kindern können Wachstumsstörungen ein Hinweis auf Folsäuremangel sein.

Selen kann in einer Portion rote Bete in den täglich benötigten Mengen enthalten sein, wenn der Boden, auf dem sie wuchs, ebenfalls reichlich Selen enthielt.

Selenmangel muß unbedingt ausgeglichen werden

Nachgewiesenermaßen ist Selenmangel mitverantwortlich für die Entstehung von Krebs und das Auftreten von Herz-Kreislauf-Erkrankungen.

Eine Selenergänzung erscheint vor dem Hintergrund des umfangreichen Datenmaterials dringend notwendig, da mit deutschen Lebensmitteln eine ausreichende Zufuhr nicht in jedem Fall gewährleistet werden kann.

Die Bioflavonoide in der roten Bete können das Vitamin C regenerieren, wenn es, neutralisiert durch ein Radikal, in seiner Aktivität

Bioflavonoide in der roten Bete regenerieren das für unseren Immunschutz so wichtige Vitamin C.

Wichtig

Rote Bete sollte wegen des hohen Oxalsäuregehaltes von Personen mit Nierensteinen nur in geringen Mengen gegessen werden.

blockiert wurde. Betanidin kann zusammen mit Rutin die Widerstandsfähigkeit der zarten Kapillarwände erhöhen. Betain hingegen regt die Leber in ihrer Funktion an und fördert dadurch auch die Produktion von Gallenflüssigkeit.

Rote Bete kann man auf vielfältige Weise zubereiten. Während das Gemüse in Norddeutschland vor allem als Sauerkonserve in Salaten und als Beilage zu Fleisch- oder Fischgerichten verzehrt wird, schätzt man es in anderen Regionen auch in gebackener Form oder als leckere Suppe.

Das Wichtigste über die rote Bete

- Sie unterstützt die Entgiftungsfunktion der Leber durch Mangan und regt durch Betain den Gallenfluß an.
- Rote Bete fördert die Blutbildung durch Eisen, Kupfer und Folsäure.
- Aspirin, Schlafmittel, die Pille sowie viel Alkohol erfordern die vermehrte Aufnahme von Folsäure. Rote Beten sind hier sehr zu empfehlen.
- Bei Durchfällen, Infektanfälligkeit und Müdigkeit, ausgelöst durch zuwenig Folsäure, sollte die rote Bete jede Woche auf dem Speiseplan stehen.
- Rote Beten festigen die Gefäßwände – gut bei Krampfaderleiden.

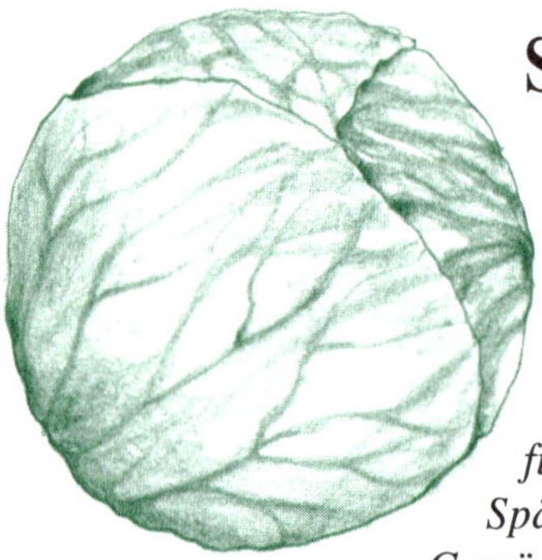

Sauerkraut

Besen für Magen und Darm

Die ersten Berichte über die Einlagerung von Gemüse gehen auf das Jahr 221 vor unserer Zeitrechnung zurück. Damals bereits erfanden die Arbeiter beim Bau der Chinesischen Mauer eine Konservierungsmöglichkeit für den Kohl. Sie legten ihn einfach in Reiswein ein. Später wurde die Methode verfeinert, und auch andere Gemüsesorten wurden auf diese Weise konserviert. Die Seefahrer der frühen Neuzeit verdanken dem Sauerkraut, daß sie vor Skorbut (Vitamin-C-Mangel) auf ihren langen Reisen verschont blieben. In Deutschland werden 60 Prozent der Kohlernte zu Sauerkraut verarbeitet – ein Zeichen für die große Beliebtheit dieser Zubereitungsform.

Sauerkraut ist mit Salz haltbar gemachter, feingehobelter Weißkohl.

Sauerkraut hat sogar schon Einzug in Feinschmeckerrestaurants gehalten – mit großem Erfolg, denn mit diesem Gemüse kommt selbst der gesundheitsbewußte Gourmet auf seine Kosten.

Sauerkraut einkaufen und verarbeiten

Aufgewärmtes Kraut schmeckt besonders gut, weil es dadurch weicher wird. So läßt Wilhelm Busch bereits seine Witwe Bolte davon schwärmen.

Sauerkraut sollten Sie im Reformhaus oder beim Biobauern kaufen. Dort ist es salzärmer und nicht auf überdüngten Böden gewachsen. Manche Hausfrauen wässern das Sauerkraut vor dem Kochen, um ihm die Schärfe und das Salz zu nehmen. Damit spülen sie aber wichtige Biostoffe weg, die im Wasser gelöst sind. Verzichten Sie lieber auf die salzige Wurst im Kraut.

Sauerkraut schmeckt roh, als Salat angemacht, sehr fein. In dieser Form ist es am gesündesten. Meistens wird es gekocht serviert. Man sollte es jedoch nicht länger als 20 bis 25 Minuten sanft kochen lassen – sonst wird das Kraut mitsamt den Biostoffen zerkocht.

Welche Biostoffe sind im Sauerkraut enthalten?

Sauerkraut hat nur 17 kcal pro 100 Gramm und kann deshalb gut in Schlankheitsdiäten eingebaut werden. Eine Portion (150 Gramm) deckt ein Fünftel des Tagesbedarfs an Kalium sowie 10 bis 15 Prozent dessen, was der Körper an Kupfer (ein Sechstel), Mangan (ein Siebtel) und Eisen (ein Achtel) braucht.

Bei den Vitaminen fallen enorm hohe Mengen an Vitamin K auf, die zwischen 120 und 5600 Prozent der Tagesmenge – je nach Anbaugebiet und Kohlsorte – ausmachen können.
Ansonsten enthält Sauerkraut die Hälfte des Tagesbedarfs an Vitamin C sowie je ein Viertel an Vitamin B6 und Folsäure. Pro Portion werden noch 2,4 Gramm Milchsäure gemessen.
Für manche Personen (z. B. bei salzarmer Diät) ist wichtig zu wissen, daß 150 Gramm Sauerkraut 540 Milligramm Natrium enthalten.
Ballaststoffe sind nur in geringen Mengen vorhanden: 2,1 Gramm pro 100 Gramm.

Wichtig

Ist die Versorgung mit Folsäure, Vitamin B6 und Vitamin B12 schlecht, so kann es zu Gefäßverkalkung, Knochenschwäche und Herzerkrankungen kommen. Ideal ist es deshalb, zur Vorbeugung gegen Herzinfarkt regelmäßig Sauerkraut mit Sojabohnen oder einem kleinen Stück Fleisch zu genießen.

Vorbeugen und heilen mit Sauerkraut

Rohes Sauerkraut, sehr gut gekaut, ist eine Wohltat für Magen und Darm. Gerade Personen mit zuwenig Magensäure (meist ältere Menschen) profitieren vom rohen Sauerkraut.
Auch Magen- und Darmentzündungen heilen unter regelmäßigem Verzehr von Sauerkraut leichter ab.
Die Milchsäure regeneriert eine geschädigte Darmflora – vor allem nach einer Antibiotikabehandlung oder nach hohem Verzehr von Süßigkeiten. Sie bringt die verschiedenen Darmbakterien wieder ins richtige Verhältnis zueinander.
Wichtig ist vor allem der Gehalt an Vitamin B6 (Pyridoxin). Ohne dieses Vitamin kann Eiweiß nicht verarbeitet werden. Leute, die unter Streß stehen, brauchen besonders viel davon, weil Streßhormone den Eiweißstoffwechsel ankurbeln. Da Vitamin B6 für seine Funktion auch Vitamin B2 braucht, das in Sauerkraut nur in Spuren

Schon Pfarrer Kneipp bestätigte: »Sauerkraut ist ein richtiger Besen für Magen und Darm, nimmt die schlechten Säfte fort, stärkt die Nerven und fördert die Blutbildung.«

Wenn Sie alle Biostoffe erhalten wollen, dürfen Sie das Sauerkraut vor dem Kochen nicht wässern.

enthalten ist, sollten Sie es mit Nahrungsmitteln kombinieren, die viel davon haben (z. B. 100 Gramm Schweinefleisch, Mais oder Mozzarellakäse: Vitamin-B2- und Vitamin-B12-haltig).
Gerade wir Mitteleuropäer haben oftmals eine Unterversorgung mit Vitamin B6, weil wir das Getreide ausmahlen und dadurch viel verlorengeht. Dieses Vitamin wird sowohl von Frauen, die die Pille nehmen, als auch von älteren, die an Osteoporose leiden, vermehrt gebraucht. Ein Mangel behindert den Aufbau von robustem Kollagen und führt so zu einer schwachen Knochenstruktur.

Lebenswichtige Aminosäuren

Die Umwandlung der essentiellen (lebensnotwendigen) Aminosäure Methionin in Zystein läuft nur ab, wenn ausreichend Vitamin B6, Folsäure und Vitamin B12 vorhanden sind. Fehlt nur einer dieser Stoffe, so stellt der Körper statt dessen Homozystein her, das nicht nur zu dem oben geschilderten Symptom der Knochenschwäche führt, sondern obendrein die Gefäße verkalken läßt. Dieses Homozystein wurde deshalb auch als Risikofaktor für Herzerkrankungen erkannt – selbst bei normalen Cholesterinwerten!

Das Wichtigste über das Sauerkraut

- Seine Milchsäure ist gut für Magen und Darm; sie stabilisiert vor allem die Darmflora.
- Ältere Menschen sollten Sauerkraut regelmäßig essen, da es die Verdauung und damit die Aufnahme von Biostoffen verbessert.
- Es kurbelt den Eiweißstoffwechsel an und festigt das Nervenkostüm.
- Sauerkraut mit Sojabohnen oder etwas Fleisch beugt der Gefäßverkalkung und damit dem Herzinfarkt vor.
- Die Blutbildung wird gefördert.
- Frauen, die die Pille nehmen, sowie Frauen mit Osteoporose sollten Sauerkraut mindestens einmal pro Woche genießen. Das Kollagengewebe wird fest und damit auch die Knochenstruktur.

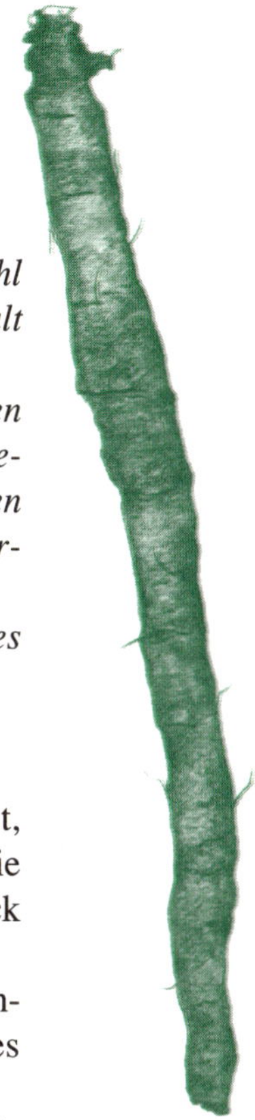

Schwarzwurzel

Entgiftung und Blutbildung

Die Schwarzwurzel wird heute leider viel zuwenig gegessen, obwohl sie mit ihren Biostoffen bei gleichzeitig geringem Kaloriengehalt optimal an den Bedarf des Büromenschen angepaßt ist.
Ursprungsgebiet der Schwarzwurzel ist Europa. Sie war schon den alten Germanen bestens bekannt. Wegen des geringen Kaloriengehalts war die Schwarzwurzel jedoch eher als feines Gemüse auf den Tischen der Reichen zu finden. Karl der Große z. B. aß sie aus Überzeugung, um jung und gesund zu bleiben.
Meistens wurde die Schwarzwurzel als Heilmittel zur Entgiftung des Körpers eingesetzt.

Schwarzwurzel einkaufen und verarbeiten

Genießer und Kenner kaufen die Schwarzwurzel im Spätherbst, weil sie da am besten schmeckt. Im gekochten Zustand erinnert die Schwarzwurzel sowohl vom Aussehen her als auch vom Geschmack an Spargel.
Die dünnen Stengel sind ca. 10 bis 15 Zentimeter lang. Die Außenhaut erinnert an eine Rübe. Sie lassen sich im Gemüsefach des Kühlschrankes einige Tage aufheben.
Die Verarbeitung ist leider mühsam. Da die Wurzeln voller Erde sind, legt man sie in eine Schüssel mit Wasser und bürstet sie. Blatt und Wurzelansatz werden abgeschnitten und die Wurzeln mit einem Kartoffelmesser geschält.
Im geschälten Zustand sind die Stangen weiß. Damit sie sich nicht verfärben, sollten sie in Zitronen- oder Essigwasser gelegt werden. Schwarzwurzeln lassen sich auch schaben. Dazu müssen Sie diese vorher mit heißem Wasser überbrühen. Besonders Eilige können die

Die Garten-schwarzwurzel ist ein klassisches Wintergemüse.

Achten Sie beim Kauf darauf, daß die Wurzeln gleichmäßig dick sind. Damit vermeidet man einen unterschiedlichen »Biß«.

Wichtig

Vergessen Sie nicht, beim Schälen von Schwarzwurzeln Gummihandschuhe anzuziehen, da sie eine weiße, milchähnliche Substanz absondern, die die Hände verfärbt.

Schwarzwurzeln auch mit der Schale kochen. Nach der Garzeit von 25 bis 30 Minuten lassen sie sich gut schälen.

Welche Biostoffe sind in der Schwarzwurzel enthalten?

Wenn Sie Schwarzwurzeln mit einem Stück Käse kombinieren, sorgen Sie für eine optimale Aufnahme aller darin enthaltenen Biostoffe.

Die Schwarzwurzel ist ein sehr kalorienarmes Gemüse. 100 Gramm haben nur 16 kcal, dafür aber einen hohen Ballaststoffanteil von ca.18 Prozent.

Sie ist ein Gemüse, das arm an Vitaminen ist. Allerdings enthält sie um so mehr Mineralstoffe und Spurenelemente sowie Bitterstoffe. Von den Vitaminen ist lediglich das B1 erwähnenswert. Eine Portion (150 Gramm) kann ein Fünftel des Tagesbedarfs dieses Vitamins decken.

Schwarzwurzeln enthalten viele Spurenelemente. Wenn wir eine Portion verzehren, so reicht das darin enthaltene Eisen für einen halben Tag, Mangan und Kupfer für je ein Drittel des Tages. Schließlich deckt Kalium noch den Bedarf von ca. sechs Stunden, also ein Viertel des Tagesbedarfs, Magnesium ein Achtel.

Vorbeugen und heilen mit der Schwarzwurzel

Mangan, Kupfer und Eisen sind die wichtigsten Biostoffe im Schwarzwurzelgemüse. Das Spurenelement Mangan wird vor allem zur Aktivierung der Superoxiddismutase gebraucht. Das ist ein Enzym, welches sogenannte Superoxidradikale neutralisieren kann. Diese entstehen z. B. beim Abbau von Purinen, auf die gichtgefährdete Personen besonders achten müssen. Ein purinreiches Essen (z. B. Innereien) kann man deshalb sehr gut mit Schwarzwurzeln kombinieren.

Mangan hilft der Leber auch bei ihrer übrigen Entgiftungsfunktion, da die meisten der dazu notwendigen Enzyme Mangan enthalten. Eisen ist vor allem wegen seiner Bedeutung für die Bildung der roten Blutkörperchen bekannt geworden. Nicht nur Müdigkeit und Blässe können auf einen Eisenmangel hinweisen, sondern auch Verhaltensstörungen sowie eine verschlechterte Lernfähigkeit von Kindern.

Personen, die häufig Aspirin, Säurehemmer zur Behandlung von Sodbrennen oder hochdosierte Kalziumtabletten wegen einer Osteoporose einnehmen, haben oft zuwenig Eisen. Dies hängt damit zusammen, daß die aufgezählten Medikamente die Aufnahme von Eisen in den Körper behindern.

Ein weniger bekannter Grund kann auch der übermäßige Verzehr von Kleie oder ballaststoffreicher Nahrung sein. Vollkorngetreide enthält Phytate, welche die Aufnahme der Spurenelemente stören. Dies kann man verhindern, indem man keine Vollkornprodukte zu den Schwarzwurzeln ißt oder sie durch eiweißhaltige Lebensmittel, z. B. Käse, ergänzt. Die darin enthaltenen Aminosäuren verhindern die Resorptionsstörung.

Kupfer wird, ebenso wie Eisen, zur Bildung der roten Blutkörperchen gebraucht. Mindestens genauso wichtig ist seine Mitarbeit bei der Bildung von Kollagen- und Elastinfasern. Zuwenig beachtet wird seine Aktivität beim Aufbau und bei der Erhaltung der Knochengrundsubstanz.

Schwarzwurzeln sind kalorienarm und leicht entwässernd, also ideal zum Abnehmen.

Das Wichtigste über die Schwarzwurzel

- Sie enthalten wichtige Spurenelemente in hohen Konzentrationen.
- Die Verdauung wird über den hohen Ballaststoffanteil aktiviert.
- Schwarzwurzeln fördern die Blutbildung über Kupfer und Eisen. Eine Kombination mit folsäurehaltigen (z. B. Tomaten) und Vitamin-B12-haltigen (tierischen) Lebensmitteln ergänzt diese Wirkung.
- Frauen mit Osteoporose sollten Schwarzwurzeln mindestens einmal pro Woche auf dem Speiseplan haben. Das darin enthaltene Kupfer bekämpft die Osteoporose. Dies ist besonders für diejenigen Personen von nicht zu unterschätzender Wichtigkeit, die regelmäßig Kalziumtabletten, Aspirin oder Säureblocker einnehmen und dadurch einen Kupfermangel ausgelöst haben.
- Die Leber wird in ihrer Entgiftungsfunktion durch Mangan unterstützt.
- Kupfer, in Schwarzwurzeln ausreichend enthalten, verhindert die Aufnahme von Blei in den Körper.

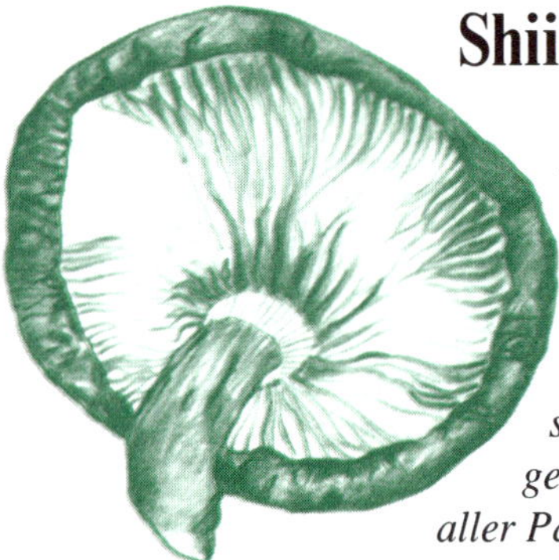

Shiitake-Pilze

Neue Biobombe aus Asien

Der Shiitake-Pilz gehört hierzulande mit zu den interessantesten Entdeckungen der letzten zehn Jahre. In China und Japan ist er ein weitverbreiteter und gern gegessener Speisepilz, der vor allem wegen seiner heilenden Biostoffe dort seit 2000 Jahren eingesetzt wird. Nach wie vor werden in China 40 Prozent aller Patienten mit den Methoden der traditionellen Medizin behandelt. Die Erfolgsrate ist erstaunlich hoch und kann sich durchaus mit den vorrangig künstlich hergestellten Pharmaka der westlichen Medizin messen. Deshalb fing man vor allem in Japan an, die eingesetzten natürlichen Mittel auf ihre Inhaltsstoffe hin zu untersuchen, die Hauptträger der pharmakologischen Wirkung sind.

Leider ist der Shiitake-Pilz in Deutschland kaum bekannt. Wäre das Wissen um seine phantastischen Biostoffe weiter verbreitet, so würde er sicherlich in allen deutschen Küchen anzutreffen sein.

Der Shiitake-Pilz wächst gerne auf morschem Laubholz.

Shiitake-Pilze einkaufen und verarbeiten

Der Shiitake-Pilz ist ein Lamellenpilz. Seine Kappe ist hell bis dunkelbraun. Er wird heute schon von einigen deutschen Züchtern, meist auf Flachsabfällen, angebaut und frisch in einigen Gemüseläden angeboten.

Er hat ein zartes Fleisch und erinnert vom Geschmack her an Steinpilze. Wer ihn einmal probiert hat, wird ihn zu seinem Lieblingspilz erklären.

Für den Shiitake-Pilz gilt wie für alle Pilze: Nicht waschen! Der Geschmack leidet darunter. Schmutzige Stellen werden abgeschnitten oder mit einem Tuch weggewischt. Am besten schmeckt er in kleine Scheiben geschnitten oder in Butter und etwas Wasser gedünstet.

Der Shiitake-Pilz ist etwas teurer als Austernpilze oder Champignons, hat aber mehr Biostoffe.

Welche Biostoffe sind in Shiitake-Pilzen enthalten?

Er hat nur 1,56 Gramm Eiweiß je 100 Gramm, also nicht einmal zwei Prozent, und zwölf Gramm Kohlenhydrate.

An Mineralstoffen ist lediglich Kupfer in geringen Mengen ent-

halten. Eine Portion von 100 Gramm deckt 20 Prozent des Tagesbedarfs. Der Shiitake-Pilz ist reichlich mit den Vitaminen Pantothensäure und Biotin ausgestattet (je 50 Prozent des Tagesbedarfs). Nikotinamid, Vitamin K, Folsäure und Vitamin B2 sind zu einem Viertel, einem Fünftel, einem Sechstel bzw. einem Neuntel des Tagesbedarfs enthalten.
Wissenschaftlich interessant ist der Stoff Lentinan, der bei Krebserkrankungen eingesetzt wird.

Vorbeugen und heilen mit Shiitake-Pilzen

Chinesische und japanische Ärzte empfehlen Shiitake wegen der thrombosehemmenden Wirkung auch zur Prävention des Herzinfarkts und des Schlaganfalls. Der Pilz soll ähnlich gut wirken wie Aspirin.

Es gibt keinen Speisepilz, der bislang so intensiv von Wissenschaftlern untersucht wurde wie der Shiitake-Pilz. So konnten drei Hauptwirkungen bestätigt werden: ein cholesterinsenkender und ein antiviraler Effekt sowie eine tumorhemmende Wirkung.
Die Senkung des Cholesterinspiegels im Blut wird durch Lentysin ausgelöst. Frischpilze haben eine stärkere Wirkung als getrocknete Pilze. Der antivirale Effekt ist ein indirekter, da die Viren selber nicht durch bestimmte Biostoffe des Pilzes angegriffen, sondern durch eine Stärkung der körpereigenen Abwehrmechanismen zerstört werden.
Als Auslöser dieses Effekts konnte ein Polysaccharid, das Lentinan, gefunden werden. Es verstärkt die körpereigene Interferonbildung. Dieser Stoff aus dem Immunabwehrsystem des Menschen ist besonders wichtig bei Virusinfektionen und bei Krebs.
Das meiste Interesse gilt natürlich dem krebshemmenden Effekt des Lentinans. Dieser Stoff wurde extrahiert und bereits an vielen Patienten, die an Krebserkrankungen leiden, getestet. Gute Erfolge zeigten sich bei der Behandlung der Bauchfellkarzinose, dem Gebärmutter- und dem Magenkrebs sowie bei Leukämie und Brustkrebs.
Die Wirksamkeit läuft über eine Unterstützung des körpereigenen Abwehrsystems. Etliche Ärzte verwenden deshalb heute Lentinan zusätzlich zur Ergänzung der konventionellen Chemotherapie, vor allem auch in der therapiefreien Phase. Umfangreiche Untersuchungen in Japan bei Magen- und Dickdarmkrebs zeigten, daß Lentinan zusätzlich zur Chemotherapie bessere Erfolge brachte als die alleinige Chemotherapie.

Empfehlenswert ist es, den Pilz regelmäßig (ein- bis zweimal pro Woche) zur Prophylaxe von Krebserkrankungen auf den Speiseplan zu setzen.
Dies ist allen Personen zu raten, die eine erbliche Belastung mit Krebs haben.
Er kann auch zwei Wochen lang täglich – als Kur – auf die verschiedensten und schmackhaftesten Arten genossen werden.
Des weiteren gibt es noch Personen mit bestimmten Autoimmunerkrankungen (Rheuma verschiedenster Art sowie multiple Sklerose), die eine Verbesserung der Symptome durch den Pilz spüren.
Pantothensäure schließlich beugt Entzündungen vor, verleiht Haut und Haaren ein gesundes Aussehen, was durch reichlich Biotin noch unterstützt wird.

Obwohl bisher noch weitgehend unbekannt, ist dieses Gemüse sehr gesund.

Das Wichtigste über Shiitake-Pilze

- Er gehört zu den interessantesten Heilmitteln unter den Nahrungsmitteln.
- Der Shiitake-Pilz senkt hohe Cholesterinwerte und kann so der Gefäßverkalkung vorbeugen.
- Mit dem regelmäßigen Verzehr kann dem Herzinfarkt und Schlaganfall vorgebeugt werden, da die Blutgerinnung gehemmt wird.
- Der Inhaltsstoff Lentinan fördert die Produktion von Interferon und verstärkt damit die Immunabwehr. Dies fördert den Heilungseffekt bei Virus- und Krebserkrankungen.
- Shiitake-Pilz, regelmäßig auf dem Speiseplan, kann auch bei Personen mit Rheuma und ähnlichen Erkrankungen die Beschwerden mildern.
- Pantothensäure und Biotin, reichlich im Shiitake enthalten, lassen Ihre Haut und Ihre Haare wieder gesund aussehen.
- Der Verbrauch des Shiitake-Pilzes steigt vor allem in den USA seit den letzten Jahren stark an. Dies ist auch für unsere Regionen wünschenswert.

Sojabohnen

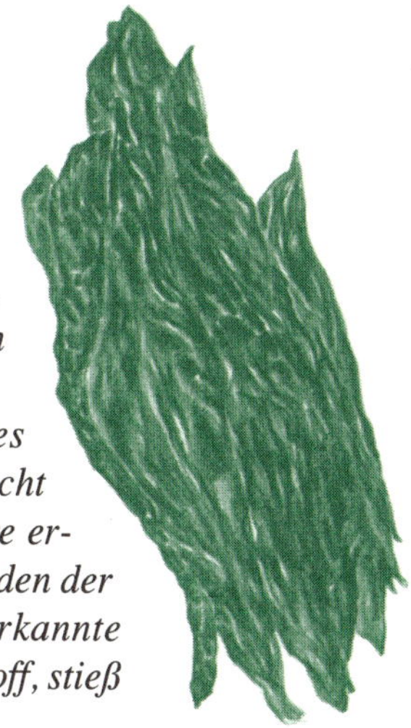

Die Sojabohne ist eine alte Kulturpflanze.

Ideal für die Cholesterinkontrolle

Sojabohnen gibt es schon seit über 5000 Jahren. Sie waren und sind die erste Eiweißquelle in den asiatischen Ländern, wo Fleisch nach wie vor zu den sehr teuren Nahrungsmitteln gehört.
Nach Europa und Amerika gelangten sie erst Anfang des 18. Jahrhunderts, wo man zunächst mit dieser Hülsenfrucht nicht viel anfangen konnte. Erst Anfang der dreißiger Jahre erlebte der Sojabohnenanbau in den USA einen Aufschwung, den der Autokönig Henry Ford wesentlich mitinitiiert hat. Er erkannte schon sehr früh die Verwendung von Soja als Industrierohstoff, stieß damit aber auf wenig Verständnis.
Heute umfaßt die amerikanische Sojaproduktion ein Viertel des Agrareinkommens. Weltweit beherrschen die USA 70 Prozent des Sojamarktes.

Sojabohnen einkaufen und verarbeiten

Sojabohnen sollten keinen Schädlingsbefall zeigen und eine glatte Oberfläche haben. Sie müssen, wie die meisten Hülsenfrüchte, über Nacht eingeweicht werden. Zum Garen sollten Sie ein bis anderthalb Stunden rechnen. Schneller und nährstoffschonender geht es im Dampfkochtopf.
Sojabohnen werden zu verschiedenen Nahrungsmitteln verarbeitet und von Vegetariern als Fleischersatz verzehrt. Sojamilch und Sojakäse (Tofu) seien hier beispielhaft aufgeführt.

Experten prophezeien, daß der Sojaanbau dereinst die Kartoffel verdrängen wird, da die Sojabohne für die Ernährung der Bevölkerung viel wertvoller ist.

Wichtig

Auf keinen Fall darf die Sojabohne roh gegessen werden, da sie für die Gesundheit schädliche Stoffe enthält, wie Hämagglutinin und Enzymhemmer. Diese behindern die Eiweißverdauung und können darüber hinaus eine Verklumpung des Bluts verursachen. Auch die Sprossen sollten wenige Minuten blanchiert werden.

Von einem einseitigen Verzehr ist jedoch abzuraten, da auch Sojabohnen nicht alle essentiellen Biostoffe enthalten und Allergien gegen Sojaprodukte zunehmend aufscheinen.
Soja wird heute gerne zum Herstellen von Fertigprodukten verschiedenster Art verwendet, z. B. von Wurst, so daß es für Allergiker schwer ist, sich davon fern zu halten.

Grundsätzlich sollte beim Kauf von Sojaprodukten darauf geachtet werden, daß sie möglichst wenig industriell verändert sind. Sojamilch und Sojasoße sind durchaus empfehlenswerte Varianten. Die Verarbeitung zum Fleischersatz zerstört jedoch so viele wertvolle Inhaltsstoffe, daß es dann vernünftiger wäre, statt dessen ein kleines Stück Käse zu verzehren.

Welche Biostoffe sind in Sojabohnen enthalten?

Vor allem wenn Sie Ihren Fleischkonsum einschränken wollen, ist diese Art der Eiweißzufuhr eine gute Alternative.

Die Sojabohne gehört zu den Gemüsen mit dem höchsten Eiweißgehalt: 33,7 Gramm auf 100 Gramm Bohnen. Ein Sojabohneneintopf von 100 Gramm enthält mehr als die Hälfte des Tagesbedarfs für einen Erwachsenen. Die Fleisch- oder Käsebeilage kann dann ruhig klein sein.
Das Sojaeiweiß ist wertvoll, weil es die essentiellen (lebensnotwendigen) Aminosäuren in Mengen gespeichert hat, die für mehr als einen Tag ausreichen.
Lediglich die Aminosäure Methionin ist nur für einen halben Tag enthalten, was aber durch die Ergänzung mit Putenfleisch oder Emmentaler Käse ausgeglichen werden kann. Auch die übrigen Biostoffe sind hochkonzentriert zu finden neben einem relativ hohen Ballaststoffanteil von 15,2 Gramm pro 100 Gramm.
Ein Fettgehalt von ca. 18 Prozent führt zu einem hohen Nährwert, so daß 100 Gramm Sojabohnen 322 kcal haben. Sie machen also ordentlich satt.

Mineralstoffe und Spurenelemente

Die Analyse der Mineralstoffe und Spurenelemente läßt eine hohe Nährstoffdichte erkennen.
100 Gramm Sojabohnen als Hauptgericht decken bis zu 300 Prozent des Tagesbedarfs an Selen, 150 Prozent an Mangan, jeweils

90 Prozent an Kalium und Eisen, 80 Prozent an Magnesium sowie 30 Prozent an Kalzium. Die essentiellen Fettsäuren Linolsäure und Linolensäure reichen für ca. ein bis drei Tage.
An Vitaminen sind hochkonzentriert Biotin, Folsäure, Vitamin B1 und Vitamin B6 enthalten, zu 200 Prozent, 150 Prozent, 90 Prozent bzw. 75 Prozent des Tagesbedarfs. Vitamin K ist zu 240 Prozent der pro Tag notwendigen Menge eingelagert.
Die Vitamine Pantothensäure und Vitamin B2 reichen dem Körper für je ein Drittel des Tages, Nikotinamid und Vitamin E für ein Sechstel bzw. ein Achtel. Da Vitamin E und Nikotinamid pro Portion nicht ausreichen, ebensowenig wie Kupfer und Zink, sollte zusätzlich ein Stück Putenfleisch (Nikotinamid, Vitamin B12!), mit Emmentaler (Zink, Vitamin B12!) überbacken, zur Mahlzeit serviert werden.
Ein kleiner Salat, angemacht mit Sonnenblumen- oder Maiskeimöl, kann Vitamin E ergänzen. Für Personen mit Milchallergie sind Sojabohnen eine gute Kalziumquelle.

Wenn Ihr Kind Lernschwierigkeiten hat, dann probieren Sie doch eine Ernährungsumstellung mit Soja. Es gibt heute wunderbare Brotaufstriche, die Süßes ersetzen. Der ungewöhnlich hohe Lezithingehalt ist das beste Arbeitsmaterial für das Gehirn.

Wichtig

- Ein Problem in der nahezu idealen Zusammensetzung der Sojabohne ist ihr Phytatgehalt, der die Resorption von Spurenelementen behindern kann. Die gleichzeitig enthaltenen Aminosäuren hemmen jedoch die Bildung von unlöslichen Spurenelemente – Phytatkomplexen. Um sicher zu sein, daß ausreichend Aminosäuren vorhanden sind, sollte das Sojagericht auf jeden Fall mit etwas tierischem Eiweiß aufgewertet werden.
  Grundsätzlich gilt: Je mehr Eiweiß, um so besser können die Spurenelemente trotz vorhandener Phytate aufgenommen werden.
- Der Puringehalt der Sojabohne (380 Milligramm pro 100 Gramm) ist hoch und sollte von Personen mit zu hohen Harnsäurewerten unbedingt beachtet werden. Dies entspricht in etwa der in zwei Steaks enthaltenen Menge.

Soja für Bodybuilder

Die reichlich enthaltenen Vitamine, allen voran Biotin für Haut, Haare und Fingernägel, gefolgt von Folsäure und dem »Nervenvitamin« B1, machen Soja für heranwachsende Menschen und solche, die stark gestreßt sind, besonders empfehlenswert. Sojabohnen sollten gerade auch von Bodybuildern regelmäßig genossen werden. Viel Eiweiß, viele Mineralstoffe und Spurenelemente, viele essentielle Fettsäuren – eine geballte Ladung Biostoffe!

Vorbeugen und heilen mit Sojabohnen

Sojabohnen enthalten kein Cholesterin. Obwohl sie andere Fette gespeichert haben, können sie die Cholesterinwerte im Blut senken. Dazu muß nicht die gesamte Ernährung umgestellt werden, sondern es genügt, regelmäßig Sojaprodukte auf dem Speiseplan zu haben. Besonders gut reagieren Personen, die eine vererbte Form der Fettstoffwechselstörung haben. Bei ihnen sinkt das LDL-Cholesterin (das sogenannte böse Cholesterin, der Arteriosklerose auslösende Teil des Cholesterins).

Arterien werden verjüngt

Erste Anfänge mit Sojaprodukten können so aussehen, daß sie pro Woche zwei- bis dreimal als Ergänzung der Menüs auf den Tisch kommen. Wird ca. die Hälfte des Eiweißverzehrs mit Sojaprodukten gedeckt, so lassen sich damit sogar verhärtete Arterien wieder verjüngen. Damit beugen Sojabohnen Herzinfarkten und Schlaganfällen vor, auch weniger Gallensteine werden gebildet.

Personen, die unter Verstopfung leiden, sollten zwei- bis dreimal pro Woche Sojabohnen essen. Anfangs können die Portionen auch klein sein, damit der Darm sich langsam umstellen kann.

Regelmäßiger Verzehr von Sojaprodukten verbessert die Zuckerverwertung.

Etwa 30 bis 40 Prozent der Frauen über 50 Jahre leiden unter Divertikulose (Ausbuchtungen des Dickdarms durch Bindegewebsschwäche), die oftmals Beschwerden bis hin zu Entzündungen verursacht. Auch hier haben sich Sojabohnen als vorteilhaft erwiesen. In Japan, wo sehr viele Sojagerichte verzehrt werden, konnte ein Rückgang des Magen- und Darmkrebses um 30 Prozent bei den Personen verzeichnet werden, die eine Schale Miso pro Tag aßen. Hierzu trägt Selen sicherlich Wesentliches bei.

Die reichlich enthaltenen essentiellen Fettsäuren beugen Herz-Kreislauf-Erkrankungen vor. Gerade das bei Bluthochdruck besonders strapazierte Herz freut sich über die ausreichenden Mengen an Magnesium und Kalium.
Herz-Kreislauf-Kranke profitieren jedoch nicht nur von den Fettsäuren, sondern auch noch vom Eisen und der Folsäure, die zur Bildung der roten Blutkörperchen gebraucht werden. Die Sauerstoffversorgung wird wieder besser.

Die Gallensteinbildung ist vermindert.

Das Wichtigste über Sojabohnen

- Gichtkranke Personen sollten kleinere Portionen (nicht mehr als 50 Gramm Bohnen) wegen des Puringehaltes essen.
- Die tägliche Eiweißzufuhr sollte mindestens zur Hälfte aus pflanzlichem Eiweiß – wie es in Sojabohnen enthalten ist – bestehen.
- Sojabohnen, zwei- bis dreimal pro Woche gegessen, senken das Cholesterin im Blut.
- Personen mit Erkrankungen des Herz-Kreislauf-Systems sollten sie regelmäßig auf dem Speiseplan haben. Sojabohnen können auch Arterien wieder elastisch machen, Magnesium und Kalium unterstützen wirkungsvoll die Herzfunktion.
- Die Leber wird in ihrer Entgiftungsfunktion unterstützt.
- Magen- und Darmkrebs treten weniger häufig auf, wenn Sojabohnen regelmäßig gegessen werden. Personen mit familiärer Belastung sollten ihre Ernährung entsprechend darauf einstellen.
- Sojabohnen sind ein Labsal für gestreßte Nerven.
- Haut, Haare und Fingernägel erhalten, was sie brauchen, um gesund und straff zu sein.
- Sojabohnen sind ideal geeignet als Ernährungsergänzung zum Aufbau von Muskeln (Bodybuilder).
- Sojagerichte sollten immer mit etwas tierischem Eiweiß aufgewertet werden.

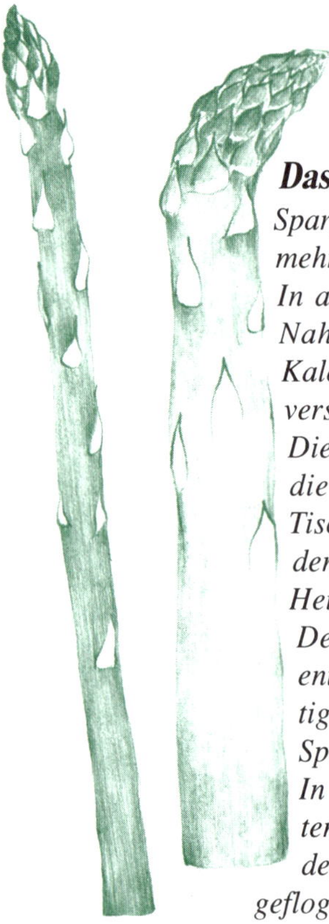

Spargel

Das edle Managergemüse

Spargel gehört mit zu den ältesten Gemüsesorten und wird heute mehr als je zuvor serviert.

In alten Zeiten schätzte man seine heilende Wirkung. Denn als Nahrungsmittel für die breite Bevölkerung hatte er zuwenig Kalorien, um die Menschen ausreichend für die harte Arbeit zu versorgen.

Die alten Chinesen kannten ihn schon vor 5000 Jahren, ebenso die Ägypter. Als Delikatesse stand er hauptsächlich auf den Tischen der Reichen. Auch im Mittelalter war er mehr Arznei denn Nahrungsmittel.

Heute mutet seine Zusammensetzung an, als wäre sie von Food-Designern für den gestreßten Büromenschen des Jahres 2000 entwickelt worden. Gäbe es einen Preis für das ideal an den heutigen Bedarf angepaßte Gemüse, so müßte ihn sicherlich der Spargel erhalten.

In Deutschland wird er in den als Spargelgegenden bezeichneten Gebieten von April bis Johanni (24. Juni) geerntet, den Rest des Jahres wird Spargel frisch aus Mexiko und Südafrika eingeflogen. Im Frühjahr kommt er vor allem aus Frankreich, Griechenland und Italien.

Spargel wird nicht geerntet, sondern gestochen.

Spargel einkaufen und verarbeiten

Natürlich ist es das beste, ihn beim Biobauern frisch zu kaufen und sofort zu verarbeiten. Dies bleibt aber wenigen vorbehalten.

Möchten Sie den Spargel einige Tage aufheben, umwickeln Sie ihn mit einem nassen Tuch, und legen Sie ihn ins Gemüsefach.

Der Spargel soll nach der EU-Norm ganz sein, frisch aussehen, keine erkennbaren Schäden von Nagetierbefall zeigen, keine Druckstellen haben und sauber sein. Wenn Sie sich beim Kauf unsicher sind, dann riechen Sie am Stangenende. Es duftet angenehm aromatisch. Ein weiterer Frischebeweis ist Feuchtigkeit, die auf Fingerdruck aus dem unteren Ende heraustritt. Sind die Stangen hohl, gespalten oder gebrochen, so verzichten Sie auf den Kauf, und entscheiden Sie sich lieber für eingefrorenen Spargel.

Die Einteilung in die Klassen »extra«, sowie I bis III hat mit der Dicke und Gleichmäßigkeit der Spargelstangen zu tun. Am besten

Wichtig

Servieren Sie den Spargel mit Butter, damit das Vitamin E besser vom Körper aufgenommen werden kann.

ist die Extraklasse, qualitativ am geringsten die Klasse III. Auf jeden Fall können Sie auch Klasse III kaufen. Sie haben dann dünne Spargelstangen und mehr Arbeit mit dem Schälen. Die Biostoffe sind etwas dichter.

Man schält ihn vom Kopf nach unten sorgfältig. Holzige Stellen, die übersehen werden, verderben den Gaumengenuß. Vom Ende werden ein bis drei Zentimeter abgeschnitten.

Pro Person rechnet man 500 Gramm Spargel. Ist der Spargel nicht vom Biobauern oder aus kontrolliertem Anbau, so sollen die Schalen nicht für den Sud gekocht werden, denn es werden heute viele Pestizide verwendet.

Der Spargel braucht zum Kochen einen großen Topf. Die Spargelköpfe sollen dabei alle in die gleiche Richtung zeigen. Der weiße Spargel braucht je nach Dicke zwischen 15 und 25 Minuten, der grüne zwischen acht und zehn Minuten.

Welche Biostoffe sind im Spargel enthalten?

Spargel gehört mit zu den kalorienärmsten Gemüsesorten, er hat nur 17 kcal pro 100 Gramm.

Eine Portion Spargel (500 Gramm) enthält viele Biostoffe in so hohen Mengen, daß es sich lohnt, Spargel regelmäßig zu essen.

Spargel hat sowohl viele Mineralstoffe und Spurenelemente als auch Vitamine. Die höchsten Konzentrationen erreichen die Spurenelemente Mangan und Chrom, die zwei Drittel bzw. 300 Prozent des Tagesbedarfs decken.

Kalium, Eisen und Kupfer reichen für einen halben Tag, Magnesium für ein Drittel, Zink, Jod, Fluor und Kalzium für ein Sechstel bzw. ein Achtel des Tages.

Bei den Vitaminen schlägt Folsäure (280 Prozent) alle anderen – drei Tage könnte der Körper davon zehren. Dicht folgen Vitamin K mit zweieinhalb Tagesportionen und Vitamin C für anderthalb Tage.

Spargel gehört nach wie vor mit zu den teuersten und edelsten Gemüsesorten. Aber er hat auch etwas für den Preis zu bieten.

Der Spargel gehört zur Gattung der Liliengewächse mit rund 300 Arten.

Für ein Gemüse hochkonzentriert ist Vitamin E vorhanden, was fast einer ganzen Tagesration entspricht.
Vitamin B1 deckt den halben Tagesbedarf, Vitamin B2, Nikotinamid und Biotin jeweils ein Drittel, Vitamin B6 ein Fünftel.
Erwähnt werden muß der Puringehalt mit 150 Milligramm pro Portion Spargel. Dies ist so viel, wie in 100 Gramm Schweine- oder Rindfleisch enthalten ist. Das sollte von Personen mit hohen Harnsäurewerten bedacht werden.

Wichtig

Spargel sollte wegen des Nitratgehaltes (330 Milligramm in 500 Gramm) nicht aufgewärmt werden.

Vorbeugen und heilen mit Spargel

Ausreichende Konzentrationen an Kupfer können Herz-Kreislauf-Erkrankungen vorbeugen. Zusammen mit Magnesium, dem Anti-Streß-Mineral, und dem Vitamin E ist dieser Biostoffcocktail eine empfehlenswerte Herzinfarktprophylaxe.
Eine Wohltat für das Herz ist auch der Kaliumanteil, der eine wasserausschwemmende Wirkung hat. Wenn dies erwünscht ist, muß mit Salz sparsam umgegangen werden, denn so profitieren auch die Nieren vom Spargelgenuß. Das andere Ausscheidungsorgan, die Leber, erfährt Unterstützung bei ihrer Entgiftungsarbeit durch Mangan.
Wird durch die Nahrung zuviel Blei aufgenommen, so schützen ausreichende Mengen an Kupfer und Eisen vor einer Überladung des Körpers mit diesem giftigen Schwermetall. Beide Spurenelemente können verhindern, daß das Blei – zumal in besonders schädlichen Konzentrationen – vom Körper aufgenommen wird.
Die Immunabwehr wird durch Vitamin E und Eisen zu Höchstleistungen angespornt. Des weiteren fördern Eisen, Kupfer und Folsäure die Bildung der roten Blutkörperchen. Der Sauerstofftransport wird verbessert.
Gerade für gestreßte Personen kann das Vitamin B1 sehr von Nutzen sein. Die Nerven brauchen es dringend.

Wichtig

Bitte zum Spargel keinen Rotwein trinken, sondern einen trockenen Weißen. Die in Rotwein enthaltenen Gerbstoffe oxidieren das Vitamin B1 und machen es dadurch unbrauchbar. Vitamin B1 kann vom Körper nicht gespeichert werden. Wir müssen deshalb besonders sorgfältig auf eine regelmäßige Zufuhr achten!

Das Wichtigste über den Spargel

- Spargel schwemmt durch seinen hohen Kaliumgehalt Wasser aus. Dies ist für Personen mit Bluthochdruck von Vorteil.
- Die Immunabwehr wird durch Vitamin C und Eisen gefördert.
- Die Leber profitiert vom Mangan, weil sie das Spurenelement in ihre Enzyme einbaut, mit deren Hilfe sie den Körper entgiftet.
- Eisen und Kupfer verleihen dem Spargel einen »Bleischutzcharakter«, da sie dessen Aufnahme in den Körper blockieren.
- Die Bildung der roten Blutkörperchen wird durch Eisen, Kupfer und Folsäure gefördert, die Sauerstoffversorgung dadurch besser.
- Personen mit Herzinfarkten in der Familie sollten ihn zu ihrer Lieblingsspeise erklären, da Vitamin E, Magnesium und Kupfer von Experten zur Infarktprophylaxe empfohlen werden.
- Sie sollten Spargel mit wenig Butter oder einem anderen bevorzugten Fett servieren, um die Aufnahme des fettlöslichen Vitamin E zu verbessern.
- Spargel ist ideal zur Gewichtsreduktion, weil er eine hohe Dichte an Biostoffen bei geringem Kaloriengehalt hat.

Spargel ist ein richtiger Schlankmacher, weil er wenig Kalorien hat, aber eine hohe Konzentration an Biostoffen.

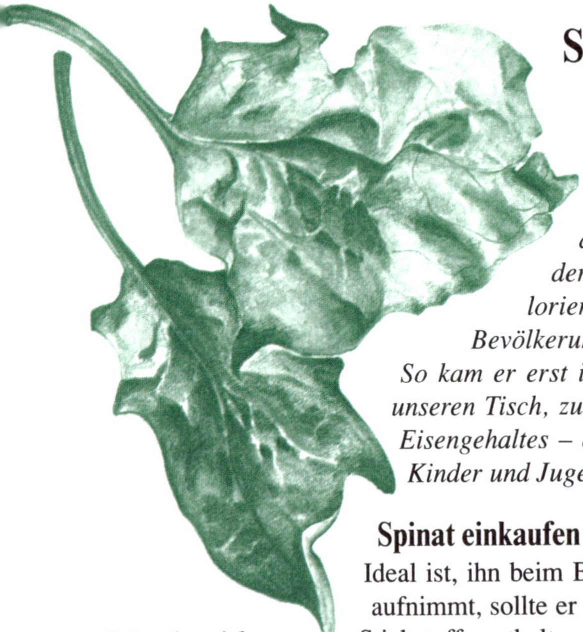

Spinat

Die Goldmedaille für seine Biostoffe

Ursprungsgebiet sind die persisch-arabischen Länder; von dort gelangte der Spinat nach Europa. Da er wenige Kalorien hat, war er für die schwer arbeitende Bevölkerung nicht geeignet, um satt zu machen. So kam er erst in den letzten 50 Jahren vermehrt auf unseren Tisch, zumal der Spinat aufgrund seines hohen Eisengehaltes – den er tatsächlich hat – besonders für Kinder und Jugendliche empfohlen wurde.

Spinat einkaufen und verarbeiten

Ideal ist, ihn beim Biobauern zu kaufen. Da Spinat Nitrate aufnimmt, sollte er auf Böden angebaut werden, die wenig Stickstoffe enthalten.

Spinat hat viele Vitamine.

Es gibt Wurzel- und Blattspinat. Beim Wurzelspinat wird die ganze Pflanze unterhalb der Wurzel abgeschnitten, Blattspinat – wie der Name schon sagt – oberhalb. Sofern er aus eigenem Anbau stammt oder beim Biobauern gekauft wird, kann er frisch geerntet auch als Rohkostsalat gegessen werden.

Spinat ist heute das am meisten gekaufte tiefgefrorene Gemüse. Es wäre zu wünschen, daß der Konsum weiter ansteigt, da er mit zu den gesündesten und kalorienärmsten Gemüsesorten zählt.

Da Spinat nach der Ernte sehr schnell an Vitamin C verliert, sollte keine überlagerte Ware gekauft werden, sondern eher tiefgefrorene. In diesem Zustand halten sich die Biostoffe besser.

Die Verarbeitung von frischem Spinat ist sehr arbeitsintensiv, da die Blätter handverlesen werden müssen. Beim Wurzelspinat schneidet man die Wurzeln ab.

Die Blätter werden nach dem Waschen in wenig kochendem Wasser blanchiert. Es genügen ca. fünf bis acht Minuten. Man läßt den Spinat auf einem Sieb abtropfen und dreht ihn dann durch den Fleischwolf oder serviert ihn in ganzen Blättern.

Zur besseren Aufnahme der fettlöslichen Biostoffe Beta-Karotin und Vitamin E sollte er mit etwas Sahne, Fett oder Öl abgeschmeckt werden. Kinder essen ihn am liebsten in Ravioli eingepackt.

Wichtig

Spinat sollte wegen seines Nitratgehaltes nicht aufgewärmt werden.

Welche Biostoffe sind im Spinat enthalten?

Es gibt kaum andere Gemüsesorten, die bei sehr geringem Kaloriengehalt – es sind 15 kcal pro 100 Gramm Spinat – so hoch konzentriert Mineralstoffe, Spurenelemente und Vitamine enthalten.
Eine Portion Spinat (200 Gramm) deckt fast den ganzen Tagesbedarf an Eisen (vier Fünftel!). Bei entsprechendem Anbaugebiet trifft dies auch auf den Selengehalt zu.

Spinat ist der beste Lieferant für Radikalefänger.

Zahlreiche Spurenelemente

Mangan und Kalium einer einzigen Portion Spinat sind zu drei Vierteln bzw. zwei Dritteln der pro Tag benötigten Menge gespeichert, Magnesium und Kalzium zu jeweils einem Drittel, Chrom zu einem Fünftel, Kupfer und Fluorid zu einem Sechstel bzw. einem Siebtel.
Jod, in Gemüse sehr selten, kann noch bis zu einem Achtel des Tagesbedarfs ausmachen.
Von allen wichtigen Mineralstoffen und Spurenelementen ist lediglich Zink sehr gering vorhanden. Es reicht knapp für ein Zwölftel des Tagesbedarfs.

Vitamine in Hülle und Fülle

Eine Goldmedaille auch für die Vitamine! Die antioxidativen Biostoffe Vitamin C (150 Prozent) und Beta-Karotin (140 Prozent) reichen dem Körper länger als für einen Tag, Vitamin E immerhin noch für ein Viertel des Tages.
Mit der in 200 Gramm Spinat enthaltenen Vitamin-K-Menge werden 870 Prozent des Tagesbedarfs gedeckt! Folsäure, ebenfalls hochkonzentriert, liefert eine Tagesration.
Biotin, Vitamin B2, Vitamin B6 und Vitamin B1 sind pro Portion zur Hälfte, zu einem Drittel, einem Viertel bzw. einem Fünftel der pro Tag notwendigen Menge enthalten.

Lediglich Nikotinamid und Pantothensäure reichen nicht aus, weshalb es empfehlenswert ist, sie zu ergänzen. Truthahnfleisch, Vollkornreis oder Kartoffeln können beispielsweise zusätzlich serviert werden.

Vorbeugen und heilen mit Spinat

Neben den wichtigen Antioxidantien enthält Spinat viel Biotin, das uns glänzende Haare und kräftige Fingernägel verleiht.

Aufgrund seines hohen Gehalts an Antioxidantien wie Selen, Vitamin C, Beta-Karotin und Vitamin E zählt Spinat zu den Gemüsesorten, die zur Krebsprophylaxe empfohlen werden. Dabei kommt es darauf an, daß nicht nur ein wichtiger Biostoff ergänzt wird, sondern die ganze Palette dessen, was der Körper braucht.

Achtung, freie Radikale!

Freie Radikale sind besonders aggressive Substanzen, die unsere Körperzellen attackieren. Wenn sie nicht durch sogenannte Radikalefänger – also Vitamine und bestimmte Enzyme – in ihrer zerstörenden Wirkung gebremst werden, kann ein entartetes Zellwachstum eintreten – Krebs!

So hat jedes der Antioxidantien seinen eigenen Wirkungsbereich: Vitamin C dort, wo Flüssigkeiten vorkommen, wie im Blut und in der Zelle, Vitamin E und Beta-Karotin an den Stellen, die Fette enthalten, wie z. B. die Zellwände. Ohne diese fleißigen Radikalefänger wäre kein Leben denkbar.

Wir müssen uns vorstellen, daß täglich jede unserer 70 Billionen Körperzellen mehr als 10 000mal von freien Radikalen angegriffen wird. Sind zuwenig schützende Biostoffe vorhanden, so werden viele Zellen geschädigt und müssen repariert oder sogar neu aufgebaut werden. Das erfordert wieder einen Mehrbedarf an Vitaminen, Mineralstoffen und Spurenelementen, die aber oft durch schlechte, an Biostoffen arme Ernährung zuwenig vorhanden sind. Ein Teufelskreis setzt ein, in dessen Verlauf der Körper schneller altert und am Ende sogar eine Krebserkrankung droht.

Personen, die regelmäßig – drei kleine Portionen sind besser als eine große – viel Gemüse essen, leben deshalb besser, sehen jünger aus und bleiben länger gesund. Dies kann bei den Abchasen beobachtet werden, die eine nach heutigen Erkenntnissen ideale Ernährung haben. Sie führen sich täglich zwei- bis dreimal so viele Antioxidantien mit der Nahrung zu wie wir Westeuropäer. 100jährige, die auch noch geistig frisch sind, sind dort keine Seltenheit. Diese phantastischen Möglichkeiten, in unseren Alterungsprozeß einzugreifen, sollten wir uns täglich vor Augen halten. Folsäure hilft bei der Zellreparatur und beim Neuaufbau. Gerade heranwachsende und kranke Menschen brauchen besonders viel davon.

Der Seemann Popey, eine allseits bekannte Comicfigur, aß immer Spinat, wenn er Kraft brauchte. Die hat er vermutlich durch das im Spinat enthaltene Vitamin B2 (Riboflavin) bekommen.

Vitamin B2 ist wesentlicher Bestandteil von zwei Enzymen, die die Energiegewinnung aus Glukose und Fett anstoßen. Dieses Vitamin wird dringend von Vitamin B6 gebraucht, um wiederum den Eiweißstoffwechsel ankurbeln zu können.

Vor allem streßgeplagte Menschen sollten Spinat wegen seines Vitamin-B2- und Vitamin-B6-Gehaltes essen. Durch Streß wird der Eiweißstoffwechsel über die Streßhormone aktiviert. Ist Vitamin B6 nicht ausreichend vorhanden, so kommt es zu Müdigkeit, Konzentrationsschwäche, Muskelschwäche und depressiven Verstimmungen.

Chlorophyll, ein weiterer wichtiger Biostoff im Spinat, hat krebshemmende Eigenschaften.

Nikotinamid und Pantothensäure, die im Spinat zuwenig enthalten sind, können z. B. durch ein kleines Stück Putenfleisch ergänzt werden. Kartoffeln und Vollkornreis tun es auch.

Lieber weniger, dafür öfter

Die Mineralstoffe und Spurenelemente sind so konzentriert, daß es ratsam ist, eher zwei kleine Portionen Spinat zu essen als eine große. Gerade Magnesium und Kalzium konkurrieren um die Aufnahme an der Darmschleimhaut und können sich gegenseitig verdrängen, ebenso Eisen, Mangan und Kupfer. Wird Spinat mit etwas Fett oder Öl zubereitet, so verläuft die Verdauung langsamer, und die Mineralstoffe und Spurenelemente können in Ruhe durch die Darmschleimhaut schlüpfen.

Wegen des hohen Kaliumgehaltes sollten Sportler mindestens zwei- bis dreimal pro Woche Spinat essen.

Besonders Heranwachsende und Kranke sollten regelmäßig Spinat essen, denn er enthält viel Folsäure und Eisen für den Zellaufbau und die Blutbildung.

Am meisten ist Eisen im Spinat enthalten. Dies fördert die Bildung der roten Blutkörperchen und damit auch die Sauerstoffversorgung des Gewebes.

Um Osteoporose vorzubeugen, ist Spinat bestens geeignet. Eine Portion Spinat enthält genausoviel Kalzium wie ein Glas Milch. Damit das Kalzium aber nicht durch die Oxalsäure gebunden und damit unresorbierbar wird, muß auf jeden Fall Eiweiß (z. B. ein Ei) zum Spinat gegessen werden.

Magnesium, wichtig für die Herzfunktion, kann Streßschäden abhalten. Mit wenig Salz zubereitet, ist Spinat ideal für Bluthochdruckkranke, die eine angenehm entwässernde Wirkung verspüren.

Mangan unterstützt die Leber bei ihrer Entgiftungsfunktion. Zink, das im Spinat nur wenig enthalten ist, kann durch Truthahnfleisch, Kupfer noch durch einige Brokkoliröschen ergänzt werden.

Mit geeigneten Fleisch- und Gemüsesorten ergänzt, wird Spinat zu einem Gesundheitscocktail sondersgleichen. Es verwundert deshalb nicht, daß Menschen, die viel Gemüse mit Antioxidantien (wie z. B. Spinat) essen, seltener an Krebs erkranken.

Das Wichtigste über den Spinat

- Seine Antioxidantien (Selen, Vitamin C, Beta-Karotin, Vitamin E) bieten eine wirkungsvolle Krebsprophylaxe. Er gehört zweimal pro Woche auf den Tisch.
- In der kalten Jahreszeit schützt er vor Infektionen durch Vitamin C.
- Sportler können ihre Ernährung regelmäßig damit aufwerten. Vitamin B6 hilft bei der Energiefreisetzung aus Zucker und Fett, Kalium und Magnesium stärken die Muskulatur.
- Streßgeplagte Menschen profitieren besonders vom Spinat durch Magnesium und Vitamin B6.
- Die Leber wird bei ihrer Entgiftungsfunktion durch Mangan unterstützt.
- Personen mit Bluthochdruck schätzen seine entwässernde Wirkung.

Tomate

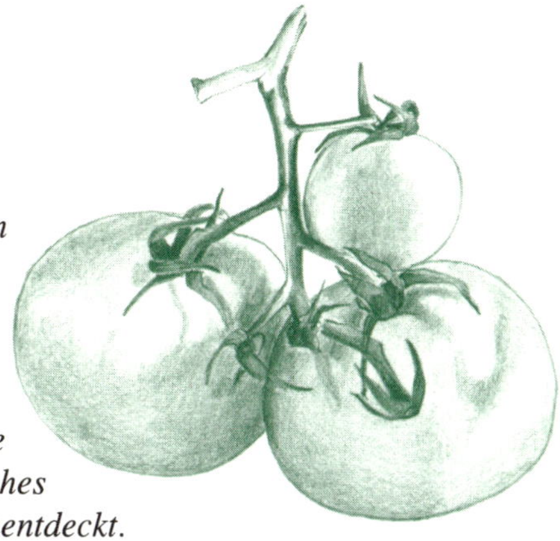

Krebsprophylaxe roh und gekocht

Die Tomate stammt vermutlich aus Südamerika, von wo sie im Mittelalter nach Europa kam.
Da sie nur wenige Kalorien enthält, konnten die Bauern lange Zeit mit dieser Frucht nichts anfangen: Damit war es nicht möglich, einen hungrigen Magen für lange Zeit satt zu machen. So führte sie ca. 300 Jahre lang als Zierpflanze ein kümmerliches Dasein, und ihre wertvollen Inhaltsstoffe blieben unentdeckt.
Die Phantasien einfallsreicher Hausfrauen haben sie schließlich so beliebt gemacht, daß der Tomatenanbau in den USA mengenmäßig Platz zwei nach der Kartoffel einnimmt.

Die Tomate wird auch Liebesapfel genannt.

Tomaten einkaufen und verarbeiten

Sie sollten ausgereift sein und sich prall anfühlen. Es gibt sie in verschiedenen Größen und Formen, die als Fleisch-, Eier-, Cocktail- oder Strauchtomaten angeboten werden. Gerade letztere werden seit kurzem mit Stengel in den Handel gebracht – sie verströmen ein herrlich frisches Aroma.
Tomaten kann man das ganze Jahr über frisch kaufen. Man findet sie in Tomatensaft oder Ketchup. Aber auch im Rohzustand werden sie als Salat genauso gern gegessen wie in der gekochten Version auf Pizza, als Suppe oder als gefülltes Gemüse.
Unreife Stellen sollten wegen des giftigen Solanins weggeschnitten werden, oder aber man läßt die Tomaten in der Sonne nachreifen. Den Stengelansatz sollten Sie entfernen.

Ein Sommer ohne Tomaten ist wie ein Sommer ohne Sonne.

Wichtig

Frische Tomaten können einige Tage im Kühlschrank aufbewahrt werden, dabei verlieren sie aber an Aroma. Vor dem Verzehr sollten Sie die Tomaten einige Stunden bei Zimmertemperatur stehenlassen, damit sie wieder an Aroma gewinnen können.

Welche Biostoffe sind in der Tomate enthalten?

Auch Selen ist ein Biostoff, der freie Radikale neutralisiert. Durch zuwenig Selen kann es zu Herzerkrankungen kommen.

Die Tomate paßt sehr gut in die heutige Zeit, da sie nur 19 kcal pro 100 Gramm hat sowie viele radikalefangende Biostoffe. Ihr Wassergehalt liegt bei 94,2 Gramm pro 100 Gramm Tomate.
Bei entsprechender Bodenbeschaffenheit kann die Tomate ausreichend Chrom aufnehmen, so daß mit einer 200 Gramm großen Portion ca. ein Drittel des Tagesbedarfs zugeführt wird, bei Selen kann es ein Zehntel bis den kompletten Tagesbedarf ausmachen.
An Mineralstoffen lagert die Tomate Kalium, Mangan und Magnesium ein. Mit einer Portion bekommt der Körper damit ein Fünftel, ein Siebtel bzw. ein Achtel dessen, was er pro Tag braucht. Eisen (ein Zehntel) und Kupfer (ein Achtel) decken nur zehn bzw. zwölf Prozent des Bedarfs.
Die Tomate enthält viel Vitamin C. In einer Portion stecken zwei Drittel des Tagesbedarfs. Folsäure reicht für einen halben Tag, Beta-Karotin und Biotin für ein Viertel des Tages. Vitamin E und Vitamin B6 decken je ein Achtel, Vitamin B1 und Pantothensäure je ein Zehntel der pro Tag erforderlichen Menge. Diese Angaben beziehen sich alle auf eine 200-Gramm-Portion.

Vorbeugen und heilen mit der Tomate

Von den in geringen Konzentrationen enthaltenen Mineralstoffen und Spurenelementen sind Selen, Chrom und Kalium zu erwähnen. Da gerade der Selen- und Chromgehalt von der Beschaffenheit und Bearbeitung des Bodens abhängen, sollten Sie Tomaten vorzugsweise aus biologischem Anbau kaufen.
Chrom ist für Personen wichtig, die Zuckerverwertungsstörungen haben. Auch Menschen, die viele Süßigkeiten konsumieren, sollten auf eine ausreichende Chromzufuhr achten. Eine sinnvolle Ergänzung ist das in Tomaten enthaltene Biotin, das auch für den Zuckerstoffwechsel von Bedeutung ist.
Selen gehört mit zu den Krebsschutzstoffen, da es eine wichtige Rolle in der Immunabwehr spielt. Kalium ist von Bedeutung für die Herzfunktion. Auch dieser Mineralstoff ist in der Tomate enthalten. Das, was den Gesundheitswert der Tomate ausmacht, sind jedoch nicht die Mineralstoffe und Spurenelemente, sondern ist der Gehalt an Beta-Karotin. 200 Gramm Tomaten enthalten ein Viertel der pro

Tag benötigten Menge. Bisher sind ca. 600 verschiedene Karotinoide, zu denen auch das Beta-Karotin gehört, entdeckt worden. Tomatensaft hat sich hier als empfehlenswerte Zubereitungsvariante herausgestellt.
Es ist empfehlenswert, zur Unterstützung einer Krebstherapie ausreichend Karotinoide zuzuführen. Zur besseren Aufnahme kochen Sie einen Liter Tomatensaft mit einem Eßlöffel Maiskeimöl bei schwacher Hitze und gelegentlichem Umrühren eine Stunde lang. Dadurch wird das mit am besten wirksame Karotinoid, das Lykopin, besser resorbierbar. Dieses Karotinoid haben Patienten mit verschiedenen Krebsformen, beispielsweise Blasenkrebs, zuwenig im Blut.
Ergänzt werden Beta-Karotin und Selen durch das in Tomaten enthaltene Vitamin C. Dieses wichtige Vitamin, das auch gerne als »erster Geiger« im Vitamincocktail bezeichnet wird, rundet die Biostoffmischung zum Schutz vor Krebs- und Herz-Kreislauf-Erkrankungen in der Tomate ab.
Folsäure hilft beim Neuaufbau und der Reparatur von Zellen.

Das Wichtigste über die Tomate

- Tomaten kaufen Sie am besten beim Biobauern ein, um sicherzugehen, daß sie ausreichend Selen und Chrom enthalten.
- Der Körper wird vor Krebs- und Herz-Kreislauf-Erkrankungen geschützt. Dies bewirken die in der Tomate enthaltenen Antioxidantien Selen, Beta-Karotin und Vitamin C.
- Gerade Personen mit Zuckerverwertungsstörungen sollten Tomaten essen, da sowohl Chrom als auch Biotin den Zuckerstoffwechsel unterstützen.
- Folsäure hilft bei der Erneuerung von Zellen. Wer viel Alkohol trinkt, Medikamente einnimmt, viel Fleisch und Käse ißt, hat einen erhöhten Folsäurebedarf. Dies gilt auch für Frauen, die die Pille nehmen: Deshalb viel Gemüse mit Folsäure, wie z. B. Tomaten, essen.

Gerade Personen, die viel Fleisch und Käse essen, viel Alkohol trinken oder Medikamente brauchen, sowie Frauen, die die Pille nehmen, haben einen erhöhten Folsäurebedarf, der von Tomaten gedeckt werden kann.

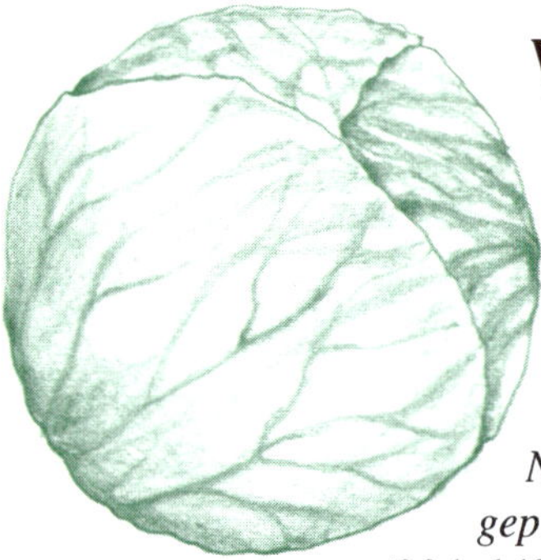

Weißkraut

Gegen Magengeschwüre und zur Krebsprophylaxe

Weißkraut wurde früher sehr viel bei uns Deutschen gegessen, weshalb wir seit dem Zweiten Weltkrieg von den Amerikanern Krauts genannt werden.
In seiner Urform war es schon den Steinzeitmenschen als Nahrungsmittel bekannt. Namentlich erwähnt und hoch gepriesen wird es von römischen Schriftstellern, so von Cato (234–149 v. Chr), der im Weißkraut ein Allheilmittel gegen alle möglichen Krankheiten sah.

Weißkraut zur Krebsprophylaxe.

Damals wie heute war und ist es ein billiges Essen, das vor allem auf dem Tisch der Armen stand. In Deutschland machten es die Nonnen und Mönche, die im Mittelalter das Weißkraut in ihren Klostergärten anbauten, bekannt.
Heute wissen wir dank analytischer Methoden und Studien, daß das Weißkraut tatsächlich viele heilende Biostoffe enthält, so daß es nicht ohne Grund von der Amerikanischen Krebsforschungsgesellschaft zur Krebsprophylaxe wärmstens empfohlen wird.

Weißkraut einkaufen und verarbeiten

Wenn möglich sollten Sie Weißkraut aus biologischem Anbau kaufen, da es viel Nitrate einlagert, wenn stark gedüngt wird. Die besten Konzentrationen an Biostoffen hat es vom Frühjahr bis zum Sommer. Angeboten werden das Weißkraut und der Spitzkohl – letzterer hat weichere Blätter. Weißkraut schmeckt sowohl roh als auch gekocht sehr fein, wenn man weiß, wie es zu verarbeiten ist. Für einen Rohkostsalat wird es kurz vor dem Servieren fein gehobelt und am besten mit einer erwärmten Ölmarinade angemacht.
Zum Kochen entfernt man die äußeren Blätter, wäscht und zerteilt sie und schneidet den Strunk heraus. Es dauert ca. 15 Minuten, bis sie gar sind – sie haben dann noch Biß. Bitte wenig Wasser verwenden, und erst nach zehn Minuten die gewünschte Menge Butter oder Öl hinzugeben. Für Kohlrouladen werden die einzelnen Blätter für fünf Minuten in kochendes Wasser gelegt.
Weißkraut sollte immer mit entblähenden Gewürzen wie Kümmel oder Fenchel zubereitet werden.

Fragen Sie Hobbyköche nach ihrem Geheimrezept, um Weißkraut zu verarbeiten. Sie werden begeistert sein, wie wunderbar dieses schlichte Gemüse verfeinert werden kann.

Welche Biostoffe sind im Weißkraut enthalten?

Eine Portion Weißkraut (150 Gramm) ist mit nur 25 kcal pro 100 Gramm kalorienarm.

Weißkraut enthält bei entsprechendem Anbaugebiet so viel Selen, daß es den Tagesbedarf decken kann.

Kalium und Magnesium in einer Portion decken ein Sechstel bzw. ein Achtel des Tagesbedarfs. Personen, die größere Portionen mit 250 Gramm essen, können dadurch die Mineralstoffzufuhr auf ein Viertel bis ein Fünftel erhöhen.

Folsäure und Vitamin C decken 80 bzw. 90 Prozent der pro Tag erforderlichen Menge, Vitamin K ca. 75 bis 470 Prozent, je nach Anbaugebiet. Vitamin E (ein Fünftel), Biotin (ein Siebtel) und Vitamin B6 (ein Zehntel) ergänzen zwischen 10 und 20 Prozent dessen, was der Körper täglich braucht.

Neben diesen als essentiell (= lebensnotwendig) bekannten Biostoffen enthält Weißkraut ausreichend weitere Substanzen, denen eine krebshemmende Wirkung nachgesagt wird und die es eigentlich wertvoll machen: Chlorophyll, Flavonoide, Indole, Isothiozyanate und Phenole.

Vorbeugen und heilen mit Weißkraut

Selen gehört zusammen mit Vitamin E und Vitamin C zu den Spurenelementen bzw. Vitaminen, bei denen eine krebshemmende Wirkung nachgewiesen wurde. Diese Biostoffe haben die Fähigkeit, Radikale abzufangen bzw. zu neutralisieren, wodurch die Urheber des Alterungsprozesses und der Zellentartungen unschädlich gemacht werden.

Um ausreichend Selen zu enthalten, sollte Weißkraut auf selenreichem Boden angebaut werden.

Wenn Sie unter Magengeschwüren leiden, trinken Sie täglich einen Liter Weißkrautsaft. Nach zwei bis drei Wochen heilen die Geschwüre ab.

Wichtig

Wird Weißkraut mit Fenchelgemüse kombiniert, kann dadurch auch noch Beta-Karotin als Antioxidans ergänzt werden. Zusätzlich wird das Entstehen von Blähungen gehemmt.

Gemüse vom Biobauern, täglich und in den verschiedensten Sorten frisch auf dem Tisch, schützt vor Krankheiten, verzögert den Alterungsprozeß und verlängert das Leben.

Weißkraut bzw. Kohl – und hier insbesondere der Saft – wurde intensiv als Mittel gegen Magen- und Zwölffingerdarmgeschwüre untersucht.

Interessant ist die Tatsache, daß Strahlenschäden durch Weißkraut vermindert werden können. Dies konnte experimentell belegt werden. Die besten Ergebnisse lassen sich dann erreichen, wenn Weißkraut vor und nach der Strahlenbelastung gegessen wird – vorzugsweise roh. Wahrscheinlich sind es in diesem Fall die Bioflavonoide, die diesen Schutz bewirken, da sie reichlich im Weißkraut vorhanden sind.

Am meisten Aufsehen erregte der Weißkrautverzehr durch seine nachgewiesene prophylaktische Wirkung gegen Darmkrebs.

Heute raten deshalb Experten vor allem Personen, bei denen eine erbliche Belastung durch Darmkrebs vorliegt, zu einem regelmäßigen Konsum von Weißkraut: zumindest einmal pro Woche roh (einige wertvolle Inhaltsstoffe werden durch Kochen zerstört) und einmal gekocht serviert. Zur besseren Verträglichkeit sind zwei kleine Portionen einer größeren vorzuziehen.

Das Wichtigste über das Weißkraut

- Weißkraut hilft, Strahlenschäden zu verhindern oder bereits vorhandene zumindest in ihrer Auswirkung abzuschwächen.
- Muzinähnliche Substanzen können Magengeschwüre zum Abheilen bringen. Vitamin C und Vitamin E unterstützen auch hier den Heilungsprozeß.
- Bioflavonoide, Chlorophyll, Indole, Isothiozyanate und Phenole ergänzen sich gegenseitig im Kampf gegen Krebs – vor allem im Dickdarm.
- Die reichlich enthaltenen Radikalefänger Selen, Vitamin E und Vitamin C ergänzen die übrigen als krebshemmend bekannten Biostoffe.
- Weißkraut ist jede Woche einmal roh und einmal gekocht denjenigen zu empfehlen, die eine Anlage für Darmkrebs in der Familie haben.

Zwiebel

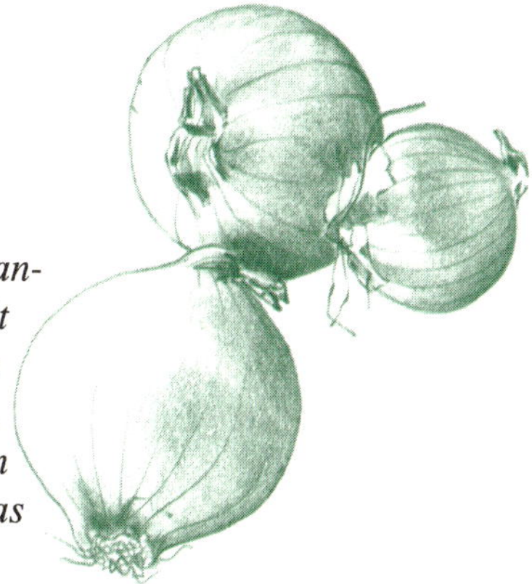

Blutreiniger und Hustenmittel

Die Zwiebel gehört zu den ältesten Heil- und Gewürzpflanzen. Den Völkern Asiens und des Orients ist sie schon seit 6000 Jahren bekannt. Die Germanen lernten sie bei den Römern kennen, wußten aber wenig mit ihr anzufangen. Erst ab dem Mittelalter wurde sie wegen ihrer heilenden Kräfte vor allem in Klostergärten angebaut. Sie war das Allheilmittel George Washingtons, wenn er erkältet war. Wie dem Knoblauch werden der Zwiebel ähnlich gesundheitsfördernde Eigenschaften zugeschrieben. Da sie aber keinen unangenehmen Körpergeruch verbreitet, wird sie oft bevorzugt.

Die Zwiebel ist eine kultivierte Lauchart.

Zwiebeln einkaufen und verarbeiten

Zwiebeln gibt es in verschiedenen Größen und Formen. Von Bedeutung sind hierzulande die Kochzwiebel, die milde Gemüsezwiebel sowie Schalotten. Die Gewürzzwiebel, auch Lauch- oder Bundzwiebel genannt, wird gerne zum Verfeinern von Speisen verwendet. Die Perlzwiebeln dagegen werden vorzugsweise eingelegt. Die Kochzwiebeln sollen beim Kauf noch nicht auskeimen und fest sein. Zwiebeln können roh oder gekocht gegessen werden. Die heilenden Kräfte entfalten sich vor allem im rohen Zustand. Wollen Sie Speisen mit rohen Zwiebeln anrichten, dann sollten Sie die Zwiebeln erst kurz vor dem Servieren kleinschneiden und beifügen.

Welche Biostoffe sind in der Zwiebel enthalten?

Die Zwiebel ist nicht geeignet, um den Bedarf an essentiellen Biostoffen zu decken. Sie enthält keine nennenswerten Mengen an Mineralstoffen, Spurenelementen und Vitaminen. Mangan deckt ein Neuntel, Chrom ein Sechstel und Biotin ein Siebtel des Tagesbedarfs, wenn 100 Gramm Zwiebeln gegessen werden.

Mit 31 kcal pro 100 Gramm gehört sie zu den kalorienarmen Gemüsesorten.

Das, was ihren gesundheitlichen Wert ausmacht, sind vor allem schwefelhaltige ätherische Öle, die zum Teil eine krebshemmende Wirkung haben.

Zwiebeln haben einen beachtlichen Einfluß auf die Blutverklumpung. Sie hemmen die Bildung von Blutgerinnseln, die Infarkte im Gehirn und am Herzen auslösen können.

Vorbeugen und heilen mit der Zwiebel

Gerade Personen ab 40, einem Alter, in dem bereits eine nachlassende Bildung von Verdauungssäften zu beobachten ist, sollten regelmäßig Zwiebeln in allen Variationen auf dem Speiseplan haben.

Zwiebeln sind in der Hausapotheke einer Familie nach wie vor die erste Wahl bei Erkältungskrankheiten. Eine große Zwiebel wird fein zerhackt, mit Honig vermischt und in einem Glas 24 Stunden stehengelassen. Der fertige Sirup wird teelöffelweise mehrmals täglich genommen.

Ein bis zwei Tropfen frischen Zwiebelsaftes in jedes Nasenloch einpipettiert, machen die Atemwege schnell frei. Bei Erkältungskrankheiten werden die Schleimhäute durch die ätherischen Öle zur vermehrten Sekretproduktion angeregt. Dies fördert die Durchblutung und hilft, Bakterien und Viren zu bekämpfen. Es sind gerade diejenigen Öle, die uns zum Weinen bringen.

Auch in der Schleimhaut der Bronchien regt die Zwiebel die Flüssigkeitsproduktion an, wodurch der zähe Schleim verdünnt wird und so besser abgehustet werden kann.

Ebenso werden die Schleimhäute im Magen- und Darmbereich durch den Verzehr von Zwiebeln stimuliert.

Wichtig

Die abschwellende Wirkung auf Schleimhäute kann bei einem Bienen- oder Wespenstich in Mund oder Rachen lebensrettend sein. Durch Zerkauen einer frischen Zwiebel kann bis zum Eintreffen des Notarztes eine Erstickung verhindert werden.

Regelmäßig verzehrt können Zwiebeln der Gesundheit sehr förderlich sein.

Selbst mit einer gekochten Zwiebel kann ein erhöhter Cholesterinwert noch erheblich gesenkt werden. Die gleiche blutfettsenkende Wirkung haben auch getrocknete Zwiebeln.

Grundsätzlich läßt sich sagen, daß der Cholesterinabfall im Blut um so höher ist, je mehr Zwiebeln konsumiert werden.

Interessant ist auch die Beobachtung, daß Zwiebeln den Blutdruck bei Tieren senken können, vermutlich durch ein enthaltenes Prostaglandin.

Personen mit Zuckerverwertungsstörungen bzw. Diabetes mellitus Typ II profitieren vom täglichen Zwiebelkonsum. Zu hohe Zuckerspiegel können durch Zwiebeln gesenkt werden.
Von unseren Vorfahren wissen wir auch, daß Zwiebeln bakterientötende Wirkung haben. Zwiebelbrei, auf die Wunden gelegt, rettete vielen Menschen das Leben, als es noch keine Antibiotika gab.
Den ätherischen Ölen wird ebenfalls eine krebshemmende Wirkung zugeschrieben. Noch ist nicht bekannt, ob es die Mischung ausmacht oder ob es nur eine bestimmte Substanz ist, die diese Wirkung anregt.

Bei Bienen- oder Wespenstichen im Mund- oder Rachenraum soll bis zum Eintreffen des Notarztes eine frische Zwiebel zerkaut werden.

Das Wichtigste über die Zwiebel

- Zwiebeln haben ähnlich gute Eigenschaften wie Knoblauch, führen aber hingegen zu keinem störenden Körpergeruch.
- Bei Erkältungskrankheiten: Kleingehackte Zwiebeln mit Honig vermischt 24 Stunden stehenlassen, mehrmals täglich davon einen Teelöffel einnehmen.
- Der Schleim in den entzündeten Bronchien wird dünner und kann leichter abgehustet werden.
- Die Magensaftproduktion wird angeregt. Damit wird die Nahrung, vor allem das Eiweiß, besser aufgespalten, die Vitamine werden besser resorbiert.
- Zwiebeln lassen sich zur Senkung des Cholesterinspiegels im Blut (bereits ab zehn Gramm Zwiebeln) nutzen. Sie beugen dadurch der Gefäßverkalkung vor.
- Die Zwiebel kann, täglich verzehrt, die Bildung von Blutgerinnseln verhindern. Das Risiko, einen Schlaganfall (Hirninfarkt) oder Herzinfarkt zu erleiden, verringert sich.
- Personen mit Zuckerverwertungsstörungen sollten regelmäßig Zwiebeln essen.
- Zwiebeln täglich beugen Krebs vor.
- Eine gesunde Darmflora wird durch den Genuß von Zwiebeln gefördert.

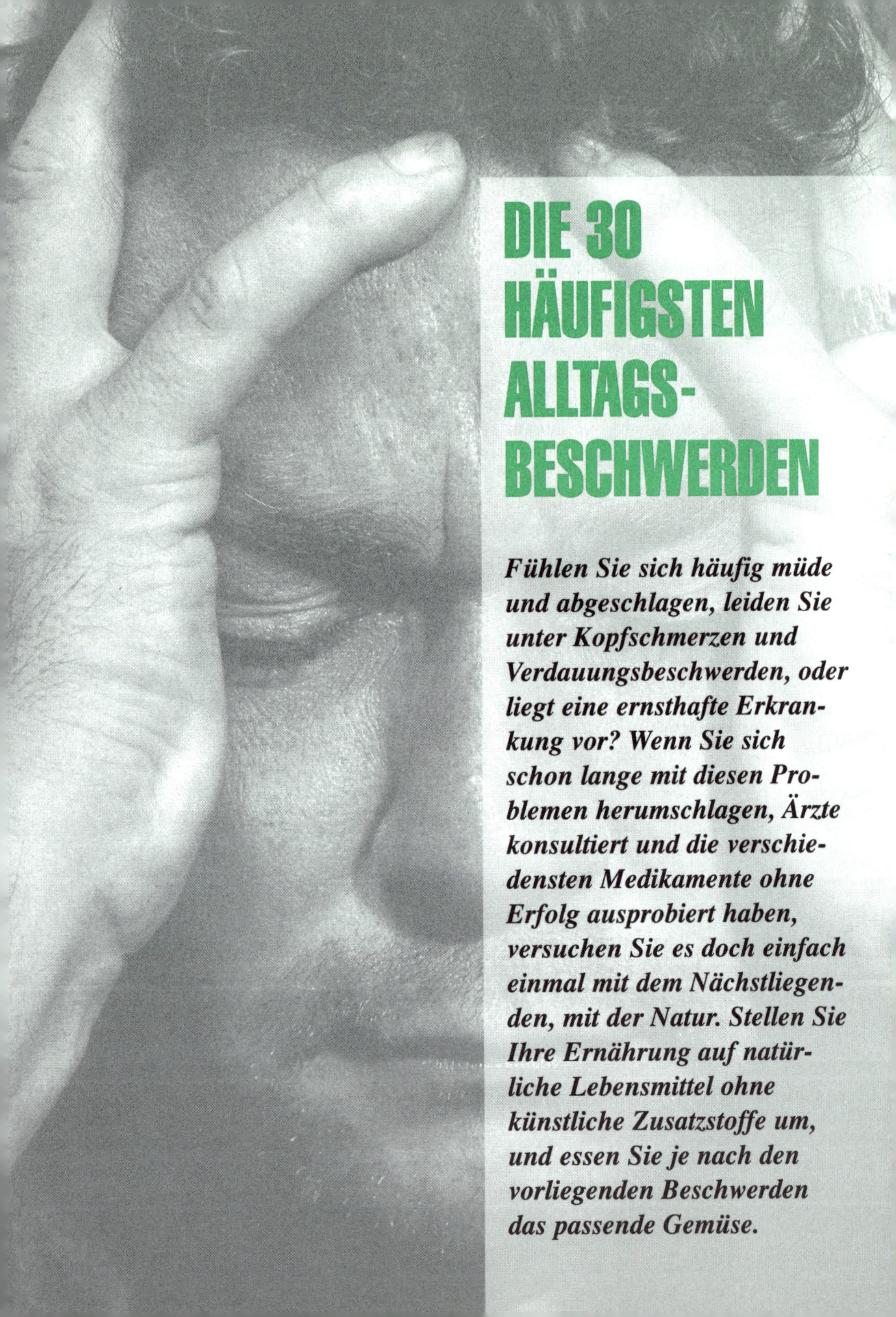

DIE 30 HÄUFIGSTEN ALLTAGS-BESCHWERDEN

Fühlen Sie sich häufig müde und abgeschlagen, leiden Sie unter Kopfschmerzen und Verdauungsbeschwerden, oder liegt eine ernsthafte Erkrankung vor? Wenn Sie sich schon lange mit diesen Problemen herumschlagen, Ärzte konsultiert und die verschiedensten Medikamente ohne Erfolg ausprobiert haben, versuchen Sie es doch einfach einmal mit dem Nächstliegenden, mit der Natur. Stellen Sie Ihre Ernährung auf natürliche Lebensmittel ohne künstliche Zusatzstoffe um, und essen Sie je nach den vorliegenden Beschwerden das passende Gemüse.

Augen, trockene

Das Auge besteht aus dem Glaskörper, der schützenden äußeren Bindegewebshaut, der Hornhaut, der Pupille und der Linse.

Ein erster Hinweis auf einen Vitamin-A-Mangel können trockene Augen sein. Die Augen verlieren an Glanz, weil bestimmte vitaminabhängige Zellen, die einen feinen schützenden Film produzieren, vermehrt zugrunde gehen.
Da ein trockenes Auge zuwenig Antioxidantien auf der Oberfläche als Schutz vor UV-Licht, Bakterien und Viren hat, entzündet es sich leicht. Dies kann sogar Hornhautverletzungen hervorrufen, die sehr schmerzhaft sind.

Welche Verhaltensweisen können trockene Augen auslösen oder verschlechtern?

Gerade Menschen, die viel am Bildschirm arbeiten müssen, sind von trockenen Augen betroffen. Denn der Sehvorgang verbraucht viel Vitamin A, vor allem bei ständig wechselnden Hell-Dunkel-Reizen. Ist die Gemüseversorgung schlecht und damit zuwenig Beta-Karotin der Vitamin-A-Vorstufe vorhanden, so treten die ersten Beschwerden auf.
Auch Personen, die sich oft einseitigen Diäten zur Gewichtsreduktion unterwerfen, haben einen Mangel an wichtigen Biostoffen, wie beispielsweise an Beta-Karotin. Zur Umwandlung in Vitamin A werden Zink, Eisen und Vitamin C gebraucht. Deshalb kommt es auch auf diese Biostoffe an.

Vorsicht

Mittel- und langfristig unterliegen diese Menschen dem Risiko einer Linseneintrübung, dem grauen Star. Dieser wird vor allem durch einen Mangel an den Antioxidantien Vitamin C und Vitamin A (bzw. Beta-Karotin) ausgelöst.

Welche Verhaltensweisen/Biostoffe können trockene Augen bessern oder heilen?

An erster Stelle sollte das Fernsehen stark eingeschränkt bis ganz aufgegeben werden. Es genügt ja, die Nachrichten anzuschauen. Ein

Um Ihre Sehkraft zu stärken, brauchen Sie viel Vitamin A. Es steckt als Provitamin A (= Beta-Karotin) besonders in grünem Gemüse und in Karotten.

interessantes Buch am Abend kann mindestens so spannend wie das Fernsehen sein.

Grundsätzlich sollten Sie zum Schutz vor UV-Strahlen im Freien eine Sonnenbrille tragen.

Im Akutstadium einer Entzündung ist es ratsam, Beta-Karotin in Tablettenform einzunehmen, zusammen mit Zink, Vitamin C und Vitamin E sowie Selen.

Auf jeden Fall muß langfristig eine Ernährungsumstellung erreicht werden, um auf diesem Wege ausreichend viele Biostoffe zuzuführen. Täglich muß auf dem Speisezettel Gemüse mit vielen Antioxidantien (Beta-Karotin, Vitamin C, Vitamin E, Selen, Bioflavonoide) stehen.

Ebenso sollte einmal täglich Salat der Saison, angemacht mit Maiskeim (Vitamin E!)-, Sonnenblumen- oder Olivenöl, gegessen werden.

Auf ausreichend Jod sollte ebenfalls geachtet werden, da die Umwandlung von Beta-Karotin in Vitamin A auch noch über die Schilddrüsenhormone gesteuert wird.

Wie lange dauert die Heilung?

Das Akutstadium mit Entzündung kann sich ein bis drei Wochen hinziehen. Dies gehört auf jeden Fall in die Behandlung eines Augenarztes.

Ein Mangel an Biostoffen kann durch Umstellung der Ernährung ausgeglichen werden.

Bis das Körpergewebe jedoch wieder ausreichend versorgt ist, können fünf bis sechs Wochen vergehen, da die Biostoffe sozusagen erst »Fuß fassen« müssen.

Welche Gemüsesorten sollten besonders bevorzugt werden?

- Karotten
- Erbsen
- Paprikaschoten
- Tomaten
- Feldsalat
- Honig- bzw. Zuckermelonen

Das Wichtigste über trockene Augen

- Trockene Augen treten vor allem bei Menschen auf, die viel am Bildschirm arbeiten oder aufgrund einer einseitigen Diät einen Vitamin-A-Mangel haben.
- Im entzündeten Stadium muß der Arzt aufgesucht werden.
- Täglich einmal sollte Gemüse auf den Tisch kommen, das viel Beta-Karotin, Vitamin C, Vitamin E und Vitamin B6 enthält (Zink und Jod ergänzen!).
- Vitamin-A-Tabletten sollten nicht eigenmächtig eingenommen werden, da dieses Vitamin überdosiert werden kann. Die Folge können z.B. bei schwangeren Frauen mißgebildete Kinder sein.
- Durch zuviel Vitamin A wird auch die Knochenfestigkeit geschwächt. Dies kann mit der Einnahme von Beta-Karotin (Provitamin A) nicht passieren.

Blasenerkrankungen

Blasenerkrankungen mit häufigem Harndrang oder unsicherer Kontrolle des Wasserlassens – oft kombiniert mit brennenden Schmerzen – sind in der Regel bedingt durch Krankheitserreger in Blase und Harnröhre. Frauen leiden wegen der kürzeren Harnröhre – und damit der kürzeren Eintrittspforte für Erreger – öfter darunter als Männer.

Oft müssen Antibiotika eingenommen werden, die zwar die Keime in der Blase abtöten, dafür aber gleichzeitig eine gesunde Darmflora zerstören. Verdauungsprobleme sind die Folge.

Welche Verhaltensweisen können Blasenerkrankungen auslösen oder verschlechtern?

Bei Jugendlichen ist es oft eine zu dünne Bekleidung, wodurch eine Verkühlung bzw. Entzündung der Blase verursacht wird.
Ältere Frauen hingegen haben aufgrund gynäkologischer Ursachen (Gebärmuttersenkung) eine Blase, die sich nicht vollständig entleert. Der verbleibende Restharn erhöht die Anfälligkeit gegenüber bakteriellen Infektionen.

Welche Gemüsesorten sollten besonders bevorzugt werden?

- Tomaten
- Karotten
- Mangold
- Feldsalat
- Spinat
- Erbsen

Welche Verhaltensweisen/Biostoffe können Blasenerkrankungen bessern oder heilen?

Kochen Sie einen Liter Tomatensaft mit einem Eßlöffel Maiskeimöl (Vitamin E) eine Stunde unter gelegentlichem Rühren. Davon sollte ein halber Liter, in Portionen über den Tag verteilt, zwei Wochen lang getrunken werden.

Bei häufigen Blasenentzündungen, die oft mit Antibiotika behandelt werden müssen, ist es wichtig, die Schleimhaut zu regenerieren. Hier haben sich vor allem Karotinoide bewährt. Aus dem Beta-Karotin (aus der Familie der Karotinoide) bildet der Körper die notwendige Menge an Vitamin A, das die Schleimhäute feucht und gesund erhält. Die Durchblutung und damit die Abwehrkraft der Schleimhaut werden dadurch verbessert.

Vitamin C sollte ergänzt werden, um die Immunabwehr zu steigern und um den Urin anzusäuern. Dies hemmt die Bakterienentwicklung.

Bewährt hat sich vor allem das Lykopin, ein Karotinoid, das in ausgereiften roten Tomaten enthalten ist.

Zusätzlich werden täglich drei bis vier Zitronen ausgepreßt, und der Saft wird getrunken – je nach Belieben vor oder nach dem Essen. So versorgen Sie Ihr Immunsystem mit einem kräftigen Vitamin-C-Schuß.

Der Zitronensaft wird selbst von Personen mit Sodbrennen gut vertragen. Ideal ist Zitronensaft nach einem eiweißhaltigen Essen, da die Säure die Eiweißverdauung fördert.

Wichtig

- Viel trinken ist dringend anzuraten, um den Blaseninhalt zu verdünnen und auch möglichst oft zu entleeren.
- In ganz besonders hartnäckigen Fällen ist es empfehlenswert, täglich eine halbe Tasse Preiselbeersaft zu trinken.

Während und nach der Kur sollten Beta-Karotin-reiche Gemüsesorten bevorzugt werden (Karotten, Mangold, Feldsalat, Spinat). Wer will, kann den Tomatensaft weiter trinken, wobei ein Glas pro Tag genügt.

Da zur Regeneration von Schleimhautzellen Zink gebraucht wird, sollten Sie täglich etwas Käse essen, da dieses Spurenelement darin reichlich enthalten ist.

Wie lange dauert die Heilung?

Um die Blasenschleimhaut zu regenerieren, müssen Sie zwei bis vier Wochen kalkulieren – je nach Ausmaß der Schädigung. Sie muß wieder so gesund werden, daß neue Infektionen immer seltener auftreten und schließlich ganz wegbleiben.

Das Wichtigste über Blasenerkrankungen

- Die Blasenschleimhaut wird durch Bakterien entzündet; meistens sind Frauen davon betroffen, da bei ihnen die Harnröhre – und damit der Weg für die Eindringlinge – kürzer ist als bei Männern. Brennen beim Wasserlassen sowie häufiger Harndrang und zum Teil starke Schmerzen sind typische Anzeichen.
- Eine zweiwöchige Kur mit gekochtem Tomatensaft (enthält sehr viel Lykopin!) und Zitronen (die reinsten Vitamin-C-Bomben!) hilft bei der Regeneration der Schleimhäute.
- Zinkhaltige Gemüsesorten wie Erbsen und Linsen sollten oft gegessen werden.
- In hartnäckigen Fällen sollten Sie zusätzlich jeden Tag eine halbe Tasse Preiselbeersaft trinken.
- Nehmen Sie unbedingt so viel wie möglich an Flüssigkeit zu sich!

Interessant sind neueste Untersuchungsergebnisse, die zeigen, daß Patienten mit Blasenkrebs niedrige Lykopinkonzentrationen im Blut haben. Da Tomatensaft keine Nebenwirkungen hat, ist es gerechtfertigt, ihn täglich zur herkömmlichen Therapie zu trinken.

Blutdruck, niedriger

Haben Sie oft kalte Hände, eine blasse Haut und bisweilen auch Kopfschmerzen? Dann leiden Sie vielleicht an zu niedrigem Blutdruck.

Es gibt weltweit viele Menschen, meist Frauen, mit der Diagnose »zu niedriger Blutdruck«. Typischerweise haben die betroffenen Personen schon morgens Probleme mit dem Aufstehen. Zu schnelles Aufrichten im Bett führt zu Schwindelerscheinungen. Müdigkeit und Lustlosigkeit begleiten diese Menschen den ganzen Tag hindurch.

Vorsicht

Handelt es sich jedoch um junge schlanke Mädchen, bei denen ein niedriger Blutdruck festgestellt wird, die aber keine Beschwerden haben, so liegt meist ein manschettenbedingter Meßfehler vor:
Wird eine Standardmanschette um einen dünnen Arm gelegt, so wird ein niedrigerer Druck gemessen, als tatsächlich vorhanden ist. Wird jedoch die gleiche Manschette an einen dicken Arm angelegt, ist der gemessene Druck in Wirklichkeit etwas höher.

Welche Verhaltensweisen können niedrigen Blutdruck auslösen oder verschlechtern?

An erster Stelle muß immer an Medikamente gedacht werden, die als Nebenwirkung den Blutdruck absinken lassen. Ist dies der Fall, so sollten Sie mit Ihrem Arzt sprechen.
Es gibt Menschen, die wenig trinken und salzarm essen. Beides kann den Blutdruck absinken lassen und die Organdurchblutung verschlechtern. Zuerst spürt man den Mangel im Gehirn, das auf die unzureichende Sauerstoffversorgung mit Schwindel reagiert, vor allem dann, wenn aus dem Liegen heraus schnell aufgestanden wird und das Blut in den Beinvenen versackt.
Auch Personen, die im Sommer oder beim Sport viel schwitzen und dabei Salz über die Haut verlieren, können Probleme mit dem Blutdruck bekommen, wenn sie die Nahrung nicht ausreichend salzen.

Der regelmäßige Gebrauch von Abführmitteln oder häufiges Erbrechen bringt ebenfalls ein Ungleichgewicht in den Salz- und Wasserhaushalt und führt so zu niedrigem Blutdruck.
Übermäßiger Konsum von Kaffee hebt den Blutdruck nur kurzfristig an, führt aber auf Dauer zu chronischer Müdigkeit, die immer wieder neuen Kaffeekonsum erfordert.
Ein Mangel an Vitamin B5 führt zu einem Salzverlust über die Nieren, so daß ebenfalls der Blutdruck abfallen kann.

Welche Verhaltensweisen/Biostoffe können niedrigen Blutdruck bessern oder heilen?

Bei niedrigem Blutdruck ist es sinnvoll, etwas mehr zu salzen!

Im Prinzip ist niedriger Blutdruck keine richtige Krankheit – gefährliche Folgen wie etwa der Bluthochdruck hat er in der Regel nicht. Trotzdem können seine Symptome lästig und beschwerlich sein. Personen, die Beschwerden mit niedrigem Blutdruck haben, muß an erster Stelle geraten werden, etwa fünf bis zehn Gramm Salz über die Nahrung pro Tag aufzunehmen, also die Speisen gut zu salzen, am besten mit jodiertem Speisesalz. Dazu sollten sie rund zwei Liter Flüssigkeit trinken.
Die Energiegewinnung muß im Körper durch ausreichende Zufuhr des Vitamin B5 (Pantothensäure) und Vitamin C optimiert werden. Vitamin C ist an der Herstellung des Noradrenalins, eines Nervenbotenstoffs, beteiligt und regt dadurch den Blutdruck an, was uns munter macht. Am besten, Sie pressen sich eine Zitrone aus und verdünnen den Saft mit kaltem Mineralwasser oder, bei guter Qualität, auch Leitungswasser. Das erfrischt an heißen Tagen und bringt Sie in Schwung – sooft Sie es brauchen.

Wichtig

- Bei niedrigem Blutdruck empfiehlt es sich, leichte Kost, fettarm und viel Gemüse zu essen.
- Generell gilt: Öfter kleine Mahlzeiten als wenige große – das entlastet den Kreislauf ebenfalls.
- Bei akuten Schwindelerscheinungen sollten Sie ein Glas Bouillon trinken und die Beine hochlagern.

Welche Gemüsesorten sollten besonders bevorzugt werden?

- Blumenkohl
- Brokkoli
- Erbsen
- Grünkohl
- Sojabohnen
- Shiitake-Pilze

Wie lange dauert die Heilung?

Wenn Sie die Ernährung konsequent umstellen und auf ausreichende Salz- und Flüssigkeitszufuhr achten, dann kann der Blutdruck innerhalb kürzester Zeit wieder ansteigen. Nach dem Trinken einer Bouillon kann dies 15 bis 30 Minuten dauern.
Bis der Blutdruck wieder stabil ist, muß mit ca. ein bis drei Wochen gerechnet werden. In hartnäckigen Fällen kann es auch zwei Monate dauern.

Das Wichtigste über niedrigen Blutdruck

- Müdigkeit, Schwindelanfälle und kalte Hände sind die typischen Beschwerden, die auf einen niedrigen Blutdruck hinweisen.
- Personen, die unter zu niedrigem Blutdruck leiden – häufig sind dies Frauen – müssen ausreichend trinken (1,5 bis 2 Liter pro Tag) und ihr Essen salzen (fünf bis zehn Gramm Salz pro Tag).
- Starkes Schwitzen, Durchfälle, Gebrauch von Abführmitteln und häufiges Erbrechen sind die Ursachen eines zu niedrigen Blutdrucks, wenn die Verluste an Salz und Flüssigkeit nicht durch die entsprechenden Nahrungsmittel ausgeglichen werden.
- Meiden Sie fette Speisen, und nehmen Sie eher fünf als drei Mahlzeiten zu sich.
- Achten Sie auf reichlich Vitamin B5 und Vitamin C in der Nahrung. Essen Sie generell viel Gemüse, nach Möglichkeit öfter als nur einmal am Tag.

Auch der Verzehr großer Mengen an Süßigkeiten kann zu einem Abfallen des Blutdrucks führen.

Bluthochdruck

Bluthochdruck ist eine Zivilisationserkrankung, bei der meist mehrere Ursachen vorliegen.

Bluthochdruck gehört mit zu den Zivilisationserkrankungen. Streß, Übergewicht, zuwenig Bewegung und Zuckerverwertungsstörungen mit erhöhten Insulinspiegeln sind die häufigsten Ursachen, wobei meist mehrere Faktoren vorliegen.
Der erhöhte Druck auf die Gefäße führt mittel- und langfristig zur Verdickung der Gefäßmuskulatur und zu einem enger werdenden Gefäßdurchmesser. Der Blutdruck steigt dadurch noch mehr. Druckschäden an Herz, Gehirn und Nieren führen dann zu Herzinfarkten, Herzschwäche, Schlaganfällen und verringerter Filtration der Nieren.
Im folgenden soll der sogenannte essentielle Bluthochdruck (nicht durch eine Organerkrankung ausgelöst) besprochen werden.

Welche Verhaltensweisen können Bluthochdruck auslösen oder verschlechtern?

Der typische Bluthochdruckpatient hat Streß, ist übergewichtig, bewegt sich zuwenig, hat leichte Zuckerverwertungsstörungen mit erhöhten Insulinspiegeln sowie hohe Cholesterinwerte (sogenanntes metabolisches Syndrom).
Seine Ernährung ist fettreich und hat zu viele Kalorien bei zuwenig Kalium und magnesiumhaltigem Gemüse. Oft wird noch geraucht und reichlich Alkohol getrunken. Werden diese der Gesundheit abträglichen Gewohnheiten nicht geändert, so kommt es zu schweren Organerkrankungen, die den Bluthochdruck noch verstärken.
Zuwenig Kalzium in der Nahrung kann den Blutdruck ebenso ansteigen lassen wie zuwenig Kalium und Magnesium.
Ein Mangel an Kalzium kann die Ansprechbarkeit auf Salz erhöhen und somit indirekt den Bluthochdruck auslösen. Erstaunlicherweise geht ein Kalziummangel öfter mit Bluthochdruck einher als ein sehr hoher Salzkonsum. (Nicht jeder, der viel Salz ißt, hat auch einen hohen Blutdruck!)
Der in unserer Gesellschaft sogar recht häufige Magnesiummangel kann ebenfalls den Blutdruck ansteigen lassen. Enthält die Ernährung zu viele gesättigte Fettsäuren (beispielsweise tierische Fette und Palmfett) und zuwenig essentielle Fettsäuren (in Pflanzenölen

enthalten), so kann dies den Blutdruck ebenfalls in die Höhe treiben. Zuwenig Zink in der Nahrung erhöht die Kadmium- und Bleikonzentrationen im Blut. Über diese giftigen Stoffe ist ebenfalls ein Blutdruckanstieg möglich.
Sogar chronisch hoher Süßigkeitenkonsum kann die Ursache einer Bluthochdruckerkrankung sein.

Welche Verhaltensweisen/Biostoffe können Bluthochdruck bessern oder heilen?

Auch wenn es selten ist: Achten Sie darauf, ob Sie auf bestimmte Lebensmittel mit einem Blutdruckanstieg reagieren.

An erster Stelle muß eine Ernährungsumstellung für den Rest des Lebens erfolgen. Je nachdem, ob der Bluthochdruckkranke auf Salz, Zucker oder ein bestimmtes Lebensmittel reagiert, müssen diese Dinge weggelassen werden.
Grundsätzlich gilt: Tierische Fette gegen pflanzliche Öle und Fette austauschen, weniger Süßigkeiten und Alkohol, weniger Fleisch, zweimal pro Woche Fisch. Täglich viel Gemüse mit Kalium, Magnesium, Zink und Kalzium genießen.
Außerdem sollte mehr Sport betrieben und der Streß – soweit wie möglich – reduziert werden.

Welche Gemüsesorten sollten besonders bevorzugt werden?

- Algen
- Grünkohl
- Kohlrabi
- Kartoffeln
- Melonen
- Petersilie
- Sojabohnen
- Spinat
- Spargel

Man wird nicht immer auf eine medikamentöse Behandlung verzichten können. Eine Ernährungsumstellung ist aber auf jeden Fall ratsam.

Wie lange dauert die Heilung?

Eine Ernährungsumstellung kann bereits nach zwei Wochen erste Erfolge zeigen. Bis der Blutdruck wieder normal ist, können jedoch zwischen zwei und sechs Monate vergehen. Dies lohnt sich aber auf jeden Fall, da damit keine Nebenwirkungen verbunden sind. Bei Salz-, Zucker- oder Lebensmittelunverträglichkeit kann der Blutdruck bei Weglassen der auslösenden Ursache sofort reagieren.

Das Wichtigste über den Bluthochdruck

- Übergewicht, zuwenig Bewegung, Streß, zuviel Alkohol und Rauchen sind die häufigsten Auslöser dieser Zivilisationserkrankung.
- Bluthochdruck führt zu Schäden an Gefäßen, Herz, Gehirn und Nieren. Die Folgen können insbesondere Herzinfarkt, Herzschwäche, Schlaganfall und Nierenversagen sein.
- Es sollte bei gegebenem Anlaß getestet werden, ob eine Unverträglichkeit auf Salz, Zucker oder ein bestimmtes Lebensmittel vorliegt.
- Eventuell kann zuwenig Zink in der Ernährung zu erhöhten Kadmium- und Bleikonzentrationen im Blut geführt haben, wodurch auch ein Ansteigen des Blutdrucks verursacht wird.
- Die Ernährung muß grundsätzlich überdacht und dann umgestellt werden:
  1. Mehr pflanzliche Fette (Sonnenblumenöl, Maiskeimöl, Olivenöl).
  2. Mehr Fisch statt Fleisch.
  3. Viel Gemüse mit Kalium, Magnesium, Zink und Kalzium täglich auf den Tisch.

Eine ausgewogene Ernährung und maßvolle Bewegung sind die besten Heilmethoden gegen Bluthochdruck.

Bronchitis

Die Bronchitis ist eine Entzündung der Schleimhäute in den Bronchien.
Kälte, die zu einer schlechteren Durchblutung der Gefäße führt, schwächt die Immunabwehr. Sowohl Bakterien wie auch Viren können dann eine Entzündung auslösen. Auch starkes Rauchen schwächt die Immunabwehr, so daß hier sogar oft eine chronische Bronchitis vorliegt.
Husten mit schleimigem Auswurf, Fieber, Brustschmerzen und Atemnot sind typische Anzeichen für Bronchitis.

Welche Verhaltensweisen können Bronchitis auslösen oder verschlechtern?

Typischerweise tritt die Bronchitis in der kalten Jahreszeit auf. Auskühlung durch zu langen Aufenthalt im Freien oder durch zu dünne Kleidung ist der häufigste Auslöser.

Raucher und Personen mit schlechter Immunabwehr leiden besonders häufig darunter.

Welche Verhaltensweisen/Biostoffe können Bronchitis bessern oder heilen?

An erster Stelle sollten Sie große Mengen Flüssigkeit aufnehmen (mindestens zwei Liter pro Tag). Besonders zu empfehlen sind heiße, stark gewürzte Suppen oder Tees.

Durch Einatmen von ätherischen Ölen werden die Schleimhäute angeregt und besser durchblutet: Sie produzieren einen dünnflüssigen Schleim. Dadurch kann auch eine verstopfte Nase wieder frei werden.

Ein selbsthergestellter Rettichsaft wirkt oftmals Wunder (siehe Seite 83).

Die Bronchialschleimhaut braucht zum Regenerieren viel Vitamin A, das am besten durch Beta-Karotin-haltiges Gemüse zugeführt wird.

Zink hat sich ebenfalls bestens bei Erkältungen des Atembereichs bewährt: Wenn möglich, deshalb auf ausreichende Zinkaufnahme achten (Erbsen, Linsen, Käse).

Trinken Sie zur Stärkung der Immunabwehr täglich den Saft von drei bis vier frischausgepreßten Zitronen (nicht heiß!), verteilt auf mehrere Gaben.

Bei Appetitmangel können auch Zinktabletten aus der Apotheke eingenommen werden (am besten ein Multivitamin-/Mineralstoffpräparat).

Bei Anfälligkeit für Bronchitis sollte in der kalten Jahreszeit immer ein Halstuch getragen werden.

Welche Gemüsesorten sollten besonders bevorzugt werden?

- Fenchel
- Rettich
- Shiitake-Pilze
- Zwiebel

Wie lange dauert die Heilung?

Je nach Schweregrad der Bronchitis und Stärke der Immunabwehr genesen Sie in drei bis fünf Tagen. Eine chronische Bronchitis erfordert dagegen eine Ernährungsumstellung und sofortigen Rauchstopp. Hier können sogar zwei bis drei Monate vergehen, bis die Schleimhaut wieder eine samtig feuchte Oberfläche hat.

Auch wenn es noch so schwer fällt: Hören Sie bei einer chronischen Bronchitis sofort auf zu rauchen.

Das Wichtigste über die Bronchitis

- Meist wird sie durch eine Verkühlung ausgelöst.
- An erster Stelle sollten Sie heiße, stark gewürzte Suppen oder Tees trinken – mindestens zwei Liter am Tag.
- Beta-Karotin, Vitamin C und Zink stärken die Schleimhäute zur Abwehr von Viren und Bakterien.
- Essen Sie viel Gemüse (Zwiebeln, Fenchel), und trinken Sie Rettichsaft.
- Gehen Sie nie ohne warmen Schal ins Freie!

Cholesterin, hohes

Bei zu hohen Cholesterinwerten im Blut liegt meist eine vererbte Stoffwechselstörung unterschiedlichen Schweregrades vor. Bei hohem Konsum von cholesterinreicher Nahrung können die Fette nicht mehr ausreichend abgebaut werden.

Der Streit, ab welchem Cholesterinwert medikamentös behandelt werden sollte, ist noch nicht beigelegt. Im Zweifelsfalle sollten Sie jedoch immer versuchen, auf der sicheren Seite zu sein. Das bedeutet, daß beim Vorliegen von Herz-Kreislauf-Erkrankungen in der Familie (Eltern, Großeltern) das eigene Erkrankungsrisiko hoch ist und deshalb der Gesamtcholesterinspiegel um die 200 Milligramm/Milliliter liegen sollte.

Dies kann in den meisten Fällen auch ohne Medikamente, allein durch eine Umstellung der Ernährung erreicht werden. Mit viel Phantasie beim Kochen kann trotzdem der Genuß am guten Essen erhalten bleiben.

Neueste Untersuchungsergebnisse zeigen, daß hohes Cholesterin nur dann zu Gefäßverkalkungen führt, wenn die Vitamin-E-Spiegel im Blut niedrig sind.
Dieses Antioxidans schützt somit vor Arteriosklerose und erspart in den meisten Fällen die Einnahme von cholesterinsenkenden Arzneimitteln.

Welche Verhaltensweisen können hohe Cholesterinwerte auslösen oder verschlechtern?

Wer zweimal täglich Fleisch ißt und nachmittags Kuchen, darf sich nicht über zu hohes Cholesterin wundern.

Die häufigste Ursache eines zu hohen Cholesterinspiegels ist eine falsche Ernährung: zu viele tierische Fette, zuwenig Obst und Gemüse (enthält kein Cholesterin). Hinzu kommen zuviel Alkohol und zuwenig Bewegung.
Hohe Cholesterinwerte treten meist gemeinsam mit weiteren Veränderungen der Körperfunktionen auf und sind u. a. Mitverursacher der Gefäßverkalkung und damit auch von Herz-Kreislauf-Erkrankungen, wenn vor allem Vitamin E fehlt. Nach wie vor sind diese Gesundheitsstörungen die Todesursache Nummer eins in Deutschland.

Welche Verhaltensweisen/Biostoffe können hohe Cholesterinwerte bessern oder beseitigen?

Die Ernährungsumstellung ist das Beste, was wir unserem Körper bieten können – die Fleischportionen deutlich verkleinern (auf 50 Gramm pro Portion) und öfter Fisch (zweimal pro Woche) essen. Hier dürfen die Portionen ruhig größer sein.
Außerdem sind folgende Regeln zu befolgen:

Butter können Sie essen, sollten Sie aber beim Kochen sparsam verwenden.
Täglich Salat auf den Menüplan setzen, angemacht mit Olivenöl, Sonnenblumen- oder Maiskeimöl (Vitamin E). Mit diesen Fetten können Sie auch etwas großzügiger umgehen.
Täglich zwei ordentliche Portionen Gemüse (cholesterinsenkende Sorten) verzehren.
Versuchen Sie noch, ein- bis zweimal pro Woche Sport zu treiben oder wenigstens stramm spazierenzugehen.

Welche Gemüsesorten sollten besonders bevorzugt werden?

- Algen (Laminaria)
- Rohe Karotten (täglich!)
- Shiitake-Pilze
- Sojabohnen
- Zwiebeln

Wie lange dauert die Heilung?

Wem es schwerfällt, seine Ernährung von heute auf morgen umzustellen, sollte es schrittweise versuchen: Einen Monat lang weniger Fleisch, mehr Fisch; den nächsten Monat täglich Gemüse; im dritten Monat mit mehr Bewegung anfangen.

Je nach Höhe des Cholesterinspiegels und nach Essensgewohnheiten dauert es zwei Wochen bis drei Monate, bis das erstrebte Ziel einer Senkung der Cholesterinwerte erreicht ist. Freuen Sie sich auch, wenn Sie es »nur« schaffen, die Menge der benötigten Medikamente zu halbieren! Jahrelange Gewohnheiten können nicht so schnell aufgegeben werden.

Das Wichtigste über hohes Cholesterin

- Cholesterinüberschuß ist eine Zivilisationserkrankung, die durch falsche Ernährung bei einer vererbten Stoffwechselstörung ausgelöst wird.
- Eine lebenslange Umstellung der Ernährung ist notwendig, um auch im fortgeschrittenen Alter geistig frisch und körperlich fit zu sein.
- Essen Sie deutlich weniger Fleisch, mehr Fisch, mehr pflanzliche Öle und Fette. Bringen Sie täglich Gemüse auf den Tisch.
- Geben Sie den cholesterinsenkenden Gemüsesorten den Vorzug.
- Bewegen Sie sich öfter, treiben Sie Sport! Täglich 30 Minuten auf dem Heimtrainer, und Sie können dabei noch fernsehen.

Fangen Sie an, sich zu bewegen! Zweimal in der Woche 30 Minuten Ausdauersport sind ein guter Anfang.

Darm, nervöser

Meist sind Frauen im mittleren Lebensalter von einem nervösen Darm (Colon irritabile) betroffen. Sie leiden unter häufigen Bauchkrämpfen, die abwechselnd von Durchfall oder Verstopfung begleitet werden.
Diese Erkrankung hat eine starke psychische Komponente, die die Beschwerden noch verstärkt. In jedem zweiten Fall wird eine Lebensmittelunverträglichkeit festgestellt.

Welche Verhaltensweisen können Colon irritabile auslösen oder verschlechtern?

Viel Fett und Süßigkeiten in der Ernährung strapazieren die Darmfunktion. Zuwenig Ballaststoffe können andererseits die Krämpfe verstärken.
Gerade von Streß und Angst geplagte Personen sind besonders häufig von Durchfällen betroffen, ohne daß eine Entzündung des Darms festgestellt werden kann.

Welche Verhaltensweisen/Biostoffe können Colon irritabile bessern oder heilen?

Als erstes muß der Süßigkeitenkonsum gestoppt werden. Aber alternativ nicht mit Süßstoff (z.B. Sorbitol) nachsüßen, da dies den Darm ebenfalls irritieren kann. Achten Sie auf verstecktes Sorbitol, beispielsweise im zuckerfreien Kaugummi oder Getränken. Fruktose, viel in süßen Früchten enthalten, muß auch weggelassen werden. Das bedeutet also Verzicht auf Ananas, süße Äpfel, reife Bananen und dergleichen mehr.

Darmträgheit ist in Entwicklungsländern nahezu unbekannt. Sie gehört mit zu den typischen Erkrankungen der Wohlstandsgesellschaft.

Fettarm essen ist das oberste Gebot. Viel rohes, ballaststoffhaltiges Gemüse auf dem täglichen Speiseplan ist ebenso wichtig. Wenn Sie bislang wenig Ballaststoffe zu sich genommen haben, dann müssen Sie Ihren Darm erst langsam daran gewöhnen. Es könnten sonst Blähungen und Bauchkrämpfe auftreten.
Bei Verstopfung muß ausreichend Flüssigkeit (eineinhalb bis zweieinhalb Liter am Tag) getrunken werden. Die Nahrung sollte reichlich Kalium, Magnesium, Folsäure und Pantothensäure enthalten.

Versuchen Sie herauszufinden, ob Sie nur auf ein oder auf mehrere Lebensmittel allergisch reagieren. Führen Sie dazu die unter »Migränekopfschmerzen« auf Seite 171f. beschriebene Eliminationsdiät durch.
Am häufigsten werden Milchprodukte (Ausnahme Joghurt) nicht vertragen.
Diese Art der Analyse ist mühsam und erfordert viel Disziplin. Aber das sollte Ihnen Ihre Gesundheit wert sein.
Nur wenn alle diese Versuche fehlschlagen, kann als letztes Mittel eine psychotherapeutische Unterstützung gesucht werden. Allein das Erlernen von Entspannungstechniken, wie z. B. autogenes Training, konnte schon so manchem Patienten helfen.

Wenn Sie eine Ernährungsumstellung durchführen, ist es empfehlenswert, Kombinationspräparate einzunehmen, die Folsäure, Pantothensäure und Magnesium enthalten.

Wichtig

In hartnäckigen Fällen von Colon irritabile können Sie es mit Pfefferminzölkapseln dreimal täglich zwischen den Mahlzeiten versuchen.

Wie lange dauert die Heilung?

Wenn Sie eine Nahrungsmittelunverträglichkeit haben und den Auslöser weglassen, dann kann es bis zu 14 Tagen dauern, bis keine Symptome mehr vorhanden sind. Handelt es sich um eine leichte Verstopfung, dauert es ein bis zwei Tage, bis sich der Darminhalt entleert.
Finden Sie keine Unverträglichkeit, so kann eine Ernährungsumstellung, konsequent durchgeführt, in ein bis zwei Monaten zum Erfolg führen.

Welche Gemüsesorten sollten besonders bevorzugt werden?

- Weiße Gartenbohnen
- Karotten
- Rote Bete
- Schwarzwurzeln
- Sojabohnen
- Zwiebeln

Das Wichtigste über Colon irritabile

- Meist sind Frauen im mittleren Alter betroffen; Bauchkrämpfe werden begleitet von Durchfällen oder Verstopfungen.
- Jede zweite Betroffene hat eine Nahrungsmittelallergie, die die wechselnden Symptome auslöst.
- Versuchen Sie eine Eliminationsdiät (wie unter »Migränekopfschmerzen« Seite 171 beschrieben). Am häufigsten ist Milch bzw. Milchprodukte der Auslöser. Haben Sie die Geduld, es herauszufinden.
- Verzichten Sie konsequent auf Süßigkeiten und künstlichen Süßstoff. Essen Sie fettarm und minimal Fleisch. Seien Sie zurückhaltend mit Obst (Fruktose!).
- Essen Sie viel ballaststoffreiches Gemüse.
- In hartnäckigen Fällen können Sie es mit Pfefferminzölkapseln versuchen.

Darmerkrankungen, entzündliche

Nur wenn die Darmschleimhaut gesund ist, können auch alle wertvollen Nährstoffe aus dem Nahrungsbrei ins Blut gelangen.

Befallen werden kann der ganze Darmtrakt, vom Dünndarm bis zum Dickdarm. Man spricht je nach Lokalisation von einer ulzerativen Kolitis oder von der Crohn-Krankheit.

Weil sich das Leiden im wesentlichen durch Bauchkrämpfe und Durchfälle äußert, sind die Patienten abgemagert und haben Mangelerscheinungen an den essentiellen Biostoffen.

Die Statistik der Erkrankten zeigt einige interessante Besonderheiten: Crohn-Patienten essen mehr Zucker und ausgemahlenes Getreide sowie geschälten Reis als Gesunde. Ballaststoffarme Ernährung erhöht die Anfälligkeit für diese Erkrankung. Bei Naturvölkern mit »unveredeltem« ballaststoffreichen und zuckerfreien Essen wurde beobachtet, daß sie extrem selten eine entzündliche Darmerkrankung entwickeln.

Oft wird auch eine Lebensmittelallergie auf bestimmte Nährstoffe entdeckt.

Welche Verhaltensweisen können eine entzündliche Darmerkrankung auslösen oder verschlechtern?

Eine ungesunde, ballaststoffarme Ernährung mit viel Zucker ist meist Ursache für die Erkrankung.
Beruflicher Streß kann die Symptome verschlimmern.
Allmählich, durch die häufigen Durchfälle ausgelöst, entwickeln sich weitere Beschwerden wie Müdigkeit, Antriebsarmut, depressive Verstimmungen sowie Blutarmut.
Kaffeekonsum kann die Symptome noch verstärken.

Um Ihren Magen-Darm-Trakt gesund zu halten, sollten Sie ausreichend Ballaststoffe zu sich nehmen.

Welche Verhaltensweisen/Biostoffe können eine entzündliche Darmerkrankung bessern oder heilen?

Die Ernährung muß auf jeden Fall umgestellt werden.
Im Falle einer Unverträglichkeit von bestimmten Nahrungsstoffen sollten Sie diese unbedingt herausfinden (siehe »Migränekopfschmerzen« Seite 171). Dann müssen Sie die entsprechenden Stoffe weglassen. Meist sind dies Nüsse, Erdbeeren, Ananas, Sojabohnen und Weizen. Das bedeutet aber nicht, daß diese Nahrungsmittel nie mehr gegessen werden dürfen. Ein bis zwei Jahre nach Ausheilung kann der Körper langsam mit kleinen Portionen wieder daran gewöhnt werden.
Grundsätzlich gilt: Ballaststoffreich essen. Vollkornprodukte und viel Gemüse sollten bevorzugt werden. Kleie, zusätzlich eingenommen, kann zuviel werden und außerdem die Resorption wesentlicher Mineralstoffe und Spurenelemente behindern (wie z. B. Kalzium, Zink, Eisen).
Darüber hinaus hat sich der Verzehr von viel Vitamin E und essentiellen Fettsäuren (beides im Leinöl enthalten) als äußerst vorteilhaft erwiesen.
Wegen der Unterversorgung an Biostoffen sollten Sie zusätzlich ein Kombinationspräparat einnehmen, das die wesentlichen essentiellen Stoffe für den Tagesbedarf enthält.
Dieses strikte Essensregime müssen Sie mindestens zwei Monate durchhalten. Wenn eine Besserung eingetreten ist, kann im ein oder anderen Fall die Diät gelockert werden. Beim Auftreten erster Beschwerden muß sie wieder straff eingehalten werden. Statt Fleisch eher Fisch, am besten aber anfangs keines von beiden.

Welche Gemüsesorten sollten besonders bevorzugt werden?

- Artischocken
- Avocados
- Karotten (gekocht)
- Schwarzwurzeln

Wie lange dauert die Heilung?

Wenn Sie eine Lebensmittelallergie haben, ist die Therapie einfach. Lassen Sie den auslösenden Stoff weg.

Wenn Ihre Darmbeschwerden durch eine Nahrungsmittelallergie ausgelöst werden, können sich die Symptome innerhalb von drei Tagen bessern – wenn Sie das entsprechende Lebensmittel ausfindig machen und weglassen.

Ansonsten kann sich die Erkrankung über Monate und Jahre hinziehen, abhängig von der Eßdisziplin des Patienten. Bei konsequentem Verhalten kann in ein bis zwei Monaten eine Besserung eintreten.

Das Wichtigste über entzündliche Darmerkrankungen

- Die Darmentzündung ist eine typische Zivilisationserkrankung,
- Darmentzündungen sind in der Regel bedingt durch zuwenig Ballaststoffe, zuviel Zucker in der Nahrung und eine Menge seelischer Belastungen.
- Die Entzündung kann den Dünndarm und den Dickdarm betreffen und ist begleitet von schmerzhaften Bauchkrämpfen sowie häufigen Durchfällen; die Patienten verlieren dadurch an Gewicht.
- Zu empfehlen ist ansonsten die Einnahme von Vitamin E und Linolensäure, die reichlich im Leinöl und Sojaöl enthalten ist.
- Die Ernährung muß auf ballaststoffreiche, zuckerfreie Kost mit viel Gemüse und wenig Fleisch (eher Fisch) umgestellt werden.
- Nur pflanzliche Öle mit mehrfach ungesättigten Fettsäuren dürfen verwendet werden.

Erkältungen, häufige

Immer wiederkehrende Erkältungen reduzieren die Lebensqualität ganz erheblich.

Häufige grippale Infekte, begleitet von Kopf-, Hals- und Gliederschmerzen, Schnupfen sowie Heiserkeit sind ein Zeichen für eine ernstzunehmende Immunabwehrschwäche. Die übliche Ernährung, die in streßfreier und warmer Jahreszeit ausreicht, kann unter bestimmten Belastungssituationen wie Kälte und der Nähe kranker Personen nicht mehr genügen. Die Erreger werden dann unzureichend abgewehrt. Auch schwere Erkrankungen wie Krebs können den Körper so stark schwächen, daß die Erreger sich leichter vermehren.

Welche Verhaltensweisen können häufige Erkältungen auslösen oder verschlechtern?

Die häufigsten grippalen Infekte gibt es in der kalten Jahreszeit. Infolge von Kälte schlecht durchblutete Schleimhäute sind in der Immunabwehr geschwächt und können sich nicht mehr genug gegen den massiven Erregeransturm wehren.
Streß oder schwere psychische Probleme sind eine zusätzliche Belastung für das Immunsystem. Auch hoher Zuckerkonsum schwächt die Immunabwehr, da die neutrophilen Blutkörperchen (gehören zu den weißen Blutkörperchen) in ihrer Abwehrfunktion gehemmt werden.
Raucher erwischt es meistens zuerst, da diese einen immens hohen Bedarf an Vitamin C haben.

Welche Verhaltensweisen/Biostoffe können häufige Erkältungen bessern oder heilen?

Die Ernährung umzustellen fällt den meisten leichter, als ihren Streß abzubauen, obwohl auch dieser das Immunsystem schwächt.
Essen Sie möglichst viele Zitrusfrüchte, und greifen Sie lieber auf tiefgefrorenes als auf überlagertes Gemüse zurück. Wenn Sie aus verschiedenen Gründen (beispielsweise regelmäßiges Kantinenessen) nicht die erforderliche Menge an Biostoffen erreichen, so können Sie zusätzlich ein Kombinationspräparat einnehmen. Es muß vor allem ausreichend Beta-Karotin, Vitamin C und Vitamin E enthalten.

Kupfer, Eisen und Zink haben sich ebenfalls als hilfreich für die Stärkung der Immunabwehr erwiesen. Wenn Antibiotika notwendig werden, so kann die Einnahme von Bromelain, dem Enzym aus der Ananas, deren Wirkung verstärken.
Genießen Sie viel Gemüse mit ätherischen Ölen, die Ihre Schleimhautsekretion und damit auch Ihre Durchblutung anregen.

Welche Gemüsesorten sollten besonders bevorzugt werden?

- Feldsalat
- Fenchel
- Grünkohl
- Rote Bete
- Shiitake-Pilz
- Zwiebeln

Wie lange dauert die Heilung?

Wenn Sie trotz Ernährungsumstellung anfällig bleiben, so überdenken Sie doch noch einmal Ihren Süßigkeitenkonsum und Ihren Streß.

Die Erhöhung des Vitamin- und Spurenelementekonsums sollten Sie mindestens drei Monate durchhalten. Wenn die Zusammenstellung der Nahrungsmittel richtig ist, dann müßten Sie nach ein bis zwei Monaten einen deutlichen Rückgang Ihrer Infektanfälligkeit registrieren können.

Das Wichtigste über häufige Erkältungen

- Häufige Erkältungen sind hauptsächlich ein Problem in der kalten Jahreszeit, wenn der Bedarf an Biostoffen erhöht ist.
- Der Biostoffmix, mit dem Sie Ihrer Immunabwehr Kraft geben, sollte Beta-Karotin, Vitamin E, Vitamin C, Kupfer, Eisen, Zink und Bromelain enthalten. Wählen Sie vorrangig Gemüse aus, das Sie damit versorgt.
- Wenn dies nicht ausreicht, sollten Sie zusätzlich ein Kombinationspräparat mit den entsprechenden Biostoffen im ausgewogenen Mengenverhältnis einnehmen.
- Gehen Sie daran, Streß in Ihrem beruflichen und privaten Alltag abzubauen.

Gallensteine

Jeder fünfte über 65 Jahre hat Gallensteine. Die Ursachen sind meist Übergewicht und falsche Ernährung, aber auch Vererbung.
Galle, von der Leber zur Fettverdauung gebildet, wird in der Gallenblase gespeichert. Dort bilden sich hauptsächlich die Gallensteine aus Cholesterinkristallen. Ein vorübergehender Verschluß des Gallenblasengangs kann zu kolikartigen Schmerzen führen, ein dauernder Verschluß zu einer Gallenblasenentzündung.

Welche Verhaltensweisen können Gallensteine auslösen oder vermehren bzw. vergrößern?

Das Risiko ist am größten, wenn die Anlage zum Gallensteinleiden ererbt ist, was nicht selten ist.
Fettreiche Ernährung führt oft zu Gallensteinleiden.
Zuwenig Ballaststoffe und hoher Süßigkeitenkonsum tragen ebenfalls zur Gallensteinbildung bei.
Auch Kaffee kann zu Gallenblasenkoliken führen.
Als Lebensmittel, die Beschwerden verursachen, werden am häufigsten Eier, Schweinefleisch und Zwiebeln genannt.
Zuwenig Vitamin C und Vitamin E kann das Risiko, Gallensteine zu entwickeln, erhöhen.

Welche Verhaltensweisen/Biostoffe können ein Gallensteinleiden bessern oder heilen?

Grundsätzlich sollten Sie tierische gegen pflanzliche Öle austauschen und Süßigkeiten nur am Wochenende verzehren.
Mindestens die Hälfte der Weißmehlprodukte kann gegen Vollkornprodukte ausgetauscht werden.
Die Hälfte aller Gallensteinpatienten hat zuwenig Magensäure. So kommt es zu schlechter Resorption von Biostoffen.
Essen Sie ausreichend Vitamin-C- und Vitamin-E-haltiges Gemüse – immer mit etwas Öl, um die Resorption zu verbessern.

Trinken Sie gerade bei eiweißhaltiger Nahrung den Saft einer frischgepreßten Zitrone, am besten nach dem Essen.

Personen, die herausfinden möchten, ob es Lebensmittel sind, auf die sie mit Beschwerden reagieren, sollten eine Eliminationsdiät (siehe »Migränekopfschmerzen« Seite 171) durchführen.

Welche Gemüsesorten sollten besonders bevorzugt werden?

- Petersilie
- Rote Bete
- Sojabohnen
- Spargel
- Spinat

Eine Woche lang werden nur Sojaprodukte, Reis, Kirschen, Pfirsiche, Aprikosen, rote Beten und Spinat gegessen. Während dieser Zeit verschwinden normalerweise die Beschwerden. Anschließend fügt man jeden Tag ein weiteres Nahrungsmittel so lange hinzu, bis wieder Beschwerden auftreten. Dieses Nahrungsmittel läßt man dann weg.

Wie lange dauert die Heilung?

Wenn die Ernährung konsequent umgestellt wird, können sich Gallensteine wieder verkleinern. Je nach Größe kann dies sechs Monate und länger dauern.

Sehr oft wird übersehen, daß es eine Unverträglichkeit auf bestimmte Lebensmittel sein kann, die Gallenblasenbeschwerden auslöst.

Das Wichtigste über Gallensteine

- Gallensteine treten bei ererbter Anlage auf, wenn die Ernährung falsch zusammengesetzt ist.
- Die Ernährung muß so umgestellt werden, daß tierisches Fett gegen pflanzliches ausgetauscht wird und mehr Ballaststoffe gegessen werden (Vollkornprodukte und Gemüse). Der Zuckerkonsum sollte aufs Wochenende beschränkt bleiben.
- Mit der Eliminationsdiät kann herausgefunden werden, ob eine Lebensmittelunverträglichkeit Gallenbeschwerden verursacht. Als häufigste Auslöser gelten Eier, Schweinefleisch und Zwiebeln.
- Genießen Sie ausreichend Vitamin-C- und Vitamin-E-reiches Gemüse mehrmals am Tag!

Gicht

Die häufigste Ursache von Gicht sind Lebensmittel, die reich an Purinen (z. B. Innereien) sind. Aus deren Abbau bleibt die Harnsäure übrig, die der Körper nicht weiter zerlegen kann.

In Zeiten der Not tritt Gicht kaum auf. Der Zusammenhang von Überernährung und Alkohol mit Gicht ist wissenschaftlich eindeutig bewiesen.
Gicht kann sich als akute Entzündung von Gelenken zeigen, ausgelöst durch Ablagerung von Harnsäurekristallen. Im chronischen Stadium kommt es zu Deformationen (Verformungen) von Gelenken. Eine Ablagerung der Harnsäurekristalle in den Nieren führt zur Erkrankung dieser wichtigen Ausscheidungsorgane. Begleitend werden Risiken wie Bluthochdruck und Herzinfarkt beobachtet.

Welche Verhaltensweisen können Gicht auslösen oder verschlechtern?

Wird beim Essen nicht darauf geachtet, wie hoch der Puringehalt der jeweiligen Speisen ist, so können die Harnsäurewerte im Blut unkontrolliert ansteigen. Dabei ist zu beachten, daß es bestimmte Gemüsesorten gibt, die viel Purine enthalten, manchmal sogar mehr als Fleisch.
Zuviel Alkohol beeinflußt die Harnsäureausscheidung in der Niere. Je höher die aufgenommene Alkoholmenge, desto mehr steigen die Harnsäurewerte im Blut.
Auch bestimmte Medikamente, die wasserausschwemmend wirken (Diuretika), können die Harnsäurespiegel ansteigen lassen. Wird generell zuviel gegessen, so werden damit auch mehr Purine aufgenommen.

Welche Verhaltensweisen/Biostoffe können Gicht bessern oder heilen?

Bei Übergewicht sollten Sie versuchen, die Ernährung konsequent umzustellen. Bestimmte stark purinhaltige Fleisch- und Gemüsesorten (weiße Gartenbohnen, Linsen, Sojabohnen) sollten Sie selten und nur in kleinen Portionen essen.
Auf Alkohol müssen Sie nicht gänzlich verzichten. Ein Glas Wein pro Tag – oder ein Glas Bier – ist durchaus verträglich.
Auf jeden Fall sollten Sie viel Flüssigkeit (zwei bis drei Liter pro Tag) trinken, vorausgesetzt, Sie sind nicht schwer nierenkrank.

Welche Gemüsesorten sollten besonders bevorzugt werden?

- Brokkoli
- Zucchini

Wie lange dauert die Heilung?

Das Wort »Gicht« kommt aus dem Althochdeutschen und heißt eigentlich Besprechung, Behexung.

Bei Gichtpatienten ist es das Ziel, die Harnsäurewerte im Blut normal zu halten und Gichtanfälle zu vermeiden.
Eine Ernährungsumstellung mit Einschränkung des Alkoholkonsums zeigt nach fünf bis zehn Tagen erste Erfolge.
Bei langfristig richtigem Ernährungsverhalten kann bei den meisten Patienten sogar auf die Gabe von Medikamenten zur Gichttherapie verzichtet werden.

Das Wichtigste über die Gicht

- Gicht ist eine Erkrankung, deren Ursache meist falsche Ernährung oder zuviel Alkohol ist. Dies führt zum Anstieg von Harnsäure im Blut.
- Gelenke entzünden sich durch Einlagerung von Harnsäurekristallen und können langfristig in der Beweglichkeit eingeschränkt werden.
- Die Nieren können von den Auswirkungen der Gicht mitbetroffen sein.
- Die Umstellung der Ernährung auf purinarme Speisen und die Einschränkung der Alkoholmenge sind die wichtigsten Schritte.
- Zur Alkoholmenge können Sie sich nach einem Zitat von Professor Zöllner richten: »Was der Verkehrsrichter erlaubt, erlaubt auch die Niere.«
- Nehmen Sie viel Flüssigkeit auf – bis zu drei Liter pro Tag trinken!
- Genießen Sie Gemüse wie weiße Gartenbohnen, Linsen und Sojabohnen nur in kleinen Mengen.

Hauterkrankungen

Da die Haut oft erneuert werden muß, wird ausreichend Eiweiß benötigt. Verzehren Sie deshalb viel eiweißhaltiges Gemüse.

Die wichtigsten Hauterkrankungen sind Neurodermitis und Psoriasis (Schuppenflechte).
Eine von zwei Personen mit Hautekzemen reagiert auf bestimmte Nahrungsmittel mit einer Zunahme der Hautausschläge. Oftmals sind schon Kinder davon betroffen. Meist wird die Haut mit zunehmendem Alter besser.
Viele reagieren auf Schokolade, Zitrusfrüchte, Erdbeeren, Nüsse und dergleichen mit einer Verschlechterung des Ekzems. Besonders Kindern fällt der Verzicht auf diese Speisen schwer.
Bei Neurodermitis ist die Haut trocken, schuppig, und sie spannt. Besonders lästig ist der ständige Juckreiz, der viele Menschen mit Neurodermitis Tag und Nacht quält.
Psoriasis kann in kleinen Herden am Knie, Ellbogen oder im Gesicht auftreten und sich am ganzen Körper ausbreiten. Die Anlage für Psoriasis kann weitervererbt werden.
Wenn Probleme mit häufigen Blähungen bestehen, so erhärtet sich der Verdacht auf ein Salzsäuredefizit im Magen. Dadurch wird die Nahrung schlecht verdaut (vor allem das Eiweiß), und es kommt zu Resorptionsstörungen von wichtigen essentiellen Biostoffen.

Welche Anlässe oder Verhaltensweisen können Hauterkrankungen auslösen oder verschlechtern?

Neurodermitis verschlechtert sich meist aufgrund einer Empfindlichkeit auf bestimmte Nahrungsstoffe, aber auch infolge von Belastungssituationen. Psoriasis kann durch Grippe, starke Sonnenbestrahlung, Verletzungen der Haut oder starken Alkoholkonsum ausgelöst werden.

Welche Verhaltensweisen/Biostoffe können Hauterkrankungen bessern oder heilen?

Bei Verdacht auf eine Lebensmittelunverträglichkeit sollte eine Eliminationsdiät (siehe »Migränekopfschmerzen« Seite 171) durchgeführt werden. Das Weglassen der verursachenden Stoffe führt gerade bei Neurodermitis zu einer deutlichen Verbesserung des Hautbildes.

Welche Gemüsesorten sollten besonders bevorzugt werden?

- Avocados
- Erbsen
- Linsen
- Sojabohnen

Tierische Fette sollten Sie weglassen, mit Ausnahme des Fischöls, das wertvolle Omega-3-Fettsäuren enthält.
Vitamin C, Vitamin D, Zink und magnesiumreiche Nahrungsmittel fördern den Heilungsprozeß der Haut. Gelegentlich werden auch Bromelain und Vitamin B6 zur Förderung des Eiweißabbaus empfohlen.

Bei Vollkornprodukten ist es wichtig, daß sie gleichzeitig mit eiweißhaltigen Nahrungsstoffen kombiniert werden. Wenn keine Allergie vorliegt, nach eiweißreichen Mahlzeiten den Saft von ein bis zwei Zitronen trinken.

Wie lange dauert die Heilung?

Wenn eine Lebensmittelallergie als Verursacher gefunden und dies im Speiseplan berücksichtigt wird, kann die Haut bei Neurodermitis schon nach ein bis zwei Wochen deutliche Besserung zeigen. Wird kein auslösender Nahrungsstoff entdeckt, so sollte die Ernährung auf Vollwertkost umgestellt werden. Bei Psoriasis zeigen sich nach einer Ernährungsumstellung erst einige Monate später Erfolge.

Vitamin C aktiviert das Zellwachstum und fördert den Aufbau von frischem Bindegewebe.

Das Wichtigste über Hautkrankheiten

- Auf jeden Fall sollte eine ausgewogene Vollwerternährung täglich auf dem Menüplan stehen.
- Reichliche Mengen an Vitamin C, Vitamin D, Zink und Magnesium sollten darin enthalten sein. Bromelain und viel Eiweiß runden das Programm ab.

Herpes simplex

Herpesbläschen sind sehr unangenehm. Sie schmerzen und jucken.

Das Herpes-simplex-Virus gehört weltweit zu den Viren mit der größten Verbreitung.
Wer einmal einen Herpesbefall hatte, behält das Virus sein Leben lang. Er spürt davon aber nichts, weil die Viren von einer gesunden Immunabwehr in Schach gehalten werden. Ist man z. B. längere Zeit stärkerer Sonnenbestrahlung ausgesetzt, so entstehen viele freie Radikale unter der Haut, die von bestimmten Biostoffen neutralisiert werden müssen. Wenn dann die Konzentration an Antioxidantien nicht ausreicht, kommt es zum Ausbruch der Bläschen. Normalerweise treten die Viren an den Lippen, der Mundschleimhaut oder in der Genitalregion auf. Sie werden auch gerne als Fieberbläschen bezeichnet.

Welche Verhaltensweisen können Herpes simplex auslösen oder verschlechtern?

Meist wissen die von Herpes labialis oder genitalis betroffenen Personen recht gut Bescheid, wodurch die Bläschenbildung bei ihnen ausgelöst wird. Im einzelnen können dies starke Sonnenbestrahlung, Erkrankungen mit Fieber, Allergie auf Nahrungsmittel, Einsetzen der Menstruation und auch großer Streß sein.

Welche Verhaltensweisen/Biostoffe können Herpes-simplex-Bläschen verhindern oder schneller zum Abheilen bringen?

Das Virus breitet sich dann aus, wenn die Immunabwehr strapaziert wird. Deshalb sollte versucht werden, die Widerstandsfähigkeit des Körpers zu erhöhen:

An erster Stelle sollten Sie Vitamin C und Zink in ausreichenden Mengen zuführen.
Durch zusätzliche Bioflavonoide wird die Leistung des Vitamin C auf das 30- bis 50fache gesteigert.
Gelegentlich liegt auch eine gestörte Darmflora vor, so daß die Einnahme von Lactobacillus acidophilus hilfreich sein kann.
Manchmal nützt auch schon der regelmäßige Verzehr von Naturjoghurt (ohne Früchte und ohne Zucker!).

Welche Gemüsesorten sollten besonders bevorzugt werden?

- Erbsen
- Linsen
- Paprikaschoten
- Shiitake-Pilze

Wer auf bestimmte Nahrungsmittel mit dem Ausbruch von Herpes reagiert, sollte Produkte bevorzugen, die reich an Lysin (Aminosäure) und arm an Arginin (Aminosäure) sind. Dies sind z. B. Kartoffeln, Milch, Bierhefe, Fisch, Bohnen und Eier.
Schlecht sind dabei Nüsse, vor allem Erdnüsse, Schokolade und Gelatine (Gummibärchen und Obstkuchen!).

Eine Beschleunigung der Wundheilung kann durch Vitamin E erreicht werden.

Im Akutstadium hat sich bewährt, den Inhalt einer Vitamin-E-Kapsel auf einem Wattebausch auszudrücken und mit einer Zinksulfatlösung (0,1 bis 0,25 Prozent) zu ergänzen. Die bekommen Sie in Ihrer Apotheke. Anfangs alle 30 bis 60 Minuten, später alle drei bis vier Stunden die Bläschen damit betupfen.
Achten Sie auf mehr Gemüse in der Ernährung, um die Immunabwehr generell zu stärken. Verwenden Sie auf keinen Fall kortisonhaltige Cremes, da hierdurch die Abwehrkräfte des Körpers unterdrückt werden!
Oft empfiehlt sich auch ein bis zwei Wochen vor Auftreten der auslösenden Ursache, z. B. vor einem Urlaub in heißen Regionen oder ein bis zwei Wochen vor Beginn der Regelblutung, zusätzlich Antioxidantien und Spurenelemente (auf Zink achten!) als Präparat einzunehmen, damit die Immunabwehr ausreichend versorgt ist, wenn die Erkrankung ausbricht. Es bleibt Ihnen nicht erspart, selber herauszufinden, durch welche Verhaltensweisen Sie Ihren Körper am besten unterstützen können.
Am schwersten wird von vielen das Weglassen von Gummibärchen und Schokolade empfunden. Wenn Sie auf Süßigkeiten partout nicht verzichten wollen, sollten Sie lieber Speiseeis als Alternative wählen.
Dies ist sicher nicht die optimale Lösung, aber besser, als an der schlechtesten hängenzubleiben.

Wie lange dauert die Heilung?

Bereits beim ersten Jucken sollte die oben angegebene Lösung verwendet werden, auch wenn die Bläschen noch nicht da sind. Am besten gleich mit der Einnahme von Vitamin C, Vitamin E sowie Zink in Tabletten- oder Kapselform beginnen, um die Immunabwehr schnell zu stärken. Ansonsten sollten Sie generell die Ernährung so umstellen, daß die Immunabwehr ausreichend und regelmäßig mit den benötigten Biostoffen versorgt wird.
Wer schnell ist, kann es schaffen, daß die Bläschen nicht auftreten und die Beschwerden nach 24 Stunden wieder abgeklungen sind. Ansonsten dauert es drei bis sechs Tage. Je nach Zustand der Immunabwehr kann es sich in seltenen Fällen auch über zwei Wochen hinziehen.
Das Ausbleiben der Herpesbläschen zeigt Ihnen, ob Sie Ihre Nahrung richtig zusammenstellen.

Wenn Sie es schaffen, schon beim ersten Jucken das Immunsystem gezielt zu stärken, bleiben die Bläschen vielleicht sogar aus.

Das Wichtigste über Herpes simplex

- Das Virus gehört zu den am weitesten verbreiteten und bleibt nach der ersten Infektion ein Leben lang im Körper.
- Bestimmte Eß- und Verhaltensweisen (Schokolade, Sonnenbäder) oder körperliche Strapazen können die Immunabwehr schwächen und zum Ausbruch der Bläschen führen.
- Beim Auftreten der ersten Anzeichen wie Jucken oder Brennen sollten Sie sofort Vitamin C, Vitamin E, Bioflavonoide (reichlich in Zitrone enthalten) sowie Zink einnehmen.
- Um die Bläschen schneller zum Abheilen zu bringen, betupft man sie mit einem Wattebausch, auf den man Vitamin-E-Öl und 0,1- bis 0,25prozentige Zinksulfatlösung aufgetropft hat. Anfangs alle 30 bis 60 Minuten, später alle drei bis vier Stunden auftragen.
- Auch nach dem Abheilen sollte die Ernährung bewußt so zusammengestellt werden, daß der Körper ausreichend Biostoffe zur Kräftigung der Immunabwehr erhält.

Herzbeschwerden, funktionelle

Erst in der Entspannung treten die Beschwerden auf. Paradox?

Im Gegensatz zu einer Angina pectoris, die sichtbare EKG-Veränderungen hinterläßt, fehlen bei sogenannten funktionellen Beschwerden die Zeichen für eine organische Erkrankung des Herzens. Stechen, Brennen und auch Druckgefühl werden meist von den Betroffenen beschrieben. Die Herzkranzgefäße zeigen keine Verengung durch Verkalkung.

Typischerweise sind davon junge gestreßte Männer und Frauen zwischen 30 und 50 Jahren betroffen, die vor allem im Ruhestand, während der Nacht oder nach Kaffee- oder Teegenuß Beschwerden über dem Herzen haben. Bei körperlicher Anstrengung gehen die Beschwerden zurück, in Ruhe werden sie stärker. Deshalb wird diesen Patienten gerne geraten, ihren Streß abzubauen, was aber meistens nur schwer möglich ist.

Welche Verhaltensweisen können funktionelle Herzbeschwerden auslösen oder verschlechtern?

Streß und falsche Ernährungsgewohnheiten treten fast immer gemeinsam auf. Eine Unterversorgung mit essentiellen Biostoffen ist die Folge.

Zink ist meist zuwenig vorhanden, vor allem bei Rauchern, die einen erhöhten Bedarf haben. Süßigkeiten blockieren die Zinkresorption und führen zusätzlich zu einer vermehrten Chromausscheidung.

Das Spurenelement Chrom ist aber für unseren Zuckerstoffwechsel wichtig und damit auch für die Energieversorgung der Nerven. Eine Unterversorgung an Kupfer und Selen kann an Erkrankungen des Herzens mitbeteiligt sein.

Vorsicht

Ein Organ, das nicht alle notwendigen Stoffe erhält, kann vielleicht unter normalen Bedingungen gerade noch funktionieren, aber nicht mehr unter Belastungen. Beruhigungspillen sind auf jeden Fall keine Lösung!

Mangels Zeit, sich über die richtige »Managerernährung« Gedanken zu machen, werden zwischendurch am Schreibtisch diverse Fast-food-Kompositionen verspeist – zusätzlich gibt es noch Unmengen an Kaffee.

Welche Gemüsesorten sollten besonders bevorzugt werden?

- Algen
- Erbsen
- Fenchel
- Grünkohl
- Kohlrabi
- Mais
- Sojabohnen
- Spargel
- Spinat

Welche Verhaltensweisen/Biostoffe können funktionelle Herzbeschwerden bessern oder heilen?

Bei funktionellen Herzbeschwerden auf jeden Fall den Kaffeekonsum drastisch einschränken.

Den Arbeitsplatz zu wechseln oder die notwendigen Schritte für eine Entstressung einzuleiten ist nicht für jeden sofort möglich. Deshalb müssen sich viele mehr schlecht als recht mit ihren Störungen abfinden. Vier Wochen in Urlaub zu gehen löst das Problem nur für kurze Zeit.

Am ehesten möglich und mit den geringsten Schwierigkeiten verbunden ist es, die Ernährung umzustellen:

Der Kaffeekonsum muß reduziert werden. Wenn es schwerfällt, dann sollten Sie jede Woche eine Tasse weniger trinken. So können Sie sich und den Körper in zwei Monaten von zehn an zwei Tassen pro Tag gewöhnen.

Parallel weniger Fleisch, dafür mehr Obst und Gemüse essen. Die Nerven müssen wieder gut ernährt werden. Deshalb braucht der Körper vor allem die Vitamine aus der B-Gruppe sowie Lezithin (in Sojabohnen). Ansonsten wird das Anti-Streß-Mineral Magnesium benötigt.

Auf jeden Fall sollten Sie neben Chrom und Zink auch Eisen zuführen, um das Gleichgewicht der wichtigen Spurenelemente nicht durch einseitige Ernährung zu gefährden.

Um ausreichend Energie für die Herzfunktion bereitzustellen, wird Karnitin empfohlen.
Zusätzlich zweimal die Woche ist langsames Herz-Kreislauf-Training zu empfehlen. Joggen ist für diejenigen nicht geeignet, die sich keine Zeit zum Aufwärmen nehmen. Dann schadet Joggen mehr, als daß es nützt.

Wie lange dauert es, bis sich die Herzbeschwerden bessern oder ganz verschwinden?

Normal ist, daß es zwischen drei und sechs Monaten dauert, bis die Beschwerden besser werden und allmählich ganz wegbleiben. Dies ist möglich, auch wenn Ihr Streßpegel gleichbleibt, solange Sie Ihre Ernährung richtig zusammenstellen.

Vitamin C schützt und kräftigt die Herzkranzgefäße.

Auf jeden Fall brauchen Sie Geduld und dürfen nicht nach einem Monat aufhören, wenn Sie das gewünschte Ziel noch nicht erreicht haben.
Denn je deutlicher Ihre Biostoffunterversorgung ist, um so länger dauert es, bis sich Ihr Körper wieder erholt.

Das Wichtigste über funktionelle Herzbeschwerden

- Funktionelle Herzbeschwerden treten meist bei durch Beruf und/oder private Probleme gestreßten Personen zwischen 30 und 50 Jahren auf.
- Bei normalem EKG läßt sich ansonsten kein krankhafter Befund am Herzen finden. Die Beschwerden treten typischerweise in Ruhe oder nach Kaffee- oder Teekonsum auf.
- Sie sollten den Streß reduzieren und vor allem die Ernährung umstellen: weniger Kaffee, mehr Obst und Gemüse.
- Es dauert etwa drei bis sechs Monate, bis sich die Beschwerden bessern oder ganz abklingen.
- Ein moderates Herz-Kreislauf-Training zweimal die Woche empfiehlt sich als ideale Ergänzung des Fitneßprogramms.

Herzinfarkte in der Familie

Eine vererbte Anlage zu Herz- oder Krebserkrankungen kann durch das individuelle Verhalten frühzeitig ausgelöst oder weit ins hohe Alter hinausgeschoben werden.

Herz-Kreislauf-Erkrankungen sind nach wie vor die häufigste Todesursache in den westlichen Industriestaaten.
Ernährungsanalysen zeigen, daß obst- und gemüsereiche Mischdiäten mit einem verringerten Risiko verbunden sind, an einer Herzerkrankung oder an Krebs zu sterben. Vielmehr steigt unter dieser Art der Ernährung die Lebenserwartung. Dies konnte bislang noch mit keinem Arzneimittel erreicht werden.
Die Frage, ob ein vererbtes Risiko vorliegt, läßt sich weitgehend durch Ermittlung des Gesundheitsstatus von Eltern und Großeltern klären. Gibt es Fälle von frühem Herzinfarkt, Schlaganfall oder Zuckererkrankung (Diabetes mellitus Typ II), so sollte dies Anlaß sein, die eigene Ernährung zu überdenken und die Chance zur Minderung des Risikos zu nützen!

Welche Verhaltensweisen können den Herzinfarkt auslösen?

Dies läßt sich kurz beantworten: Zu hoher Konsum von tierischen Fetten und Süßigkeiten sowie Bewegungsmangel.
Die Blutspiegel an sogenannten antioxidativen Vitaminen (Beta-Karotin, Vitamin C und Vitamin E) sind bei Patienten mit Herz-Kreislauf-Erkrankungen wie z. B. Angina pectoris niedriger als bei Gesunden. Dies liefert den Hinweis, daß zu selten Gemüse auf dem Ernährungsplan steht.
Hat jemand trotz gesunder Ernährung zuwenig Antioxidantien im Blut, so liegt vermutlich eine verschlechterte Resorption vor, z. B. aufgrund von Salzsäuremangel.

Welche Verhaltensweisen/Biostoffe können Herzinfarkte verzögern oder verhindern?

Süßigkeiten nur am Wochenende genießen und den Kaffeekonsum auf maximal zwei bis drei Tassen pro Tag reduzieren. Starke Kaffeetrinker können sich an diese Mengen herantasten, indem sie wöchentlich jeweils eine Tasse weniger trinken.
Im nächsten Schritt versuchen Sie am besten, die tierischen Fette auf pflanzliche umzustellen. Nach zwei Wochen hat sich Ihr Körper schon ganz gut daran gewöhnt.

Die essentiellen Fettsäuren gehören mit zur »Schutzgarde« des Herzens. Je niedriger der Konsum dieser Fette ist (z. B. Sonnenblumenöl, Leinöl, Fischöl, Nachtkerzenöl), um so mehr steigt das Risiko einer Herzgefäßerkrankung.

Danach wird der Verzehr von Gemüse gesteigert. Naturbelassen können Sie so viel Gemüse essen, wie Sie wollen – Sie werden davon nicht dick! Auf jeden Fall muß dadurch sichergestellt sein, daß Sie ausreichenden Antioxidationsschutz an Beta-Karotin, Vitamin E, Vitamin C und Selen haben.

Kalzium und Magnesium werden ebenfalls zum Schutz vor Arteriosklerose gebraucht – die meisten Patienten mit Herzattacken haben einen zu niedrigen Magnesiumspiegel im Blut.

Ein weiterer koronarer Risikofaktor, das Homozystein, eine gesundheitsschädigende Aminosäure, wird bei Mangel an den Vitaminen B6, B12 und Folsäure gebildet.

Chrom ist zusätzlich zu empfehlen. Dieses Spurenelement ist am Abbau des »guten« LDL-Cholesterins beteiligt.

Die ausreichende Zufuhr von Selen läßt sich in Deutschland, das Selenmangelgebiet ist, oft nur durch Einnahme entsprechender Präparate sicherstellen.

Karnitin, ein Eiweißstoff, wird dringend zum Transport von langkettigen Fettsäuren zum Ort der Verbrennung (Mitochondrien in den Zellen) und damit zur Energiegewinnung gebraucht. Zusammen mit dem Coenzym Q10 wird die Energieproduktion optimiert, wodurch sogar Angina pectoris nachläßt.

Ein regelmäßiges Herz-Kreislauf-Belastungstraining, am besten unter fachkundiger Führung, rundet Ihr neues Dauerfitneßprogramm ab.

Welche Gemüsesorten sollten besonders bevorzugt werden?

- Brokkoli
- Karotten: täglich zwei rohe (senken den Cholesterinspiegel, indem die Ballaststoffe das Cholesterin im Darm binden)
- Kohl
- Melonen
- Sauerkraut
- Sojabohnen
- Spargel
- Tomaten
- Zwiebeln

Wie lange dauert es, bis Beschwerden wie Angina pectoris nachlassen?

Je nach Ernsthaftigkeit der Ernährungsumstellung und Ihrem Durchhaltevermögen können die Beschwerden an Intensität und Häufigkeit schon nach einem Monat nachlassen.

Manchmal muß man bis zu sechs Monaten Geduld haben, ehe der behandelnde Arzt bestätigen kann, daß nicht nur Ihre Angina pectoris verschwunden ist, sondern daß auch Ihre Blutwerte fast wieder normal sind.

Das Wichtigste über die Herzinfarktprophylaxe

- Herzinfarkte und damit verbundene Herzerkrankungen sind nach wie vor die Todesursache Nummer eins in den industrialisierten Ländern.
- Zuviel Fett, zuviel Süßigkeiten, zuwenig Bewegung und zuviel Streß sind die vier wichtigsten Ursachen von Herzinfarkten.
- Mehr Gemüse sowie die Umstellung von tierischen auf pflanzliche Fette beugen vor.
- Geben Sie das Rauchen unbedingt auf, und schränken Sie den Kaffeekonsum stark ein!
- Bauen Sie einen ausreichenden Antioxidantienschutz (Beta-Karotin, Vitamin C, Vitamin E und Selen) auf, nötigenfalls durch regelmäßige Einnahme entsprechender Fertigpräparate.
- Magnesium, Kalzium, Chrom, Vitamin B6, Folsäure und Selen sollten immer ausreichend in der Nahrung enthalten sein.
- Achten Sie auf genügend essentielle Fettsäuren im Rahmen Ihrer Ernährung.
- Bauen Sie daneben Nahrungsmittel in den Menüplan ein, die reich an Karnitin (in magerem Fleisch) sind.
- Sorgen Sie für ausreichende Bewegung, und treiben Sie zweimal pro Woche Sport.
- Knabbern Sie täglich zwei rohe Karotten!

Nur Geduld: Wenn Sie Ihre Ernährung konsequent umstellen, werden die Beschwerden zunehmend gemindert.

Krampfadern

Krampfadern sind nicht nur ein ästhetisches Problem. Sie zeigen eine Fehlernährung bei erblicher Belastung an.

Krampfadern entstehen an Venen, also an den Gefäßen, die für den Rücktransport des »verbrauchten«, sauerstoffarmen Blutes zum Herzen verantwortlich sind. Sie bilden sich aus einer Mischung von vererbter Bindegewebsschwäche und falscher Ernährung.

Venenwände sind deutlich dünner als Arterienwände. Das Blut hat auch einen wesentlich geringeren Druck, es fließt wesentlich langsamer. Wird das Bindegewebe in den Venenwänden nun durch schlechte Ernährung nur unzureichend gebildet, so dehnen sich die Venen aus.

Die Rückflußklappen können dann nicht mehr richtig schließen, und das Blut staut sich in die Beine zurück. Dort steigt der Druck in den Venen und führt dazu, daß Flüssigkeit durch die Venenwände in das umliegende Gewebe gepreßt wird. Die Beine schwellen an, und die Venen treten dick unter der Hautoberfläche hervor. Je nachdem, wie viele Jahre Venen strapaziert werden, kommt es an den verschiedensten Stellen zu wurmartigen Ausweitungen, den Krampfadern.

Davon können Männer und Frauen betroffen sein. Eine operative Entfernung korrigiert nur das Äußere, aber nicht die Ursache.

Wichtig

Krampfadern können auch durch eine Erbanlage begünstigt werden.

Welche Verhaltensweisen können Krampfadern auslösen oder verschlechtern?

Die Elastizität der Venenwände wird durch die Ernährung mitbeeinflußt. Wenn eine entsprechende Erbanlage für die Entwicklung von Krampfadern vorhanden ist, so verstärkt eine Fehlernährung diese zusätzlich.

Enthält die Nahrung nur mangelhaft Eiweiß, Vitamin C, Vitamin B6, Vitamin B2 und Zink, dann läßt die Bindegewebselastizität nach. Dies ist der Fall, wenn wenig Obst und Gemüse, dafür ausschließlich Weißmehlprodukte, Süßigkeiten, Pommes frites, Cola und ähnliches verzehrt werden. Die Haut wird talgig, faltig und bekommt ein fahles Aussehen. Ähnlich ergeht es unseren Venen.

Welche Verhaltensweisen/Biostoffe können Krampfadern bessern oder beseitigen?

Die besten Ergebnisse lassen sich erzielen, wenn man weiß, daß man die Anlage dazu geerbt hat (Auftreten bei Eltern oder Großeltern), und die Ernährung rechtzeitig darauf einstellt.

Vitamin C wird vom Körper schon nach einigen Stunden wieder ausgeschieden.

Vor allem muß immer ausreichend Vitamin C aufgenommen werden, weil es der Körper schon nach einigen Stunden wieder ausscheidet – mehrmals am Tag! Wenn es nicht möglich ist, öfter am Tag Gemüse zu essen, dann sollten Sie zumindest ein Vitamin-C-Präparat einnehmen.

Zink und Kupfer, wichtige Spurenelemente für den Kollagenaufbau, sind oft zuwenig vorhanden, vor allem wenn Frauen unkontrolliert Eisenpräparate einnehmen. (Zuviel Eisen stört die Aufnahme von Zink und Kupfer.)

Die für das Bindegewebe wichtigen Aminosäuren Prolin und Glyzin (in Erbsen, Bohnen, Sojabohnen, Fisch, Fleisch oder tierischen Produkten) sollten regelmäßig im Speiseplan enthalten sein.

Um den Eiweißstoffwechsel auch richtig in Schwung zu bringen, wird Vitamin B6 benötigt, das durch Vitamin B2 unterstützt wird.

Bioflavonoide (in Zitronen, Äpfeln, Zwiebeln) sind dafür bekannt, daß sie die feinen Kapillarwände kräftigen. Vor allem die kleinen Besenreiservarizen können dadurch wieder zum Verschwinden gebracht werden. Zusätzlich regenerieren Bioflavonoide das Vitamin C, wenn es durch Radikale unbrauchbar geworden ist.

Welche Gemüsesorten sollten besonders bevorzugt werden?

- Brokkoli
- Erbsen
- Paprikaschoten
- Rote Bete
- Sojabohnen
- Zwiebeln

Wie lange dauert es, bis eine Besserung eintritt?

Wie eingangs erwähnt, kann um so mehr erreicht werden, je früher die Ernährung umgestellt wird.
Krampfadern brauchen Jahrzehnte, bis sie sich entwickeln. Deshalb dauert es auch etliche Monate, bis Erfolge sichtbar werden. Wenn Sie schon Beschwerden haben, ist eine Operation häufig nicht mehr zu vermeiden.
Die Besenreiser brauchen etwa ein halbes Jahr, um sich zurückzubilden. Wenn Krampfadern leichten Ausmaßes auftreten, dann ist höchste Disziplin gefordert. Jetzt darf man nicht mehr lange warten, der Speisezettel muß neu zusammengestellt werden. Zumindest muß das Fortschreiten des Prozesses aufgehalten werden. Dies kann ein Jahr und sogar länger dauern.
Krampfadern sind nicht nur ein ästhetisches Problem, sondern können auch Beschwerden machen und die Gesundheit gefährden, deshalb sollte man sie ernst nehmen und sich nicht mit der Möglichkeit einer operativen Entfernung abfinden, vielmehr selbst die Verantwortung übernehmen.

Das Wichtigste über Krampfadern

- Die Anlage zu Bindegewebsschwäche und damit auch zu Krampfadern wird vererbt.
- Deshalb sollten Sie rechtzeitig, noch bevor die häßlichen Knoten an den Beinen auftreten, die Ernährung darauf einstellen.
- Ausreichend Eiweiß, Vitamin C, Vitamin B6, Vitamin B2, Zink, Kupfer und Bioflavonoide kräftigen die feinen Gefäßwände der Venen.
- Essen Sie viel Obst und Gemüse.
- Seien Sie geduldig – Besenreiser brauchen oft sechs Monate, bis sie wieder verschwinden.
- Wenn schon leichte Krampfadern erkennbar sind, muß das Fortschreiten der Venenerkrankung durch die Ernährungsumstellung aufgehalten oder zumindest verzögert werden.

Das Ananasenzym Bromelain kann Eiweiß aufspalten und dadurch vermutlich auch kleine Blutgerinnsel, die sich manchmal an den Venenklappen bilden, langsam auflösen.

Krebserkrankungen in der Familie

Die Tatsache, daß Krebs auch mit einer falschen Ernährung zusammenhängt, ist in der Bevölkerung wenig bekannt.

Krebs ist nach den Herz-Kreislauf-Erkrankungen die zweithäufigste Todesursache in den industrialisierten Ländern. Einer von drei Menschen wird irgendwann in seinem Leben mit dieser Diagnose konfrontiert werden.
Etwa ein Drittel bis die Hälfte aller Krebserkrankungen werden im Zusammenhang mit falscher Ernährung gesehen. Vor allem sind dies Brust-, Gebärmutter- und Prostatakrebs sowie gastrointestinale Krebsarten (im Magen-Darm-Bereich).
Hinzu kommt, daß eine Anlage, Krebs zu entwickeln, vererbbar ist. Deshalb sollten gerade Personen, bei denen Krebs in der Familie schon aufgetreten ist, dringend auf eine gesunde Ernährung achten. Denn eines ist klar: Der beste Schutz vor Krebs ist eine gesunde Ernährung. Selbst Krebs im Vorstadium kann noch durch eine Ernährungsumstellung gebessert werden.
Ist jedoch eine Krebserkrankung schon ausgebrochen, ist der Erfolg einer Ernährungsumstellung unter Experten strittig. Sie sollte aber auf jeden Fall durchgeführt werden, da sie ohne Risiko für den Patienten ist und den allgemeinen Gesundheitszustand positiv beeinflußt sowie die körpereigenen Abwehrkräfte stärkt. Selbst eine Chemotherapie kann dadurch in ihren Nebenwirkungen erträglicher werden.

Welche Verhaltensweisen können Krebs auslösen oder verschlechtern?

Rauchen erhöht das Risiko einer Krebserkrankung enorm!
Eine falsche Ernährung ist meist durch drei Hauptfehler gekennzeichnet: Zuviel tierisches Fett, zuwenig Ballaststoffe, zuwenig Obst und Gemüse.
Weitere Ernährungsfehler sind ein Zuviel an Süßigkeiten und Alkohol. Das kann die Entwicklung von Brust- und Darmkrebs fördern.
Vitamin B6 wird vor allem für den Eiweißstoffwechsel gebraucht. Da unsere Erbanlagen aus Nukleinsäuren und Eiweiß (Nukleoproteide) aufgebaut sind und eine Entartung der normalen Zellen zu Krebszellen dort anfängt, kann für den Menschen gelten, was be-

reits experimentell nachgewiesen wurde: Ein Vitamin-B6-Mangel kann die Krebsentwicklung fördern.
Von den Mineralstoffen und Spurenelementen sind Kalzium, Magnesium, Zink und Selen besonders wichtig. Ein Zinkmangel korreliert mit der Entwicklung von Speiseröhren- und Prostatakrebs. Patienten mit Prostatakrebs haben höhere Kadmium- und geringere Zinkspiegel als Gesunde. Niedrige Kalzium- und Magnesiumspiegel im Blut können das Krebsrisiko generell erhöhen.

Welche Verhaltensweisen/Biostoffe können das Krebsrisiko senken?

Wer seine Ernährung umstellen möchte, aber geschmacklich der Vollwerternährung nichts abgewinnen kann, sollte sich langsam an eine neue Nahrungszusammenstellung gewöhnen:
Tauschen Sie die Hälfte Ihrer Weißmehlprodukte (wie Brötchen, Brot, Croissants) gegen Vollkornprodukte aus.
Wenn Sie Reis kochen, dann nehmen Sie zur Hälfte Vollkornreis. Sie müssen ihn aber schon 20 Minuten lang gekocht haben, bevor Sie den geschälten Reis für die restlichen 15 bis 20 Minuten hinzugeben.
In der nächsten Stufe drosseln Sie Ihren Fleischkonsum und tauschen ihn gegen Fisch und mehr Gemüsebeilagen.

Wenn Sie den asiatischen Speisepilz Shiitake noch nicht kennen, dann müssen Sie ihn unbedingt probieren. Seine Wirkstoffe werden heute bereits bei Tumoren im Magen-Darm-Trakt und bei Brustkrebs ergänzend zur Chemotherapie recht erfolgreich eingesetzt.

Man kann sich daran gewöhnen und dadurch schon den Ballaststoff- und Biostoffanteil erhöhen.
Die Zunahme des Ballaststoffanteils hemmt die Entwicklung von Darmpolypen sowie von Darm- und Brustkrebs.
Die Steigerung Ihres Gemüseverbrauchs führt zu einer höheren Aufnahme der wichtigen krebshemmenden Antioxidantien Beta-Karotin, Vitamin C, Vitamin E und Selen. Vitamin C blockiert außerdem noch die Bildung von krebserregenden Nitrosaminen im Magen.
In bestimmten Gemüsesorten sind auch ausreichend Kalzium, Magnesium und Zink enthalten, so daß dadurch ein doppelter Schutzeffekt zustande kommt. Da nicht jeder beim Biobauern einkaufen kann, sollte bei Gemüsen aus selenarmen Gebieten dieses Spurenelement täglich ergänzt werden.

In keinem Einkaufskorb sollte Knoblauch oder – als Alternative – Zwiebeln fehlen.
Ergänzend soll an dieser Stelle noch das Thema »hartes Wasser« angeschnitten werden. Auch wenn es für Hausfrauen ärgerlich ist, beständig Wasserkessel und ähnliches entkalken zu müssen, sollten Sie sich doch darüber freuen, daß Sie hartes Wasser haben, auch wenn der Waschmittelverbrauch steigt. Hartes Wasser enthält Kalzium und Magnesium, welche die Aufnahme von Schwermetallen wie Blei und Kadmium aus dem Darm hemmen. Damit sinkt auch das Risiko von Krebserkrankungen im Verdauungstrakt.

Eine Krebserkrankung verurteilt nicht zwangsläufig zu Hilflosigkeit.

Welche Gemüsesorten sollten besonders bevorzugt werden?

- Brokkoli
- Feldsalat
- Grünkohl
- Karotten
- Mangold
- Melonen
- Paprikaschoten
- Shiitake-Pilze
- Sojabohnen
- Spargel
- Spinat
- Tomaten
- Weißkraut
- Zwiebeln

Wie lange dauert es, bis die Immunabwehr durch die Ernährungsumstellung verbessert wird?

Es hängt zum einen von der Ernsthaftigkeit ab, mit der Sie Ihre Ernährung neu zusammenstellen, und zum anderen vom Zustand Ihrer Immunabwehr. Als grober Orientierungswert können deshalb nur einige Wochen bis Monate angegeben werden.
Beim Vitamin C können Sie z. B. den Effekt schon nach einigen Stunden spüren, wenn Sie es in hohen Dosen gleich am Anfang einer Erkältung einnehmen. Um dagegen den Haarverlust infolge einer Chemotherapie zu mildern, muß mit der Einnahme von Vitamin E in hohen Dosen mindestens schon eine Woche vorher unter Aufsicht eines Arztes begonnen werden, damit der Schutzeffekt zum Tragen kommen kann.

Das Wichtigste über die Krebsprophylaxe

- Krebs ist die zweithäufigste Todesursache in den industrialisierten Ländern.
- Etwa ein Drittel bis die Hälfte aller Krebserkrankungen sind ernährungsbedingt.
- Bei Vorliegen von Krebserkrankungen in der Familie sollte deshalb rechtzeitig auf eine gesunde Ernährung geachtet werden.
- Essen Sie weniger Fett, mehr Ballaststoffe, mehr Obst und Gemüse.
- Süßigkeiten und Alkohol sollten Sie meiden – oder nur zu besonderen Anlässen genießen.
- Bei Problemen mit der Umstellung auf Vollwertkost sollten Sie langsam anfangen. Die Hälfte der Weißmehlprodukte wird gegen Vollkornprodukte ausgetauscht. Die Fleischmengen in Zukunft halbieren! Dafür mehr Beta-Karotin-haltiges Gemüse essen.
- Gemüse mit krebsprophylaktischen Biostoffen sind: Tomaten, Kohl, besonders Grünkohl, Brokkoli, Kürbis, Melonen, Karotten und Sojabohnen.

Magen- und Zwölffingerdarmgeschwüre

Wenn uns etwas zu oft auf den Magen schlägt, sind Geschwüre nicht selten die Folge.

Geschwüre treten eher im Zwölffingerdarm als im Magen auf (Fachbegriff: peptische Ulzera). Zuviel Streß und psychische Probleme sind meist die Ursachen, kombiniert mit einer falschen Ernährung.

Neuesten Forschungen zufolge ist eine bakterielle Entzündung die Ursache für ein Magengeschwür.

Männer sind doppelt so häufig betroffen wie Frauen. Übelkeit, Erbrechen und Schmerzen um ein oder zwei Uhr nachts sind stark ulkusverdächtig. Bei immer wiederkehrenden Geschwüren muß auch an eine Lebensmittelunverträglichkeit gedacht und nach der Ursache geforscht werden. Ist die Verdauung im Magen gestört, setzt sich die ungenügende Nährstoffverwertung im Darm fort, und die Zellen erhalten nicht die nötigen Biostoffe, um sich selbst jung und gesund zu halten.

Welche Verhaltensweisen können peptische Geschwüre auslösen oder verschlechtern?

Neben Streß sind es vor allem Alkohol, Kaffee (auch entkoffeinierter Kaffee!) und Zucker, die die Säureausscheidung des Magens erhöhen und damit zu Geschwüren führen können. Bei Patienten mit Geschwüren werden häufig ein niedriger Vitamin-C- und Vitamin-E-Spiegel im Blut gefunden.

Verzichten Sie auf Kaffee, Tee und Alkohol.

Je geringer die Vitamin-C-Konzentration, um so höher ist das Risiko, an einem Geschwür zu erkranken.

Da Raucher durch die in der Zigarette enthaltenen radikalen Substanzen viel Vitamin C zum Neutralisieren brauchen, steigt auch hierüber das Erkrankungsrisiko. Daneben sind noch Stoffe in der Zigarette, die die Säurebildung anregen.

Welche Verhaltensweisen/Biostoffe können ein peptisches Geschwür bessern oder heilen?

Die Verträglichkeit der einzelnen Nahrungsmittel müssen Sie selbst herausfinden. Es gibt heute von ärztlicher Seite keine generellen Empfehlungen mehr, bestimmte Speisen zu bevorzugen oder zu meiden, da es individuell sehr unterschiedliche Reaktionen auf ein und dasselbe Lebensmittel gibt.

Wichtig

Als sehr gutes Heilmittel hat sich Weißkohlsaft bewährt. Über den Tag verteilt sollte ein halber bis ein Liter eine Woche lang getrunken werden, danach die Hälfte bis zum Abheilen des Geschwürs. Die heilende Wirkung wird auf S-Methylmethionin, das reichlich im Kohl enthalten ist, zurückgeführt.

Da diese Methode sehr zeitaufwendig ist, kann sie von berufstätigen Menschen leider nur in den seltensten Fällen genutzt werden.

Ist die Funktion des Magen-Darm-Traktes gestört, können die Nährstoffe aus dem Essen vom Körper nicht vollständig aufgenommen werden.

Daneben sollten Gemüsearten bevorzugt werden, die Beta-Karotin, Vitamin E und Vitamin C sowie Zink enthalten, um die Heilung der Schleimhaut zu fördern.

Welche Gemüsesorten sollten besonders bevorzugt werden?

- Fenchel
- Kohl
- Linsen
- Paprikaschoten

Wie lange dauert die Heilung?

Normalerweise dauert es vier bis acht Wochen, bis ein Magen- oder Zwölffingerdarmgeschwür wieder verheilt ist.
Während dieser Zeit muß unbedingt auf den Genuß von Alkohol und Nikotin verzichtet werden. Das gilt auch für die Zeit nach der Abheilung, wenn man einen Rückfall verhindern will. Selbstdisziplin und Durchhaltevermögen zahlen sich aus!

Das Wichtigste über das peptische Ulkus (Geschwür)

- Das peptische Geschwür – als Folge von Streß und falscher Ernährung – tritt in den meisten Fällen im Zwölffingerdarm auf.
- Ein Mangel an Vitamin C und Vitamin E kann das Risiko eines peptischen Ulkus erhöhen.
- Verzicht auf die Genußmittel Nikotin, Alkohol, Kaffee und Zucker senkt die zu hohe Säureproduktion des Magens.
- Welche Lebensmittel gut verträglich sind bzw. welche Beschwerden wie Übelkeit, Erbrechen und Schmerzen auslösen, muß jeder selber herausfinden.
- Trinken Sie Kohlsaft, täglich einen halben bis einen Liter über den Tag verteilt. Nach einer Woche die Menge halbieren, bis zum Abheilen des Geschwürs.

Menstruationsbeschwerden

Für viele Frauen sind die Tage vor der Periode besonders belastend.

Menstruationsbeschwerden können mit unterschiedlicher Intensität auftreten. Bauchkrämpfe, Übelkeit, Erbrechen, Schwindel und Kopfschmerzen können so stark sein, daß Bettruhe erforderlich wird. Die Tage vor der Periode sind bei vielen Frauen gekennzeichnet durch Reizbarkeit, depressive Verstimmungen sowie Wassereinlagerungen (Ödeme), die ein bis zwei Kilogramm Gewichtszunahme ausmachen können.

Diese Störungen werden auch als prämenstruelles Syndrom bezeichnet. Ursachen sind Hormonveränderungen und niedrige Blutzuckerspiegel. Gerade in diesen Tagen ist die Zufuhr von Biostoffen über die richtige Ernährung besonders wichtig.

Welche Verhaltensweisen können das prämenstruelle Syndrom bzw. Menstruationsbeschwerden auslösen oder verschlechtern?

Wenn zuwenig Vitamin B6 im Körper vorhanden ist, wird der Eiweißstoffwechsel gedrosselt. Da dieses Vitamin auch in unseren Wasserhaushalt eingreift, führt ein Mangel zu Wassereinlagerungen. Wenn salzreich gegessen wird, verstärkt sich die Ödembildung.

Läuft die Freisetzung der gespeicherten Zuckermoleküle verzögert ab, weil zuwenig Vitamin B6 vorhanden ist, so verspüren die Frauen einen vermehrten Appetit. Wer dann gerne zu Süßigkeiten greift, verbessert die Situation nur kurze Zeit, weil danach die Zuckerspiegel noch tiefer absinken. Wird auch noch wenig Gemüse gegessen, so fehlt es am wichtigen Mineral Magnesium, das eine entspannende Wirkung hat.

Zuviel Salz, zuviel Süßigkeiten und zuwenig Gemüse sind grobe Ernährungsfehler in den Tagen vor und während der Periode.

Welche Verhaltensweisen/Biostoffe können Menstruationsbeschwerden bessern oder beseitigen?

Ab einer Woche vor der Periode sollte weniger Salz verwendet sowie ganz auf Süßigkeiten verzichtet werden. Bei Hunger nach Süßem hilft auch ein Apfel oder eine Banane. Schokolade ist als Trostspender in dieser Zeit völlig ungeeignet.

Welche Gemüsesorten sollten besonders bevorzugt werden?

- Avocados
- Paprikaschoten
- Sojabohnen
- Spargel

Bringen Sie mehr Gemüse auf den Speisezettel, vor allem reich an Vitamin B6, Vitamin B2, Vitamin E und Magnesium. Denken Sie immer daran: Je mehr Eiweiß Sie essen, um so mehr Vitamin B6 brauchen Sie.

Wie lange dauert es, bis sich die Beschwerden bessern?

Wenn die Beschwerden leicht sind, dann können Sie bei konsequenter Ernährung gleich bei der ersten folgenden Periode eine Besserung verspüren. Bei massiver Schmerzsymptomatik kann es drei bis sechs Monate dauern, bis Sie von der Ernährungsumstellung profitieren.

Möglicherweise reicht es dann nicht aus, erst eine Woche vorher auf die Biostoffzufuhr zu achten. Dann ist auch an den übrigen Tagen eine Erhöhung der Nährstoffzufuhr notwendig.

Wenn Sie sich müde und schlapp fühlen, kann dies am Eisenverlust durch die Menstruation liegen. Essen Sie grünes Blattgemüse.

Das Wichtigste über Menstruationsbeschwerden

- Sie treten mit unterschiedlichem Schweregrad ab einer Woche vor der Periode auf und erfordern gelegentlich sogar Bettruhe.
- Meiden Sie Salz und Süßigkeiten. Essen Sie viel Gemüse, das reich an dem Spurenelement Magnesium, an Vitamin E, Vitamin B6 und Vitamin B2 ist – das hilft, die Beschwerden zu lindern.
- Beginnen Sie mindestens eine Woche vor der Periode, das richtige Gemüse zu essen. Noch besser ist es allerdings, wenn Sie Ihre Ernährung auch an den übrigen Tagen umstellen.

Migränekopfschmerzen

Migräne ist nicht einfach mit Kopfschmerzen vergleichbar, sondern hat ein eigenes Krankheitsbild.

Der klassischen Migräne geht eine Aura voraus. Das sind z. B. Blitze oder ähnliche Erscheinungen vor den Augen. Der Migränekopfschmerz entsteht beim Erweitern von Gefäßen, nachdem sie sich vorher verengt und dabei die Aura ausgelöst haben.
Heute wissen wir, daß in 70 bis 80 Prozent der Migräneanfälle eine falsche Ernährung die Ursache sein kann. Eine Allergietestung im Blut ist jedoch nicht geeignet, einen migräneauslösenden Nahrungsstoff zu entdecken. Manchmal werden ganz gute Erfolge erzielt, wenn man das verdächtige Lebensmittel unter die Zunge legt und die Reaktion der Schleimhaut nach zehn Minuten bewertet.

Welche Verhaltensweisen können Migräne auslösen oder verschlechtern?

Wenn, wie in den meisten Fällen, eine Lebensmittel- bzw. Zusatzstoffallergie die Ursache ist, dann kann eine Migräne bis zu drei Tage später folgen; es wurde allerdings auch schon von einer Woche berichtet.
Dies erschwert die Zuordnung. Die am häufigsten als Auslöser entdeckten Lebensmittel sind im einzelnen: alter Käse, Hühnerleber, Hering, Würste aller Art, Sauerrahm, Buttermilch, Hüttenkäse, Sahne, Eiscreme, Milch, Joghurt, Rotwein (Chianti), Schokolade, Nüsse, Schellfisch, Weizenkeime, Muskatnuß. Aspartam als künstlicher Süßstoff sowie Lebensmittelfarbstoffe können ebenso wie Kaffee verantwortlich sein.

Welche Verhaltensweisen/Biostoffe können Migräne bessern oder heilen?

Zuerst sollte man herausfinden, welcher Migränetyp vorliegt. Personen, die nach einigen Stunden ohne Essen in einer Phase der Hypoglykämie (niedriger Blutzucker) einen Anfall erleiden, sollten eine Diät wählen, die langsam resorbierbare Kohlenhydrate in Form von Stärke enthält, um damit extreme Insulinbelastungen nach oben und unten zu vermeiden.
Vollkorngetreide, Früchte und Gemüse sollten in möglichst naturbelassener Form genossen werden. Wenn dagegen Ihre Migräne von

Frauen, die Migräne im Zusammenhang mit der Periode bekommen, profitieren am ehesten von einer ausreichenden Magnesiumzufuhr.

Hautröte und Jucken begleitet ist, dann hilft Ihnen am ehesten eine tryptophanarme Diät: Gemüse, vor allem Wurzelgemüse, Mais und Roggen.
Weglassen: Sojabohnen, Milchprodukte, Eier, Fisch, Fleisch, Bananen, Tomaten und Walnüsse.
In neuerer Zeit macht auch die Umstellung von tierischen Fetten auf Omega-3-Fettsäuren, z. B. Nachtkerzenöl, von sich reden.
Man fängt am besten mit einer Diät an, in der man die Nahrungsmittel wegläßt, die öfter als zweimal pro Woche gegessen werden. Ein Nahrungsstoff, der Migräne auslöst, kann in seltenen Fällen bis zu fünf Tage brauchen, bis er aus dem Körper wieder ausgeschieden wird. Meist reichen dem Körper drei Tage, um die allergieauslösenden Substanzen auszuscheiden.

Such- und Weglaßdiät

Deshalb sollte man erst nach dem Verschwinden der Migräne im Dreitagesintervall der Reihe nach einzelne Nahrungsmittel ergänzen, bis der oder die Auslöser gefunden werden.
Am Anfang, in den ersten ein bis zwei Tagen der Diät, kann es sein, daß Sie sich nicht wohl fühlen. Dies sollte aber gerade Anlaß sein weiterzumachen, da es danach besser wird. Außerdem gilt es als Hinweis darauf, daß die Migräne in Ihrem Fall mit einem oder mehreren Nahrungsmitteln zusammenhängt.

Wie lange dauert die Heilung?

Je nachdem, wie lange Sie brauchen, bis Sie die auslösende Ursache gefunden haben, dauert die Heilung meistens einen Monat. Manchmal muß man auch zwei bis drei Monate durchhalten, bis man fündig wird.
In jedem Fall erfordert es größte Sorgfalt und gute Selbstbeobachtung, um die auslösende Ursache zu erkennen.

Welche Gemüsesorten sollten besonders bevorzugt werden?

- Karotten
- Avocados

Das Wichtigste über die Migräne

- Die Migräne wird in 70 bis 80 Prozent der Fälle durch eine Nahrungsmittel- und Zusatzstoffunverträglichkeit ausgelöst.
- Die Migräne kann oftmals erst drei bis sechs Tage nach Genuß des kritischen Stoffes auftreten.
- Frauen, die um die Zeit ihrer Periode von Migräne geplagt werden, sollten einen Versuch mit ausreichend Magnesium machen.
- Die Ernährung sollten Sie auf langsam resorbierbare Kohlenhydrate umstellen, wenn eine Hypoglykämie (niedriger Blutzucker) eine Migräne verursacht.
- Lebensmittel, die am häufigsten verdächtigt werden, sind: Milchprodukte (vor allem Eiscreme), Hühnchenleber, Hering, Würste, Rotwein, Schokolade, Nüsse, Schellfisch, Weizenkeime, Kaffee und der künstliche Süßstoff Aspartam.

Migränekopfschmerzen treten meist halbseitig auf.

Müdigkeit

Müdigkeit, Antriebsarmut und Schlappheit befallen einen gerade dann, wenn der Streß am größten ist. Das abendliche stoffwechselanregende Joggen entfällt, und die Zeit für ein vernünftig zusammengestelltes Essen fehlt, so daß der Körper nicht ausreichend diejenigen essentiellen Biostoffe erhält, die er gerade unter Streß braucht. Ein Teufelskreis setzt ein.

Welche Verhaltensweisen können Müdigkeit auslösen oder verstärken?

Ein Zuviel an schnell resorbierbaren Kohlenhydraten in Form von Schokolade, Kuchen oder süßen Getränken läßt den Zuckerspiegel für kurze Zeit ansteigen, um ihn nach drei bis vier Stunden rapide abfallen zu lassen. Die Höhe der Zickzackkurve der Zuckerkonzentration im Blut wird von einer eventuell vorliegenden Zuckerverwertungsstörung bestimmt.

Alkohol und Nikotin geben einem geschwächten Organismus den Rest, machen also noch müder.

Im Leistungstief greift man erneut zu Süßigkeiten und Kaffee, so daß neue Zuckerspitzen provoziert werden. Bei hohem Zuckerkonsum sinken die Chromspiegel im Blut, wodurch die Verwertung von Zucker (Glukose) zusätzlich verschlechtert wird.
Zinkmangel, erkennbar an den weißen Flecken auf den Fingernägeln, wird oft bei müden Patienten festgestellt.
Eher selten kann eine Lebensmittelunverträglichkeit (z. B. Milch oder Milchprodukte) als Ursache einer chronischen Müdigkeit gefunden werden.

Welche Verhaltensweisen/Biostoffe können Müdigkeit bessern oder beseitigen?

Zuerst muß der Kaffee- oder hohe Teekonsum reduziert werden. Dies gilt auch für alles Süße.
Öfter kleine Mahlzeiten verzehren, vor allem langsam resorbierbare Kohlenhydrate sowie Eiweiß. Der Körper kann bei Bedarf aus einigen Aminosäuren Glukose selber herstellen.
An Vitaminen sollten reichlich vor allem Folsäure, Vitamin C sowie Vitamin B12 aufgenommen werden. An Mineralstoffen und Spurenelementen sollten verstärkt Kalium, Magnesium, Eisen, Zink und Chrom aufgenommen werden. Dies ist alles in Vollkornprodukten und Gemüse enthalten.
Der Fleischkonsum sollte auf kleine Portionen zur Deckung des Vitamin-B12-Bedarfs beschränkt werden, dazu genügen auch ca. 50 Gramm Putenschnitzel.
Das Rauchen ist einzustellen.
Alkohol sollte – wenn überhaupt – nur am Abend in geringen Mengen genossen werden.
Keine Aufputschmittel nehmen.

Welche Gemüsesorten sollten besonders bevorzugt werden?

- Erbsen
- Rote Bete
- Spargel
- Spinat
- Tomaten

Wie lange dauert es, bis sich der Zustand bessert?

Da eine Umstellung schlechter Gewohnheiten normalerweise nicht von heute auf morgen möglich ist, schon gar nicht in Streßsituationen, dauert es meistens länger, drei bis vier Wochen, bis Stufe für Stufe der Kaffee- und Süßigkeitenkonsum gedrosselt und der Gemüseverzehr erhöht ist.

Das Wichtigste über die Müdigkeit

- Sie ist das Resultat von Streß und falscher Ernährung.
- Meiden Sie Süßigkeiten und Kaffee; das sind die ersten Schritte.
- Stellen Sie die Ernährung auf langsam resorbierbare Kohlenhydrate (Vollkornprodukte, Bohnen, Mais) sowie viel Gemüse um.
- Das Rauchen sollten Sie einstellen und Alkohol nur in moderaten Mengen genießen.
- Wenn die optimale Ernährung nicht möglich ist, sollte zumindest als zweitbeste Alternative ein Biostoffkombinationspräparat dreimal täglich eingenommen werden.

Nervosität

Die Tagesform entscheidet häufig, wie wir mit Belastungen fertig werden.

Nervosität wird meist durch Überarbeitung, psychische Belastungen und Konflikte der verschiedensten Art ausgelöst.

Dabei kann man sehr verschiedene Reaktionsmuster beobachten: Es gibt Personen, die unter Streß und Nervosität mehr essen, vor allem Süßigkeiten. Bei anderen wiederum tritt Appetitmangel ein, der zu starken Gewichtsverlusten führt, die die Gereiztheit noch fördern. Entscheidend für das Ausmaß der Belastung ist, wie der einzelne auf Streß- bzw. Extremsituationen reagiert. Dies ist nicht nur von Person zu Person unterschiedlich, sondern es schwankt auch bei der gleichen Person von Tag zu Tag. Die gleiche Situation kann uns an einem Tag unberührt lassen und am anderen Tag nervös machen.

Diese Schwankungen sind abhängig von der Versorgungssituation Ihrer Nerven mit essentiellen Biostoffen.

Welche Verhaltensweisen können Nervosität oder Gereiztheit auslösen oder verschlechtern?

Mittags Salat oder Gemüse, mit Käse oder einem kleinen Stück Putenfleisch abgerundet, wirkt nicht belastend.

Dauerstreß mit viel Kaffee und Nikotin verursacht auf absehbare Zeit bei jedem erhöhte Nervosität. Die Ernährungssituation ist entsprechend schlecht. Keine Zeit zum Essen führt zum Verzehr von Fast food mit vielen Süßigkeiten nebenbei oder im anderen Extremfall zur Verweigerung der Nahrungsaufnahme. In beiden Fällen fehlen wichtige Biostoffe, so daß die Energie- und Basisversorgung der Nerven immer schlechter wird.

In diesem Zustand verlassen uns Ruhe und Ausgeglichenheit und machen Aggressivität und Gereiztheit Platz.

Welche Verhaltensweisen/Biostoffe können Nervosität mindern oder beseitigen?

Der Kaffee- und Nikotinkonsum müssen reduziert werden. Auf Süßigkeiten und süße Getränke sollten Sie verzichten. Sie müssen ja nicht von heute auf morgen Ihre Gewohnheiten von einem Extrem aufs andere umstellen. Schlechte Gewohnheiten sind so ziemlich das Stabilste, was der Mensch hat. Gehen Sie deshalb schrittweise vor!

Verbessern Sie immer nur eine Sache. Legen Sie eine Liste an, und haken Sie im Vierwochenrhythmus eine Unart nach der anderen ab. Legen Sie auch fest, was Sie unbedingt behalten wollen, weil es für Sie Lebensqualität bedeutet.

Kohlenhydratreiche Mahlzeiten, beispielsweise Spaghetti, Reis oder Kartoffeln, sollten Sie auf den Abend verlegen. Stellen Sie das Essen täglich so zusammen, daß ausreichend die Vitamine B1, B2, B6, C, E sowie das Mineral Kalzium und das Spurenelement Chrom enthalten sind.

Ein eiweißreiches Frühstück mit Müsli, Ei und Joghurt ist eine gute Basis für den Tag. Personen, die grundsätzlich nicht frühstücken – aus welchen Gründen auch immer –, ist zu empfehlen, wenigstens ein Kombinationspräparat mit den wichtigsten Biostoffen zusammen mit einem Joghurt einzunehmen.

Kann eine ausgewogene, gesunde Ernährung nicht erreicht werden, so ist es besser, dreimal täglich Biostoffe in Pillenform einzunehmen, als gar nichts zu tun.

Welche Gemüsesorten sollten besonders bevorzugt werden?

- Brokkoli
- Grüne Erbsen
- Grünkohl
- Mais
- Sauerkraut
- Sojabohnen
- Spinat

Wie lange dauert es, bis sich die nervösen Störungen bessern?

Der Körper kann, wenn er morgens die richtigen Biostoffe in ausreichenden Mengen erhält, tagsüber größere Strapazen ertragen, er ist einfach belastungsfähiger.

Wenn jedoch der Streß zum Dauerzustand geworden ist, dauert es vier bis sechs Wochen, bis eine Ernährungsumstellung zu der alten Ausgeglichenheit zurückführt.

Schon die Zubereitung einer schmackhaften Mahlzeit kann beruhigend wirken.

Das Wichtigste über Gereiztheit und Nervosität

- Dauerstreß sowie besondere Belastungssituationen – sowohl beruflicher als auch privater Natur –, in denen jede Menge Kaffee getrunken und/oder stark geraucht wird, werden meist von falscher Ernährung begleitet.
- Reduktion des Kaffeekonsums und Verzicht auf Süßigkeiten müssen die ersten Schritte sein. Der nächste heißt: aufhören zu rauchen.
- Einen stressigen Tag stehen Sie mit einem guten, eiweißreichen Frühstück besser durch.
- Essen Sie Salat und Gemüse zu Mittag, mit Eiweiß (Käse oder Fisch, auch Tofu) kombiniert. Auf ausreichend Vitamin B1, Vitamin B2, Vitamin B6, Vitamin C, Vitamin E und Magnesium achten.
- Genießen Sie Kohlenhydrate in langsam resorbierbarer Form am Abend. Dies belastet den Verdauungsapparat weniger, und Sie können besser schlafen.

Nierensteine

Etwa 80 Prozent der Personen, die Nierensteine haben, sind Männer. Häufig fangen die ersten Symptome zwischen dem 20. und 30. Lebensjahr an. Die Nierensteinbildung wird stark durch Ernährungsfaktoren beeinflußt.
Die Steine sind meist aus Kalziumoxalat zusammengesetzt und können überall im Harntrakt vorkommen. Wird ein Stein mit der Urinflüssigkeit in Bewegung gesetzt und in den Harnleiter gespült, so gibt es stark schmerzende Nierenkoliken, meist begleitet von Erbrechen und Schüttelfrost.

Welche Verhaltensweisen können zu Nierensteinbildung führen?

Die Ernährung spielt auch hier eine große Rolle. Personen mit Nierensteinen essen in der Regel mehr Fett, haben halb so viele Ballaststoffanteile in der Nahrung und trinken doppelt soviel Alkohol wie Gesunde.
Interessant ist auch, daß manche Nierensteinträger auf Zuckerkonsum mit einer erhöhten Ausscheidung von Kalziumoxalat und Harnsäure reagieren, wodurch die Steinbildung angeregt wird. Enthält die tägliche Ernährung viel tierisches Eiweiß, viel Fett und Zucker, so ist das Risiko, Nierensteine zu entwickeln, hoch. Das gleiche gilt für gesteigerten Alkohol-, Kaffee- und Salzkonsum. Auch Kadmium erhöht das Risiko der Steinbildung.

Vitamin B6 wird für den Abbau von Oxalsäure gebraucht. Bei einem Mangel an Vitamin B6 wird Oxalsäure vermehrt über die Nieren ausgeschieden, wodurch das Risiko der Kalziumoxalatsteinbildung steigt.

Welche Verhaltensweisen/Biostoffe können die Nierensteinbildung reduzieren oder verhindern?

Die besten Ergebnisse werden mit einer vegetarisch ausgerichteten Ernährung erzielt. Dadurch wird die Zufuhr von tierischem Eiweiß gesenkt und der Ballaststoffanteil erhöht.
Zu beachten ist:

Zucker und Alkohol sollten deutlich eingeschränkt werden, ebenso Kaffee und Salz.
Wichtig ist auch, daß Sie viel trinken, mindestens zwei bis zweieinhalb Liter pro Tag.

Wichtig

Bei Nierensteinen sollten Sie auf jeden Fall rote Bete, Mangold und Spinat nur in kleinen Portionen essen – der hohe Oxalsäuregehalt dieser Gemüse erhöht den Oxalatspiegel im Blut und im Urin!

Bei einer Nierenkolik kommt es in der Mehrzahl der Fälle zum Abgang des Steins.

Oxalsäure in der Nahrung hat bei gesunden Personen ohne Nierensteine wenig Einfluß auf den Oxalatspiegel im Urin. Nierensteinträger sollten jedoch Oxalat bzw. oxalsäurereiche Lebensmittel wie beispielsweise Kakao, Tee, Kaffee, Spinat, rote Bete und Mangold meiden.
Wenn Sie auf diese Speisen nicht verzichten wollen, so sollten Sie gleichzeitig Kalzium zum Essen einnehmen. In diesem Fall wird schon im Darm nichtresorbierbares Kalziumoxalat gebildet, das wieder ausgeschieden wird.
Magnesium hilft ebenfalls, die Steinformierung zu unterdrücken. Dieser Mineralstoff bildet, wenn er ausreichend vorhanden ist, Magnesiumoxalat, welches die Entstehung von Kalziumoxalat in den Nieren unterdrückt. Magnesiumoxalat formt keine Steine.
Reichlich Zink und Kalzium in der Nahrung hindern Kadmium an der Resorption im Darm.

Welche Gemüsesorten sollten gemieden werden?

Erst wenn erste Beschwerden aufgetreten sind, wird die Ernährung meist umgestellt, um eine weitere Nierensteinbildung zu verhindern. Je konsequenter Sie Ihre Ernährungsumstellung durchhalten, um so günstiger sind die Aussichten, vor neuer Steinbildung verschont zu bleiben.

Welche Gemüsesorten sollten besonders bevorzugt werden?

- Fenchel
- Grünkohl
- Linsen
- Sojabohnen

Das Wichtigste über Nierensteine

- Meist sind Männer davon betroffen.
- Die Steinbildung wird stark durch Ernährungsfaktoren beeinflußt.
- Auslösende Nahrungsmittel sind: Fett, viel tierisches Eiweiß, Zucker, Salz, Kaffee und Alkohol.
- Sorgen Sie für eine ausreichende Zufuhr an Vitamin B6, Vitamin C, Kalzium, Zink und Magnesium, am besten über viel Gemüse. Die Ernährung sollte mehr vegetarisch zusammengesetzt sein.
- Oxalsäurehaltige Lebensmittel sollten Sie meiden oder nur in kleinen Portionen essen bzw. trinken: Kakao, Tee, Kaffee, Spinat, rote Bete und Mangold.

Osteoporose (Knochenschwund)

Jede vierte Frau ist von Osteoporose betroffen, jedoch nur jeder zwölfte Mann. Die Knochendichte nimmt mit zunehmendem Alter ab, und damit steigt das Bruchrisiko. Entscheidend für die Osteoporoseentwicklung ist die Kalziumaufnahme in der Jugend und im mittleren Alter. Das Knochengewebe wird beständig vom Körper auf- und abgebaut.

Es gibt einen Zusammenhang zwischen Osteoporose und zu geringer sportlicher Betätigung.

Dabei gibt es Unterschiede zwischen den verschiedenen Knochentypen. Die Wirbelknochen, die zu den trabekulären Knochen gehören, werden zu 40 Prozent pro Jahr umgebaut, bei den langen Röhrenknochen (z. B. Oberschenkel), den sogenannten kompakten Knochen, sind es nur ca. zehn Prozent.

Die zusätzliche Einnahme von Kalziumpräparaten bei Osteoporose kann deshalb am ehesten die Dichte der Wirbelknochen, kaum dagegen die Stärke der Röhrenknochen, wie z. B. des Oberschenkelknochens, beeinflussen. Das Risiko eines Oberschenkelhalsbruchs bleibt nach wie vor bestehen.

Da der Körper bestrebt ist, die Kalziumkonzentration im Blut aufrechtzuerhalten, setzt er sofort bei einem Abfall Kalzium aus dem Knochen frei und macht ihn dadurch poröser.

Welche Verhaltensweisen können Osteoporose auslösen oder verschlechtern?

An erster Stelle ist eine kalziumarme Ernährung in der Jugend und im frühen Erwachsenenalter zu nennen. Dies ist eines von vielen Beispielen, an denen erkannt werden kann, wie sehr wir bereits in jungen Jahren die Qualität unseres Alterungsprozesses in den späteren Jahren beeinflussen können.

Täglich spazierengehen oder, noch besser, zweimal pro Woche Sport ergänzt das Programm zur Knochenfestigung.

Der Knochen als dynamisches Gewebe wird um so schwächer aufgebaut, je geringer die Belastung z. B. durch Bewegung oder Sport ist. Auch die Genußgifte Kaffee, Tabak, viel Süßigkeiten, viel Salz und Alkohol fördern die Osteoporoseentwicklung.

Risikobehaftet ist ebenfalls eine Ernährung, die sehr viel Eiweiß enthält, wodurch der Knochenverlust erhöht ist.

Vitamin-D-Tabletten sollten nicht ohne Aufsicht des Arztes geschluckt werden. Sehr hohe Vitamin-D-Spiegel führen zu einem Verlust an Knochendichte und bewirken damit gerade das, was mit normalen Spiegeln aufzuhalten versucht wird.

Welche Verhaltensweisen/Biostoffe können Osteoporose bessern oder heilen?

Die Vermeidung der auslösenden Faktoren ist entscheidend. Es wird empfohlen, alles zu versuchen, das Rauchen aufzugeben. Der Konsum von Süßigkeiten sollte auf das Wochenende beschränkt bleiben. Gegen ein bis zwei Tassen Kaffee und ein Gläschen Wein pro Tag ist nichts einzuwenden – wenn keine weiteren ernsthaften Erkrankungen dies von vornherein verbieten.

Die Einnahme von Kalziumtabletten ist sehr umstritten, zumal sie einen relativen Magnesiummangel auslösen können: Die Mineralstoffe Kalzium und Magnesium müssen in einem bestimmten Konzentrationsverhältnis zueinander vorliegen. Wird nur der Kalziumspiegel angehoben, so ist im Verhältnis die Menge an Magnesium zu gering. Deshalb sollten immer gleichzeitig Magnesiumtabletten eingenommen werden oder, was noch besser ist, magnesiumhaltige Lebensmittel regelmäßig gegessen werden.

Je mehr Magnesium in der Nahrung ist, um so größer ist die Knochendichte. Dieser Mineralstoff aktiviert ein für den Knochenaufbau wichtiges Enzym und kontrolliert dessen Aktivität.

Anstatt Kalziumpräparate einzunehmen, bereiten Sie sich lieber eine köstliche Gemüsemahlzeit zu.

Weiterhin sollte beachtet werden: Um ausreichend Vitamin D zu haben, genügt es, sich täglich zehn Minuten im Freien zu bewegen. Sonnenlicht regt die Bildung dieses wichtigen Vitamins in der Haut an.

Das Spurenelement Bor hält Kalzium und Magnesium im Körper zurück und erhöht die Östrogenmenge im Blut. Bis heute ist jedoch nicht bekannt, wieviel wir pro Tag davon brauchen. Deshalb sollten Sie borhaltiges Obst (Äpfel, Pflaumen, Weintrauben) regelmäßig essen, um bezüglich Ihrer Borversorgung sicherzugehen. Von der Einnahme von Bortabletten ist jedoch abzuraten.

Ansonsten wirken noch wichtige Mineralstoffe und Spurenelemente am Aufbau des Knochens mit: Kupfer, Eisen, Zink, Mangan und Phosphor.

Der Aufbau des Knochengrundgerüstes, des Kollagens (dieses kommt nicht nur – wie oft fälschlich angenommen – in der Haut vor!), läuft mit Hilfe von Vitamin C ab.

Knochen bleiben elastisch, wenn sie ausreichend durchblutet werden. Dies geschieht bei körperlicher Bewegung. Gewöhnen Sie sich ein maßvolles Trainingsprogramm an.

Wie lange dauert es, bis die Osteoporose zum Stillstand gebracht werden kann?

Ziel einer Osteoporosebehandlung ist es, durch Vermeiden der Risikofaktoren das Fortschreiten der Erkrankung aufzuhalten und die Knochendichte wieder zu erhöhen.

Bis die Umstellung der Ernährung sowie der sonstigen falschen Gewohnheiten allerdings erste Erfolge zeigt, kann ein halbes Jahr vergehen.

Welche Gemüsesorten sollten besonders bevorzugt werden?

- Bohnen
- Brokkoli
- Erbsen
- Grünkohl
- Schwarzwurzeln
- Sojabohnen
- Spinat

Das Wichtigste über die Osteoporose

- Die Kalziumaufnahme in der Jugend und im frühen Erwachsenenalter bestimmt die spätere Dichte des Knochens.
- Rauchen, Kaffee, Alkohol, Süßigkeiten und zuviel Fleisch (Eiweiß!) in hohen Mengen führen zu einem Kalziumverlust.
- Die Ernährung muß auf Lebensmittel umgestellt werden, die Kalzium, Magnesium, Kupfer, Eisen, Mangan, Zink, Bor und Vitamin C enthalten.
- Gehen Sie zehn Minuten täglich ins Freie, um die Vitamin-D-Produktion der Haut durch UV-Strahlen anzuregen.
- Treiben Sie regelmäßig Sport – mindestens zweimal pro Woche.

Rheuma

Rheumatische Gelenkbeschwerden kommen bei Frauen dreimal häufiger vor als bei Männern. Die Erkrankung nimmt mit steigendem Alter zu. Normalerweise geht Rheuma mit Fehlernährung einher. Auch Lebensmittelunverträglichkeiten sowie eine vererbte Anlage können eine Rolle spielen.

»Rheumatismus« ist eine veraltete Bezeichnung für Beschwerden am Bewegungsapparat mit fließenden, reißenden und ziehenden Schmerzen.

Welche Verhaltensweisen können Rheuma auslösen oder verschlechtern?

Hoher Konsum von tierischen Fetten kann für die Rheumaentwicklung mitverantwortlich sein. Werden sogenannte nichtsteroidale Antirheumatika zur Schmerzbekämpfung eingenommen, so verändert sich die Beschaffenheit der Darmoberfläche: Es schlüpfen jetzt Nahrungspartikel hindurch, die antigen wirken und zu Lebensmittelallergien führen.

Pantothensäure (Vitamin B5) ist im Blut von Rheumatikern weniger vorhanden als bei Gesunden. Da Pantothensäure sehr hitzeempfindlich ist, wird sie oft durch zu langes Braten und Kochen von

Speisen zerstört. Gesunde Darmbakterien können dieses Vitamin herstellen. Ist die Darmflora aber durch Abführmittel und zuviel Süßigkeiten verändert, so ist der Körper auf die Zufuhr dieses wichtigen Vitamins allein durch die Nahrung angewiesen.

Welche Verhaltensweisen/Biostoffe können Rheuma bessern oder heilen?

Kupfer kann im Gehirn Rezeptoren aktivieren, die die Schmerzempfindung herabsetzen. Es ist deshalb nicht verwunderlich, daß mancher Rheumatiker auf das Tragen von Kupferarmbändern schwört.

Übergewichtige Frauen, die unter Rheuma leiden, sollten unbedingt eine fettfreie, kalorienarme Diät durchführen. Der Verzicht auf Süßigkeiten beispielsweise lohnt sich: Schon nach wenigen Tagen können sich dadurch die Beschwerden bessern.

Die Ernährung sollte so zusammengestellt werden, daß sie viel Pantothensäure, Vitamin C, Selen, Zink und Bioflavonoide enthält. Sehr gut hilft, statt Fleisch nur noch Fisch zu essen, mindestens zweimal pro Woche. Die darin enthaltenen Omega-3-Fettsäuren haben eine entzündungshemmende Wirkung. Auch Bromelain, ein Enzym aus der Ananas, heilt Entzündungen und sollte deshalb eingenommen werden.

Um die Spurenelemente, vor allem Kupfer und Zink, ausreichend zu erhalten, muß man viel Gemüse mit diesen Stoffen essen. Streß sollten Sie vermeiden!

Wie lange dauert die Heilung?

Die Umstellung der Ernährung kann bei übergewichtigen Personen schon nach wenigen Tagen zu einem Rückgang der Beschwerden führen. Je nach Ausmaß und Art der rheumatischen Erkrankung kann es auch Wochen und Monate dauern, bis die Patienten wieder frei von Schmerzen sind oder zumindest ihre Kortisonpräparate reduzieren können.

Welche Gemüsesorten sollten besonders bevorzugt werden?

- Avocados
- Erbsen
- Linsen
- Shiitake-Pilze
- Zwiebeln

Das Wichtigste über das Rheuma

- Es ist eine typische Erkrankung älterer Frauen.
- Manchmal ist Rheuma kombiniert mit einer Lebensmittelunverträglichkeit.
- Häufig liegt eine Fehlernährung mit zuviel tierischem Fett und zuwenig Biostoffen vor.
- Essen Sie mindestens zweimal pro Woche Fisch. Ausreichend Pantothensäure, Vitamin C, Bioflavonoide, Kupfer, Zink und Selen mildern die Entzündung.
- Bromelain ist zusätzlich zu empfehlen.

Schlafstörungen

Über 40 Prozent der erwachsenen Bevölkerung klagen in unterschiedlicher Häufigkeit über Schlafstörungen. Sie können sehr verschieden auftreten, z. B. als Einschlafstörungen, häufiges Wachwerden oder sehr oberflächlicher Schlaf.

Auch wenn Sie jeden Abend Schäfchen zählen müssen: Nehmen Sie keine Schlaftabletten ein – am nächsten Tag haben Sie dann Mühe, wieder wach zu werden.

Welche Verhaltensweisen können Schlafstörungen auslösen oder verschlechtern?

Alkohol am Abend, in großen Mengen genossen, läßt zwar leichter einschlafen, stört aber die Tiefschlafphasen. Wer gerne tagsüber viel Kaffee trinkt, kann dadurch auch seine Schlafqualität verschlechtern.

Zu später Stunde ein Hauptgericht mit viel tierischem Eiweiß (Fleisch, Fisch oder Geflügel) stört den ruhigen Schlaf empfindlich. Auch Frauen, die die Pille nehmen, sind oft davon betroffen. Bei ihnen läuft der Tryptophanabbau durch den Einfluß der Hormone schneller ab. Tryptophan ist eine Aminosäure, aus der der Körper selber Vitamin B3 herstellen kann; gleichzeitig bildet er daraus über Serotonin auch das Melatonin, das das Einschlafen erst richtig ermöglicht. Eine schlechte Ernährung und die Einnahme der Pille führen so zu einem Mangel an Melatonin und stören dadurch den Schlaf.

Eher selten findet man eine Unverträglichkeit von bestimmten Lebensmitteln (z. B. Milch) als Auslöser.

Welche Verhaltensweisen/Biostoffe können Schlafstörungen bessern oder beseitigen?

Den Kaffeekonsum stark reduzieren, eventuell statt dessen ein bis zwei Tassen Tee bis zum Nachmittag trinken.
Ein bis zwei Glas Wein am Abend sind genug – mehr schadet Ihrem Schlaf.
Grundsätzlich sollten sich Personen mit (Ein-)Schlafstörungen folgende Regel merken: Früh und mittags Eiweiß, abends Kohlenhydrate.
Tryptophanhaltige Nahrungsmittel sollten täglich auf dem Speisezettel stehen (Sojabohnen, Linsen, Huhn, Milch). Dies gilt auch für serotoninreiche Lebensmittel wie Bananen, Tomaten und Walnüsse.
Vitamin-B3-haltige Speisen (Erdnüsse, Mandeln, Grünkohl, Spargel, Bierhefe) begünstigen das Einschlafen zusätzlich und sorgen für einen gesunden Tiefschlaf.
Keine üppigen Mahlzeiten am Abend.

Welche Gemüsesorten sollten besonders bevorzugt werden?

- Grünkohl
- Linsen
- Sojabohnen
- Spargel
- Tomaten

Wie lange dauert es, bis sich die Schlafstörungen bessern?

Bei Schlafmitteln besteht die Gefahr der Entwicklung einer Abhängigkeit!

Wenn Sie Kaffee und Alkohol weglassen und statt tierischem Eiweiß abends langsam resorbierbare Kohlenhydrate essen sowie auf ausreichend Vitamin B3 achten, dann stellt sich der Schlaf umgehend ein.
In manchen Fällen kann es drei bis sechs Tage dauern, bis sich der Körper an die Umstellung gewöhnt hat und Sie in tiefen Schlaf sinken können.

Das Wichtigste über Schlafstörungen

- Jeder dritte Erwachsene klagt über Schlafstörungen. Wer Probleme beim Einschlafen hat, häufig wach wird oder sehr oberflächlich schläft, kann sich schlechter regenerieren.
- Kaffee sollten Sie weglassen und Alkohol abends nur in moderaten Mengen trinken.
- Vor allem Frauen, die die Pille nehmen, sollten ausreichend Vitamin-B3-haltige Nahrung (Nüsse, Gemüse) bevorzugen.
- Merken Sie sich: Morgens und mittags Eiweiß, abends langsam resorbierbare Kohlenhydrate.
- Essen Sie abends keine großen Portionen.

Sodbrennen

Sodbrennen wird durch Rückfluß von Mageninhalt in die Speiseröhre ausgelöst. Es tritt vor allem nach dem Essen auf und kann sowohl bei zuwenig als auch bei zuviel Magensäure vorkommen.

Auch Streß ist ein Auslöser von Sodbrennen.

Welche Verhaltensweisen können Sodbrennen auslösen oder verschlechtern?

Bestimmte Speisen enthalten Stoffe, die den Mageneingang so entspannen, daß er nicht mehr richtig schließt. Dazu gehören Alkohol, Schokolade, Kaffee, Zucker, Fett, Milch, Orangensaft, Pfefferminztee, stark gewürzte Speisen und Tomaten.

Wichtig

Personen mit Sodbrennen sollten sich nach dem Essen nicht hinlegen, da dies den Rückfluß vermehrt. Öfter kleine Mahlzeiten über den Tag verteilt statt große Gerichte hilft, Sodbrennen zu vermeiden.

Welche Verhaltensweisen/Biostoffe können Sodbrennen bessern oder heilen?

Durch tägliches Verzehren von karotinhaltigem Gemüse, das leicht in Öl angedünstet wird, erhält der Körper ausreichende Mengen Provitamin A, aus dem er das Vitamin A herstellen kann. Dadurch regeneriert sich die entzündete Schleimhaut in der Speiseröhre und am Mageneingang.

Welche Gemüsesorten sollten besonders bevorzugt werden?

- Feldsalat
- Fenchel
- Honigmelonen
- Paprikaschoten

Wie lange dauert die Heilung?

Je nach Ursache des Sodbrennens kann eine Ernährungsumstellung sofort eine Linderung herbeiführen. Liegen aber anatomische Besonderheiten vor, wie beispielsweise ein Zwerchfellbruch, so kann keine Heilung erzielt, aber zumindest eine Besserung erreicht werden.

Das Wichtigste über das Sodbrennen

- Sodbrennen tritt in den meisten Fällen bei Personen auf, die bestimmte Speisen nicht vertragen wie beispielsweise Alkohol, Kaffee, Zucker, Fett, stark gewürzte Speisen, Orangensaft und Tomaten.
- Essen Sie viel Beta-Karotin-haltiges Gemüse (jedoch keine Tomaten), damit sich die entzündete Schleimhaut in der Speiseröhre und im Mageneingangsbereich wieder erholen kann.
- Sie sollten öfter kleine Mahlzeiten über den ganzen Tag verteilt essen und die das Sodbrennen auslösenden Nahrungsmittel weglassen.
- Legen Sie sich nach dem Essen nicht hin.

Achtung! Immer den Arzt aufsuchen, wenn die Symptome unklar sind oder wenn länger keine Besserung eintritt.

Wechseljahrebeschwerden

Zuwenig Aufenthalt im Freien sowie kalzium- und magnesiumarmes Essen verstärken die Wechseljahrebeschwerden.

Frauen um das 50. Lebensjahr sind in unterschiedlichem Ausmaß von Wechseljahrebeschwerden betroffen: Hitzewallungen, Stimmungsschwankungen, Depressionen, Schweißausbrüche, Schwindel und Herzklopfen belasten das tägliche Leben. 25 bis 50 Prozent der Frauen haben über fünf Jahre lang Hitzeperioden.
Die Therapie mit Östrogenen kann nicht bei jeder Frau durchgeführt werden (z. B. nicht bei Thrombophlebitis = Entzündung eines Blutpfropfens in den Venen). Außerdem ist nach wie vor nicht eindeutig geklärt, ob durch Östrogengaben das Risiko steigt, Brustkrebs zu entwickeln.
Im Einzelfall muß immer Ihr behandelnder Arzt abwägen zwischen Pro und Contra einer bestimmten Therapie. Oftmals ist es eine Gratwanderung, die einen häufigen Medikamentenwechsel erfordert.

Welche Verhaltensweisen können die Wechseljahrebeschwerden verschlechtern?

Mangelernährungen durch einseitige Abmagerungsdiäten sind die häufigsten Ursachen einer Unterversorgung an wichtigen Biostoffen.
Gerade in den Wechseljahren fühlen sich viele Frauen den gesellschaftlichen Zwängen unterworfen, schlank, fit und dynamisch auch im Alter sein zu müssen. Frauen, die bereits in jungen Jahren Freude an Sport und gesunder Ernährung haben, bewältigen diese wichtigen Jahre einer Frau viel leichter.
Sollen jedoch Ernährungsfehler und Bewegungsarmut der letzten 30 Jahre innerhalb von einigen Monaten ausgeglichen werden, so endet dies oft in Frustration. Die verzweifelte Frau pendelt zwischen extremen Abmagerungskuren und Völlerei aus Enttäuschung hin und her. Die gesundheitliche Situation wird dadurch noch schlechter.
Gerade der Bedarf an Vitamin E ist während der Wechseljahre erhöht, da es den Abbau von Progesteron, einem Sexualhormon, hemmen kann.
Bei rauchenden Frauen können die Wechseljahre früher eintreten als bei nichtrauchenden.

Welche Verhaltensweisen/Biostoffe können Wechseljahrebeschwerden bessern?

So verlieren die Wechseljahre ihren Schrecken.

Nehmen Sie sich Zeit, um Ihre Probleme anzugehen.
Täglich ein halbe Stunde an die frische Luft. Das ist nicht nur für die allgemeine Stimmungslage wichtig, sondern vor allem für die Vitamin-D-Produktion.
Machen Sie Schluß mit einseitigen Diäten! Auch Fertigpulver zum Abnehmen enthalten nicht alle Biostoffe, die Ihr Körper täglich braucht. Damit erschweren Sie Ihrem Organismus lediglich die Umstellung.
Die Nebennieren können die nachlassende Östrogenproduktion der Eierstöcke zum Teil übernehmen. Dafür müssen ausreichend die Vitamine B2, B5, B6, B12 und Folsäure sowie Zink vorhanden sein.
Essen Sie viel Gemüse, das reichlich Magnesium und Kalzium enthält, vor allem wenn Sie Milch nicht vertragen.
Reichlich Vitamin C zusammen mit Bioflavonoiden kann die Hitzewallungen bessern. Tryptophanreiche Nahrungsmittel dämpfen Depressionen. Hierzu gehören Sojabohnen, Milchprodukte, vor allem Joghurt, Eier und Fisch.
Fangen Sie an, einmal in der Woche Gymnastik zu treiben, und freuen Sie sich darüber.

Welche Gemüsesorten sollten besonders bevorzugt werden?

- Erbsen
- Grünkohl
- Sojabohnen
- Spinat

Wie lange dauert es, bis eine Besserung eintritt?

Eine Ernährungs- und eine Bewegungsumstellung müssen ein bis zwei Monate durchgehalten werden, bis sich die Symptome deutlich bessern.
Setzen Sie eine vom Arzt verordnete Östrogentherapie nicht eigenmächtig ab, sondern erst nach Absprache. Gerade Frauen, die an einer koronaren Herzerkrankung leiden, können davon sehr wohl profitieren.

Das Wichtigste über Wechseljahrebeschwerden

- Frauen um das 50. Lebensjahr sind in unterschiedlichem Ausmaß davon betroffen: Hitzewallungen, Stimmungsschwankungen, Depressionen, Schweißausbrüche, Schwindel und Herzklopfen.
- Rauchen sowie ein Mangel an Biostoffen infolge radikaler Abmagerungsdiäten erschweren dem Organismus die Umstellung.
- Erhöhen Sie Ihren Verzehr an Gemüse, das reich ist an Vitamin B2, Vitamin B3, Vitamin B6, Folsäure, Vitamin C, Vitamin E, Zink, Magnesium und Kalzium sowie Bioflavonoiden.
- Tryptophanreiche Nahrungsmittel (Sojabohnen, Linsen, Erbsen) sind gut gegen Depressionen.
- Gönnen Sie Ihrem Körper jeden Tag eine halbe Stunde an der frischen Luft beim Spazierengehen.

Zahnfleischerkrankungen

... damit Sie auch morgen noch kraftvoll zubeißen können!

Zahnfleischerkrankungen, meist Entzündungen, sind recht häufig und führen regelmäßig zu Zahnfleischbluten beim Zähneputzen. Dagegen sind ein mit Biostoffen angereicherter Speichel und genügend Nährstoffe in den Schleimhautgefäßen der beste Schutz.
Die Schleimhäute im Mund sind besonders empfindlich, weil sie ihre Zellen häufig erneuern. Die Zellen im äußeren Zahnfleisch leben nämlich nur knapp eine Woche, dann sterben sie und werden abgestoßen.
Diese sogenannten Epithelzellen sind aber für die Abwehr giftiger Substanzen und krankheitserregender Mikroben unerläßlich. Wenn sie fehlen, gelingt es Bakterien und Viren nur allzu leicht, ins Bindegewebe einzudringen, um es zu zerstören.
Schützen läßt sich das Zahnfleisch weder durch Zahnpasten, Mundwässer oder sonstige äußerliche Mittel, sondern ausschließlich durch gesunde Ernährung aus dem inneren Stoffwechsel heraus.

Welche Verhaltensweisen können Zahnfleischerkrankungen auslösen oder verschlechtern?

Jedem Zuckerrest in den Zähnen müssen Sie mit der Bürste konsequent zu Leibe rücken.

Zucker ist der schlimmste Feind, nicht nur für die Zähne, sondern auch für das Zahnfleisch. Er blockiert die Leukozyten (weiße Blutkörperchen) bei ihrer bakterienvernichtenden Arbeit.

Ebenso kritisch ist eine Unterversorgung an Vitamin C, Beta-Karotin und Folsäure sowie Kalzium und Zink.

Wenn der Magen zuwenig Säure produziert, wird das Essen schlecht verdaut, und die Biostoffe können nicht alle in den Körper aufgenommen werden.

Welche Verhaltensweisen/Biostoffe können Zahnfleischerkrankungen bessern oder heilen?

Süßigkeiten müssen stark reduziert werden, und nach jedem Essen eines Kuchenstücks oder einer Schokolade müssen Sie die Zähne putzen – auch wenn's schwerfällt.

Wenn zuwenig Magensäure gebildet wird (ab 40 Jahren läßt die Produktion nach), dann empfiehlt es sich, den Saft von zwei frischgepreßten Zitronen unverdünnt zu trinken, am besten während des Essens oder danach. Damit hat man auch gleich noch Vitamin C und Bioflavonoide.

Kalzium und Folsäure sollten durch ausreichend Gemüse sichergestellt werden.

In besonders hartnäckigen Fällen von Zahnfleischerkrankungen hat die Einnahme von Coenzym Q10, zweimal am Tag 25 Milligramm, Besserung gebracht.

Damit das Zahnfleisch gut durchblutet wird, lassen Sie Brot ein paar Tage alt werden, und kauen Sie es kräftig. Kräftiges Kauen und gutes Einspeicheln der Nahrung kräftigen nicht nur das Zahnfleisch, sondern sorgen auch für eine gute Verdauung.

Welche Gemüsesorten sollten besonders bevorzugt werden?

- Fenchel
- Grünkohl
- Kohlrabi
- Spinat

Das Wichtigste über das Zahnfleischbluten

- Süßigkeiten sind – wie schon seit langem bekannt – der stärkste Feind des Zahnfleisches.
- Ein Mangel an Biostoffen, vor allem an Vitamin C, Beta-Karotin, Folsäure, Kalzium und Bioflavonoiden, kann durch mehr Gemüse ausgeglichen werden.
- Besonders resistente Fälle von Zahnfleischbluten wurden schon erfolgreich mit zweimal 25 Milligramm Coenzym Q10 behandelt.

Wie lange dauert es, bis eine Besserung eintritt?

Nach zwei Wochen ohne Süßigkeiten mit ausreichend Obst und Gemüse lassen die Zahnfleischblutungen nach.

Allgemeine Empfehlungen

- Gewöhnen Sie sich an, einen Teil Ihres Gemüses täglich roh zu verzehren – am besten vor dem Essen. Bereiten Sie sich dazu einen Soßendip, den Sie oft variieren. Je nach Geschmack kann dies Roquefort sein, im Mixer mit Joghurt püriert, oder Joghurt mit Tomatenmark, etwas Sahne, Salz und Pfeffer. Lassen Sie Ihrer Phantasie freien Lauf. Bei empfindlichem Magen bitte gut kauen.
  Wenn dies für Sie unter der Woche nicht möglich ist, so versuchen Sie es wenigstens am Wochenende. Nach und nach spüren Sie, wie wohltuend dies für Ihre Verdauung ist. Sie werden feststellen, daß Sie allmählich weniger essen, ohne deshalb zu hungern. Schließlich möchten Sie das Gemüse während der Woche nicht mehr missen. Bald findet sich ein Weg, um auch im Büro Rohkost knabbern zu können.

Der Verzehr roher Gemüse ist wie nebenbei eine gute Möglichkeit, Hungergefühle zu dämpfen.

- Lassen Sie sich bei der Umstellung Ihrer Ernährung Zeit. Die wenigsten schaffen es von heute auf morgen. Ernährungsgewohnheiten, ob gut oder schlecht, sind mit das Beständigste, was wir Menschen haben. Gehen Sie in kleinen Schritten vor, dann werden Sie nicht mutlos, wenn Sie zu weit gesteckte Ziele nicht sofort erreichen.

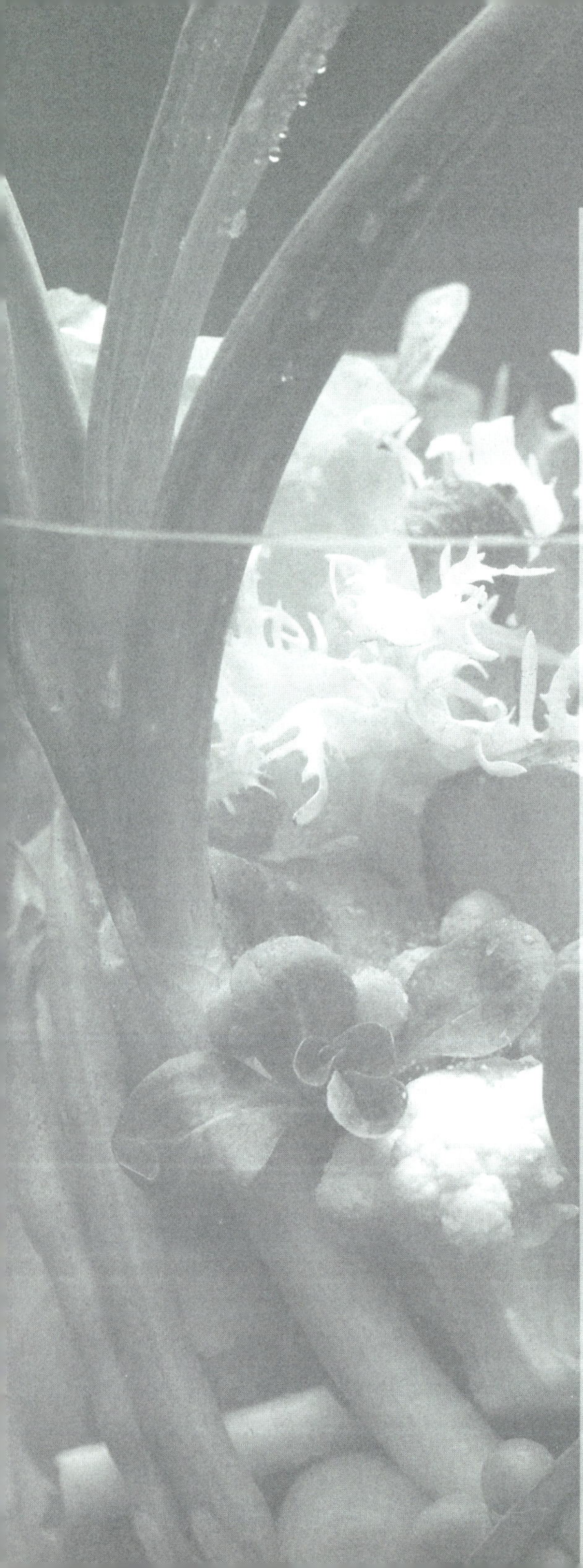

24 KÖSTLICHE GEMÜSEREZEPTE

Mit Gemüse lassen sich Gerichte zubereiten, die zum einen gesund sind, zum anderen aber auch gut schmecken. Gerade die italienische Küche beispielsweise ist in dieser Hinsicht ein Paradies, da es dort bei keiner Mahlzeit fehlt. Aber nicht nur als Beilage, sondern auch als eine vollständige Hauptmahlzeit mit allen wichtigen Nährstoffen gewinnen Gemüsegerichte immer mehr an Bedeutung, denn sie sind nicht belastend, sondern kalorienarm, also ideal für die heutige Zeit.

Zu den Rezepten

Die Zutatenmenge bezieht sich je nach Verzehrgewohnheiten und -menge auf drei bis vier Portionen. Sie können mengenmäßig jederzeit nach oben oder unten variieren, wenn Sie die Grundsubstanzen pro Portion wie folgt bemessen:

Grün- und Blattgemüse:	200 bis 250 Gramm
Kartoffeln:	200 Gramm
Hülsenfrüchte (Beilage):	50 Gramm
Hülsenfrüchte (Hauptgericht):	70 bis 100 Gramm

Die übrigen Zutaten passen Sie entsprechend an.

Folgende Regeln sollten Sie beim Zubereiten der Speisen beachten:

- Je kleiner Sie Ihr Gemüse schneiden, um so größer ist der Verlust an Biostoffen.
- Verwenden Sie zum Kochen nur süße Sahne, da saure Sahne beim Erhitzen ausflockt.
- Etwas Butter zeigt Ihnen die Temperatur des erhitzten Öles an und verfeinert den Geschmack.
- Tasten Sie sich allmählich an die Bißfestigkeit »al dente« von Gemüse heran. Denn dieser Zustand der Speisen ist nicht nur gut für Ihren Magen, sondern auch ein Genuß für das Auge, denn die Farben bleiben erhalten.
- Waschen Sie Ihr Gemüse gründlich, aber wässern Sie es nicht, d.h., lassen Sie es nicht längere Zeit im Wasser liegen. Viele Vitamine und Mineralstoffe sind wasserlöslich und gehen sonst verloren.
- Verwenden Sie das Koch- oder Einweichwasser, sofern es möglich ist. Erst so kommen Sie in den Genuß aller Biostoffe.
- Das Garen im Schnellkochtopf hat den Vorteil, daß die Garzeiten zum Teil drastisch kürzer sind und außerdem nur wenig Wasser benötigt wird. So können Sie die Wassermenge entsprechend dosieren und müssen hinterher kein Wasser und damit auch keine Biostoffe wegschütten.
- Geben Sie Gemüse immer in siedendes Wasser. Da Vitamin C im Temperaturbereich von 65 °C bis 85 °C zerstört wird, sollte er möglichst schnell durchlaufen werden.

Olivenöl ist nach neuesten ernährungswissenschaftlichen Erkenntnissen sehr gesund und zaubert ein wenig Urlaubsstimmung in die Küche. Verwenden Sie aber bitte nur die Qualitätsstufe »extra vergine« (kalt gepreßt, erste Pressung).

Algen

Algen als Gemüse

Zutaten: *400 Gramm Algen (grün) • 40 Gramm Butter • Pfeffer*

Es ist wissenschaftlich erwiesen, daß Algen den Ausbruch von Brustkrebs hemmen können.

Die Algen, falls getrocknet, nach dem Waschen 15 Minuten einweichen und dann mit dem Einweichwasser etwa 10–12 Minuten kochen. Bei frischen Algen entfällt das Vorweichen.
Gut abtropfen und kurz in der zerlassenen Butter schwenken. Mit frischgemahlenem Pfeffer leicht würzen und warm servieren.
Nicht salzen, da Algen durch das Meerwasser bereits einen salzigen Geschmack haben. Zu Fisch oder Schaltieren.

Blumenkohl

Blumenkohlsalat

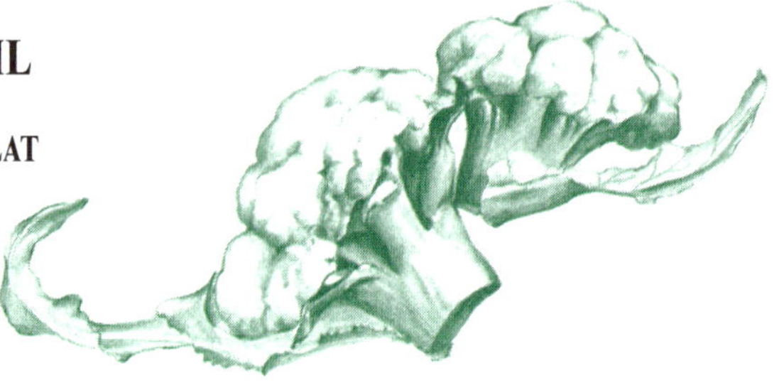

Zutaten: *750 Gramm Blumenkohl • 1 Teelöffel Senf*
Essig und Olivenöl • Pfeffer, Salz

Mit Kartoffeln, Sahne, Milch, Ei und Parmesan überbacken ist Blumenkohl ein schmackhaftes Gemüse.

Einen mittelgroßen Blumenkohl ca. 10 Minuten in kaltes Wasser legen (damit sich Ungeziefer löst). Anschließend in einzelne Röschen zerteilen und 20–25 Minuten in Salzwasser »al dente« kochen. Falls vorhanden, können Sie auch einen Schnellkochtopf verwenden; Garzeit dann bei 1/4 Liter Wasser 5–6 Minuten.
Dann den Blumenkohl etwas abkühlen lassen und lauwarm mit einer Salatsoße aus Senf, Essig, Olivenöl, Pfeffer und Salz anmachen.
Blumenkohlsalat können Sie entweder lauwarm oder kalt servieren. Auf jeden Fall sollte er in lauwarmem Zustand angemacht und bald serviert werden. Das Grün kann man beim Kochen etwas später zugeben und, falls gewünscht, im Salat mitverwenden.

Brokkoli

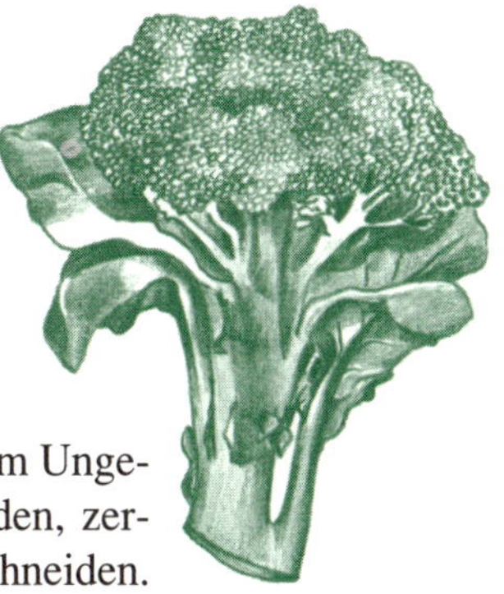

Brokkolicremesuppe

Zutaten: *750 Gramm Brokkoli • 0,2 Liter süße Sahne*
Pfeffer, Salz • 0,1 Liter Weißwein

Den Brokkoli ca. 10 Minuten in kaltes Salzwasser legen (um Ungeziefer zu entfernen). Anschließend die Röschen abschneiden, zerteilen und den Strunk in 1 Zentimeter dicke Scheiben schneiden. Etwa 25 Minuten in Salzwasser kochen, so daß der Brokkoli schön bißfest (»al dente«) bleibt. Verwenden Sie nur so viel Wasser wie unbedingt notwendig, auf keinen Fall mehr als 1,5 Liter, da Sie den Rest ansonsten wegschütten müßten.
Sie können den Brokkoli auch im Schnellkochtopf kochen (etwa 5 Minuten). Wenn Sie diese Zubereitungsart wählen, sollten Sie 1–1,5 Liter Wasser zugeben. Das reicht für die Erzeugung des notwendigen Dampfdruckes und hat den Vorteil, daß Sie das Wasser in der Suppe mit verarbeiten können (Biostoffe bleiben erhalten).
Den gegarten Brokkoli mit dem Kochwasser und der Sahne vermischen. Je nach Geschmack können Sie die Brokkolisuppe als fein passierte Cremesuppe auf den Tisch bringen oder eine Hälfte der Suppe etwas gröber belassen. Mit Pfeffer und Salz würzen und abschmecken. Zum Schluß den Weißwein dazugeben.

Brokkoli überbacken

Zutaten: *750 Gramm Brokkoli • 75 Gramm geriebener Parmesan*
0,2 Liter süße Sahne • Pfeffer, Salz • 1 Eßlöffel Sherry

Den Brokkoli in Röschen zerteilen, die Stengel in etwa 1 Zentimeter dicke Scheiben schneiden. Dann entweder 25 Minuten im normalen Kochtopf oder 5 Minuten mit 1/4 Liter Salzwasser im Schnellkochtopf »al dente« kochen. Parmesan und Sahne mischen, mit Salz, Pfeffer sowie Sherry abschmecken. Über den Brokkoli gießen und in der Auflaufform bei 200 °C überbacken.

Sie können Brokkoli auch mit Parmesan, Sahne und Sherry überbacken.

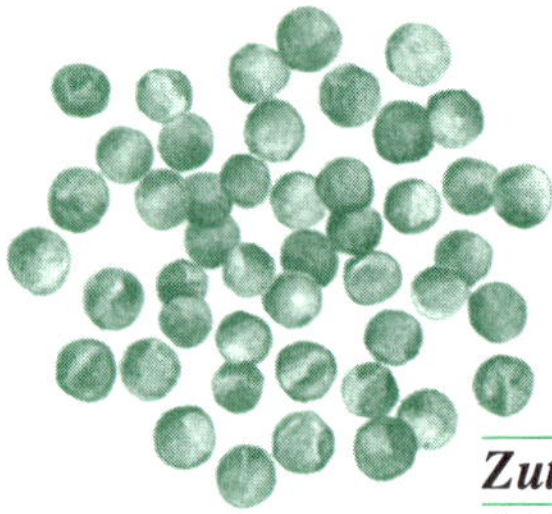

ERBSEN

ERBSENPÜREE

Zutaten: *250 Gramm getrocknete Erbsen (gelb oder grün)*
1 kleine Zwiebel • Olivenöl • 20 Gramm Butter • 1 Brühwürfel
Salz, Pfeffer • 2 Eßlöffel süße Sahne

Erbsenpüree eignet sich als Beilage zu Kartoffeln, Kartoffelpüree und Fleischspeisen. Sie können es aber auch als gemüseartige Beilage einfach so genießen.

Die Zwiebel sehr klein hacken, in das leicht erhitzte Olivenöl geben und mit etwas Butter glasig werden lassen. Die getrockneten Erbsen hinzufügen und mit 1 Liter Wasser – am besten mit einem Brühwürfel gewürzt – im Schnellkochtopf 10–12 Minuten kochen.
Besitzen Sie keinen Schnellkochtopf, so müssen Sie die Erbsen in reichlich kaltem Wasser über Nacht einweichen und dann mit den vorher glasierten Zwiebeln in einem normalen Topf mit dem Einweichwasser kochen. Dies dauert allerdings wesentlich länger (1–1,5 Stunden).
Die weichgekochten Erbsen mit einem Mixer bzw. mit einem Rührgerät durchrühren, bis Sie ein leichtes Püree erhalten. Dieses können Sie mit etwas Salz und Pfeffer sowie mit 2 Eßlöffeln süßer Sahne geschmacklich abrunden.

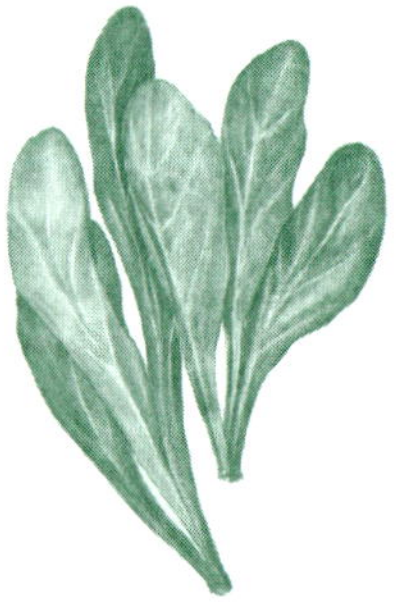

FELDSALAT

RAPUNZELSALAT

Zutaten: *250–300 Gramm Feldsalat, geputzt • 3–4 mittelgroße*
Kartoffeln • 1 kleine Zwiebel • Essig, Öl • 1 Teelöffel Senf
1 Eßlöffel Sahne • Pfeffer, Salz
geröstete Weißbrotwürfel (Croûtons)

Den geputzten Feldsalat zwei- bis dreimal gut durchwaschen (damit er auch den restlichen Sand verliert) und die Wurzeln abschneiden, so daß die Blätter einzeln sind. Die Kartoffeln schälen, vierteln und in Würfel schneiden. Anschließend in Salzwasser ca. 20 Minuten kochen.

Aus den Zwiebeln, Essig und Öl, Senf, Sahne, Pfeffer und Salz bereiten Sie eine Salatsoße. Nun den Feldsalat und die noch heißen Kartoffeln unmittelbar vor dem Servieren in eine Schüssel geben, mit dem Dressing übergießen und durchheben. Zum Schluß streuen Sie reichlich Croûtons darüber.

Dieses Gericht muß lauwarm serviert werden.

FENCHEL

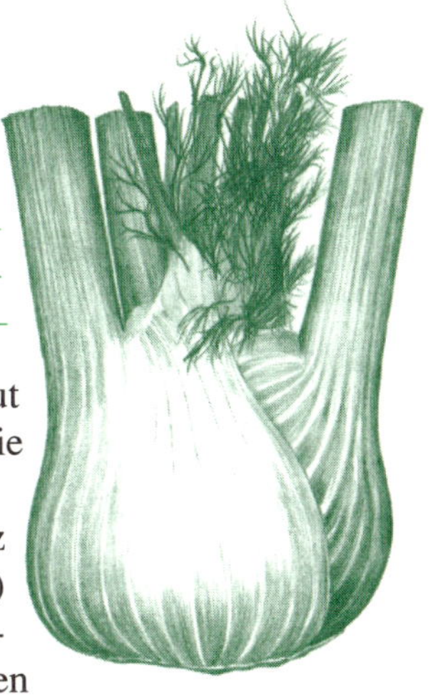

ÜBERBACKENER FENCHEL

Zutaten: *750 Gramm Fenchel • etwas Butter*
50 Gramm Parmesan • Pfeffer, Salz

Den Fenchel in der Mitte auseinanderschneiden, gut waschen. Gegebenenfalls die äußerste Schicht, falls sie leicht bräunlich oder verschmutzt ist, entfernen.
Anschließend den Fenchel mit wenig Salzwasser kurz dünsten, entweder im Schnellkochtopf (3–4 Minuten) oder mit wenig Wasser im normalen Topf (12–15 Minuten). Der Fenchel zerfällt hierbei in seine einzelnen Schalen und Schichten.
Geben Sie ihn nun in eine gebutterte Auflaufform, bestreuen Sie ihn mit Parmesan, würzen Sie mit Salz und Pfeffer, und überbacken Sie den Fenchel anschließend im gut vorgeheizten Backofen bei 200 °C etwa 8–10 Minuten. Wenn der Parmesan eine goldbraune Farbe hat, ist Ihr überbackenes Fenchelgemüse fertig.

FENCHELSALAT MIT SALAMI UND PARMESAN

Zutaten: *500 Gramm Fenchel • Essig, Olivenöl • Zwiebeln*
Pfeffer, Salz • Salami • Parmesan am Stück

Den Fenchel putzen, in der Mitte durchschneiden, den Strunk entfernen. In 5 Millimeter dicke Streifen schneiden, nach Geschmack 2–5 Minuten blanchieren (das Gemüse sollte auf alle Fälle noch biß-

Als Salat können Sie Fenchel in einem Dressing aus Essig, Öl, Salz und Pfeffer anrichten.

fest sein). Abschrecken, abtropfen, mit kleingeschnittener Zwiebel als Salat anmachen. Salami (am besten luftgetrocknete italienische oder französische) in sehr dünnen Scheiben darübergeben, Parmesan grob raspeln und ebenfalls dazutun. Nach Geschmack mit dem vorher weggeschnittenen Fenchelkraut garnieren.

Dieser Salat eignet sich hervorragend als Vorspeise oder Zwischengericht. Als Beilage verwendet, kann man Salami und Parmesan weglassen.

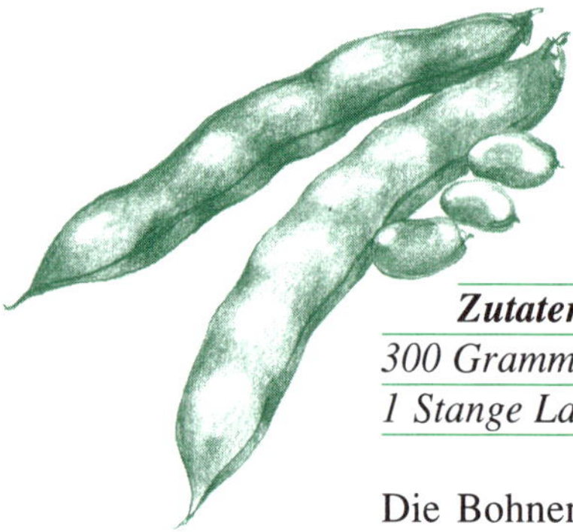

Gartenbohne, weiss

Weisse Bohnen nach Florentiner Art

Zutaten: *400 Gramm getrocknete weiße Bohnen • Öl*
300 Gramm Schweinebauchspeck • 2 Knoblauchzehen
1 Stange Lauch • 1 Dose geschälte Tomaten (Pelati) • Pfeffer, Salz

Die Bohnen über Nacht in 1–1,5 Liter Wasser einweichen. Am nächsten Tag abgetropft in eine gefettete Auflaufform oder Reine geben.

Rote Bohnen eignen sich vortrefflich als Salat.

Den Schweinebauchspeck in Streifen schneiden, kurz und scharf anbraten und die zerdrückten Knoblauchzehen dazugeben. Den Lauch schneiden Sie ebenfalls in dünne Streifen. Alles zusammen mit den geschälten Tomaten in die Auflaufform geben und zu den Bohnen anrichten. Mit Salz und Pfeffer würzen, dann etwas Wasser und/oder Brühe zugeben, so daß die Bohnen 1–2 Zentimeter bedeckt sind.

Nun verschließen Sie die Reine oder die Auflaufform und lassen die Bohnen bei mittlerer Hitze (150–170 °C) im vorgeheizten Rohr etwa 2–2,5 Stunden garen.
Die Bohnen sind fertig, wenn die Flüssigkeit von den Bohnen aufgesogen ist. Heiß servieren.

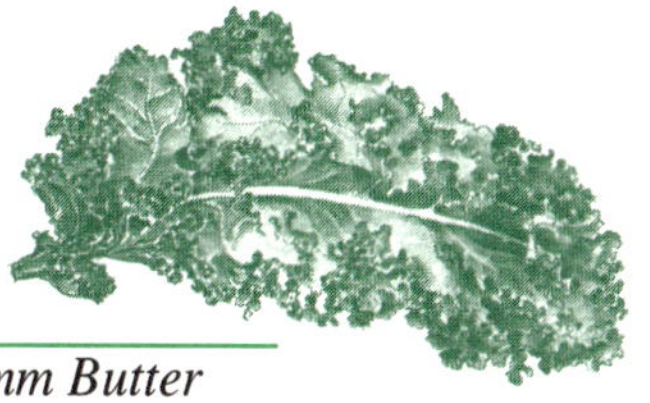

Grünkohl

Grünkohlgemüse

Zutaten: 750 Gramm Grünkohl • 1 Zwiebel • 50 Gramm Butter
50 Gramm geräucherter Bauchspeck • 1/4 Liter Fleischbrühe
1/4 Liter Milch • Pfeffer, Salz

Den Grünkohl waschen und die von den Rippen abgestreiften Blätter in kochendem Salzwasser schnell weich kochen. Anschließend aus dem Sud herausnehmen und abtropfen lassen, dann kleinhacken bzw. wiegen. Sie erleichtern sich die Arbeit, wenn Sie statt dessen die gekochten Blätter durch einen Fleischwolf drehen.

Die feingehackte Zwiebel in etwas Butter kurz glasieren und den in feinste Würfelchen geschnittenen Speck dazugeben. Nun folgt der feingehackte bzw. durch den Fleischwolf gedrehte Grünkohl. Rühren Sie das Ganze gut durch.

Geben Sie 1/4 Liter Fleischbrühe dazu – falls vorhanden, können Sie auch noch andere Fleisch- und Bratensoßenreste mitverwerten –, und dünsten Sie das Ganze. Wie für alle Kohlgerichte gilt auch hier: Langsam (30–40 Minuten) garen! Beim Abschmecken runden Sie Ihr Grünkohlgemüse mit etwas Salz und Pfeffer ab.
Als Beilage eignen sich Salzkartoffeln.

Servieren Sie den Grünkohl doch nach norddeutscher Art mit einer kleinen kräftigen, roh geräucherten Mettwurst, die Sie zuvor in Wasser erhitzt haben.

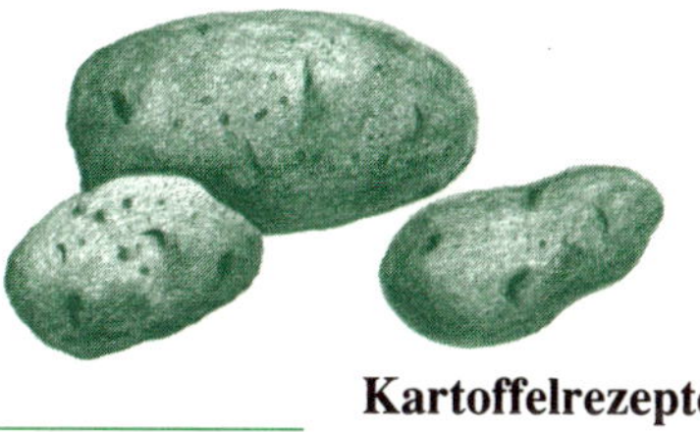

Kartoffel

Gnocchi nach römischer Art

Zutaten: 1 Kilogramm Kartoffeln • 2 Eier
200 Gramm Weizenmehl • Salz • 30 Gramm Butter

Kochen Sie die Kartoffeln samt der Schale. Dann drücken Sie die noch warmen geschälten Kartoffeln durch eine Kartoffelpresse. Die Masse erkalten lassen und mit den verrührten Eiern, dem Mehl und etwas Salz vermischen.

Kartoffelrezepte gibt es unendlich viele. Ausschlaggebend ist letztlich die Qualität der Ware.

Den so entstandenen Kartoffelteig kneten Sie gut durch. Rollen Sie nun mit bemehlten Händen fingerdicke Röllchen oder Würste, die Sie anschließend in 2 Zentimeter lange Stücke schneiden. Diese Teigstücke legen Sie auf eine Gabel. Drücken Sie mit dem Daumen sanft dagegen, so daß sie die leicht gerundete Form der Gabelzinken annehmen.

In reichlich Salzwasser kochen, und sobald sie an der Oberfläche erscheinen, mit dem Schaumlöffel herausnehmen. Lassen Sie die Gnocchi gut abtropfen, und geben Sie sie anschließend in eine vorgewärmte und gebutterte Auflaufform. Mit Butter, etwas Salbei und Parmesan würzen.

Entweder Sie servieren die Gnocchi als Beilage in dieser Form, oder Sie übergießen sie mit etwas Tomatensoße, bestreuen sie mit Parmesan, schieben sie ins vorgeheizte Rohr (8–10 Minuten bei 200 °C) und gratinieren sie kurz.

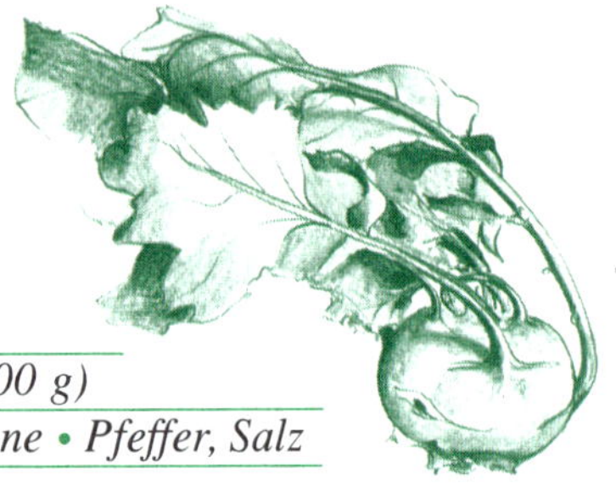

Dieses schmackhafte Gemüsegericht können Sie als Zwischenmahlzeit verzehren oder aber als Gemüsebeilage zu einem Hauptgericht verwenden.

Kohlrabi

Kohlrabigemüse

Zutaten: *3–4 mittelgroße Kohlrabi (600 g)*
20 Gramm Butter • 0,1 Liter süße Sahne • Pfeffer, Salz

Die Kohlrabi waschen und putzen, dabei Stengel und Blätter entfernen. Schälen Sie die Kohlrabi mit einem Gurken- oder Kartoffelschäler. In einer Stielkasserolle zerlassen Sie die Butter und geben die feingehobelten (Gurkenhobel verwenden) Kohlrabi hinein.

Mit ganz wenig Wasser aufgießen, leicht salzen und bei mittlerer Hitze zugedeckt ca. 12 Minuten garen lassen. Zum Schluß etwas Sahne hinzugeben, leicht pfeffern und salzen.

LINSEN

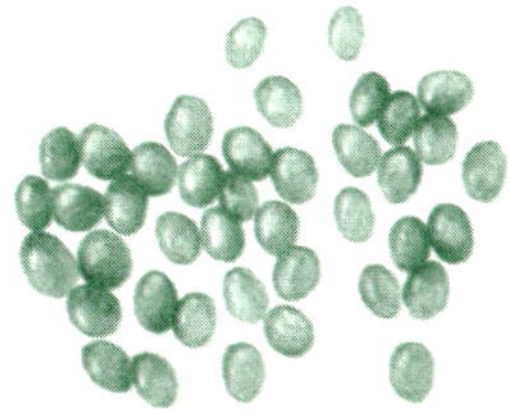

LINSENEINTOPF

Zutaten: *250 Gramm getrocknete Linsen • 3–4 Eßlöffel Olivenöl*
20 Gramm Butter • 1 große Zwiebel • 250 Gramm gelbe Rüben
4–5 mittelgroße Kartoffeln (500 g) • 1 Brühwürfel
1 Teelöffel Salz • 100 Gramm Bauchspeck, geräuchert
2–3 Eßlöffel passierte Tomaten (Passato di pomodoro)
1 Bund Petersilie • 1/4 Sellerieknolle
200 Gramm Wiener oder Lyoner

Am besten bereiten Sie den Linseneintopf in einem Schnellkochtopf zu. Dies hat den Vorteil, daß Sie die getrockneten Linsen vorher nicht einweichen müssen.

3–4 Eßlöffel Olivenöl mit 20 Gramm Butter erhitzen und die kleingehackten Zwiebeln darin glasieren. Anschließend die geschälte gelbe Rübe der Länge nach vierteln und kleinhacken. Die geschälten Kartoffeln vierteln und nochmals zwei- bis dreimal durchschneiden, so daß sie Würfelform haben. Beides zu den glasierten Zwiebeln geben.

Anschließend einen Brühwürfel in etwa 1,5 Liter Wasser auflösen, den Teelöffel Salz hinzugeben und mit den Linsen und dem Bauchspeck in den Topf geben. Erhitzen und die Tomatensoße sowie Petersilie dazugeben, gleichfalls den Sellerie, den Sie in kleine Stückchen geschnitten haben. Die Petersilie nicht hacken, damit Sie nach dem Kochen den ganzen Petersilienstrauß wieder entfernen können. Es bleibt Ihnen so jedoch der Petersiliengeschmack.

Nun den Schnellkochtopf verschließen und das Ganze rund 30 Minuten erhitzen. Abkühlen unter kaltem Wasser und das Linsengemüse – nachdem Sie vorher die Petersilie entfernt haben – ordentlich durchrühren.

Die Kartoffeln dürfen sich dabei ruhig etwas auflösen, sie binden so die Flüssigkeit und machen den Linseneintopf etwas sämiger. Je nach persönlichem Geschmack können Sie den geräucherten Bauchspeck in Stücke schneiden und mitservieren oder ihn vor dem Servieren entfernen.

Sie können den Linseneintopf auch mit etwas Wurst anreichern, indem Sie entweder Wiener oder Lyoner kleinschneiden oder etwas würzigere Mettwürste, Polnische oder ähnliche Wurstsorten dazugeben und nochmals kurz erhitzen. Gut heiß servieren.

MANGOLD

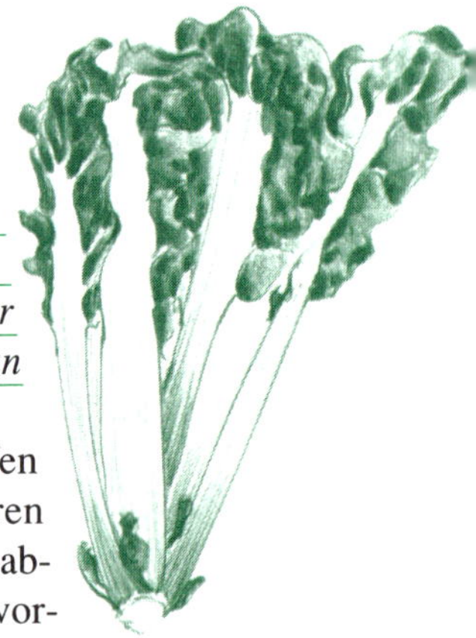

MANGOLDGEMÜSE

Zutaten: *3/4–1 Kilogramm Mangoldblätter*
1 kleine Zwiebel • Olivenöl • 30 Gramm Butter
Salz, Pfeffer • 10 Gramm geriebener Parmesan

Bitte achten Sie beim Kauf des Gemüses darauf, daß Sie Blattmangold kaufen und nicht Stielmangold.

Die Mangoldblätter von den Stielen abstreifen und in Salzwasser schnell ohne Deckel garen (etwa 5 Minuten). Anschließend abseien, gut abtropfen lassen und die Mangoldblätter in eine vorher gebutterte Auflaufform legen. Die sehr fein gehackte Zwiebel kurz in Olivenöl und Butter andünsten, dann zwischen die Mangoldblätter verteilen. Das Gemüse mit etwas frischgemahlenem Pfeffer und Salz würzen, etwas geriebenen Parmesan darüberstreuen, dann die nächste Lage Mangold darauflegen und im Wechsel fortfahren, bis die Mangoldblätter aufgebraucht sind.
Wenn Sie auf diese Art und Weise 2 bis 3 Lagen Mangold in die Auflaufform geschichtet haben, können Sie das Ganze mit Parmesan bestreuen und im vorgeheizten Ofen (200 °C) noch einmal rund 20 Minuten garen.
Entweder in dieser Form servieren oder mit einer aus Ei, Sahne und Parmesan gefertigten Soße übergießen und kurz im Rohr gratinieren, bis der Parmesan goldbraun wird.

PAPRIKA

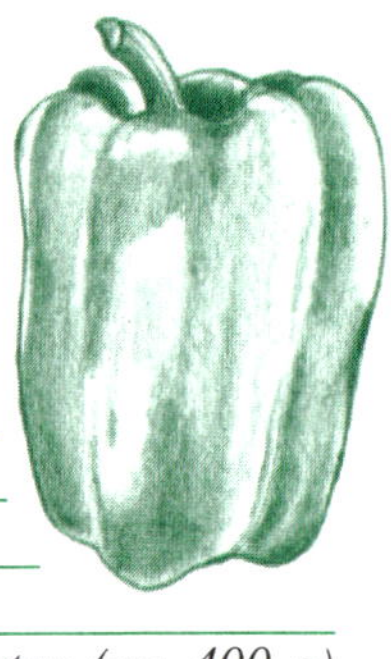

PAPRIKAGEMÜSE MIT KALBSSCHNITZEL

Zutaten: *3–4 kleine Kalbsschnitzel (je 120 g)*
200 Gramm frischer Paprika (gelb, rot, grün)
1 mittelgroße Zwiebel • 1 Zehe Knoblauch
4–5 frische Basilikumblätter • 30 Gramm Butter
3–4 Eßlöffel Olivenöl • 4–5 mittelgroße reife Tomaten (ca. 400 g)
Zucker, Weinessig • Pfeffer, Salz • 1 Strauß Petersilie

Zunächst wird das Paprikagemüse zubereitet. Den Paprika waschen, ausputzen und in ca. 2 Zentimeter große Streifen schneiden. Die Zwiebel kleinhacken, ebenso den Knoblauch und das Basilikum. In einem Topf 10 Gramm Butter und rund 3–4 Eßlöffel Olivenöl erhitzen, dann den Paprika hineingeben.
Nach etwa 10 Minuten auch die Tomaten, 1 kleinen Löffel Zucker und den Essig zugeben. Das Ganze 30 Minuten bei mittlerer Hitze und zugedecktem Topf dünsten lassen.
Gegen Ende der Garzeit nehmen Sie die Kalbsschnitzel, die Sie leicht bemehlen, pfeffern und salzen sowie mit etwas Butter und Olivenöl braten. Zum Schluß legen Sie die Kalbsschnitzel in eine leicht gebutterte feuerfeste Form und geben das Paprikagemüse darüber.
Im vorgeheizten Ofen bei ca. 180 °C etwa 20 Minuten garen lassen. Zum Anrichten die kleingehackte Petersilie darüberstreuen.

»Paprika« ist auch eine Sammelbezeichnung für alle Gewürzprodukte aus der Gattung der Nachtschattengewächse wie z. B. Cayennepfeffer.

Porree

Porreecremesuppe

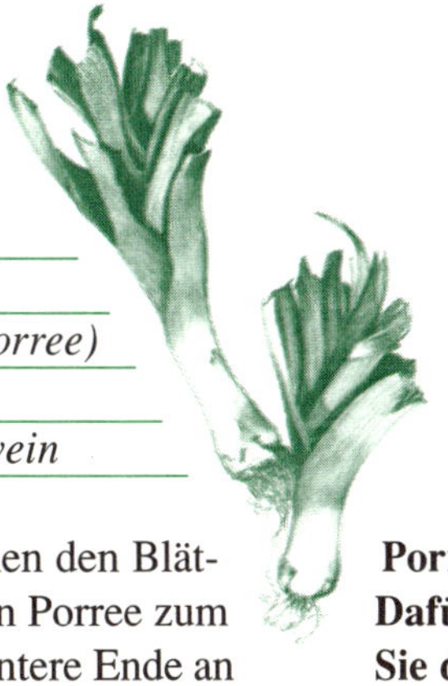

Zutaten: *etwa 1 Kilogramm Porree*
(Winterporree ist besser geeignet als Sommerporree)
0,2 Liter süße Sahne • 0,1 Liter Weißwein
100 Gramm rohe Shrimps • Pfeffer, Salz • Weißwein

Den Porree waschen. Da sich im Inneren zwischen den Blättern häufig Sand befindet, ist es zweckmäßig, den Porree zum Waschen völlig zu zerteilen. Schneiden Sie das untere Ende an der Wurzel ab, und nehmen Sie die einzelnen Blätter auseinander. Stück für Stück gut waschen und in etwa 5 Zentimeter lange Streifen schneiden. Ein kleines Stückchen können Sie sich zum Garnieren bis zum Schluß aufheben.
Die Porreecremesuppe (Lauchcremesuppe) bereiten Sie am besten in einem Schnellkochtopf zu. Dieser erlaubt Ihnen lediglich, so viel Wasser zu nehmen, wie Sie nachher zur Zubereitung der Suppe benötigen. Sie benötigen etwa 1 Liter Wasser, in das Sie etwas Salz

Porreestrudel: Dafür müssen Sie den geschnittenen Porree mit etwas Schinken in Blätterteig einrollen, mit Parmesan und Crème fraîche bestreichen und im Rohr backen.

geben. Kochen Sie den Porree dann 5–7 Minuten im Schnellkochtopf.
Den gekochten Porree zerkleinern Sie im Mixer, indem Sie langsam den Kochsud dazugeben und die Sahne allmählich darunter verteilen. Sie erhalten auf diese Art und Weise eine feine, cremige Suppe. Mit Weißwein, Salz und Pfeffer abschmecken.
Unmittelbar vor dem Servieren die Shrimps darunterheben. Etwas ganz fein in Streifen geschnittenen rohen Porree (den haben Sie ja übrigbehalten) können Sie zum Garnieren verwenden.

Rote Bete

Rote-Bete-Salat

Zutaten: *1 Kilogramm rote Bete • Essig, Öl • Pfeffer, Salz*
1 Messerspitze Zucker • 1 mittelgroße Zwiebel
1 Teelöffel Meerrettich • 1 Teelöffel Kümmel

Je länger die roten Beten in der Marinade verbleiben, desto herzhafter wird der Geschmack.

Die roten Beten gründlich waschen und ungeschält in Salzwasser garen (ca. 50 Minuten). In einem Schnellkochtopf können Sie die Garzeit auf 12–15 Minuten reduzieren. Anschließend schütten Sie die roten Beten ab, übergießen sie mit kaltem Wasser und schälen sie.
Für die Zubereitung des Salates können Sie die roten Beten entweder in Scheiben schneiden (beispielsweise mit einem gerippten Chartreuse-Messer) oder sie mit einem Gurkenhobel bzw. mit einer Raffel zerkleinern.

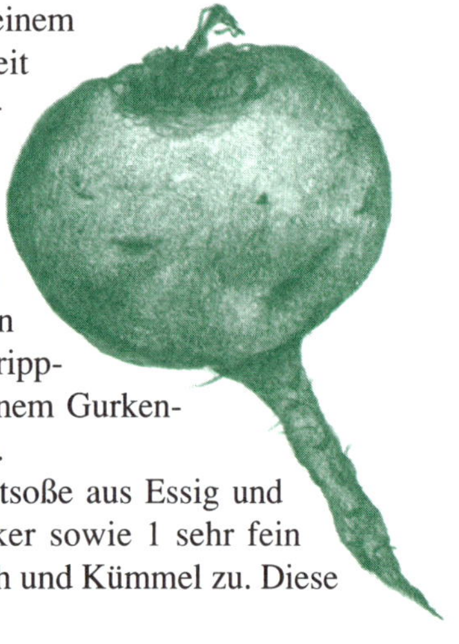

Zum Anmachen bereiten Sie eine Salatsoße aus Essig und Öl, Salz, Pfeffer, 1 Messerspitze Zucker sowie 1 sehr fein gehackten Zwiebel, 1 Löffel Meerrettich und Kümmel zu. Diese Soße geben Sie über die rote Bete.
Lassen Sie das Ganze möglichst mehrere Stunden – am besten eine Nacht – durchziehen.

Shiitake-Pilz

Pilzgericht

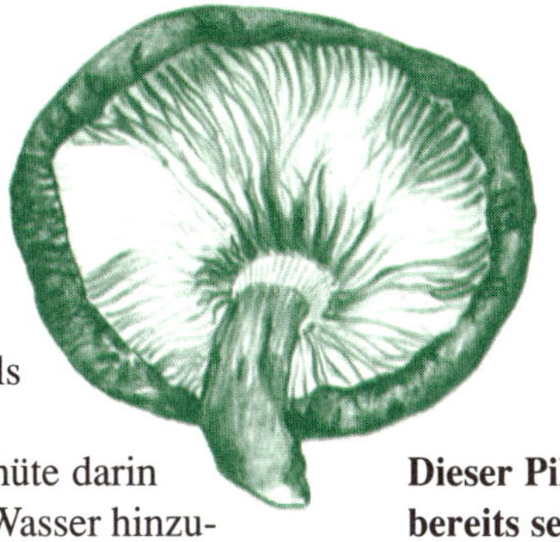

__Zutaten:__ 350 Gramm Shiitake-Pilze
2–3 Eßlöffel Olivenöl • 10 Gramm Butter
Petersilie • 0,1 Liter Sahne • Pfeffer, Salz
1 Eßlöffel Weißwein

Die Pilze putzen, auf keinen Fall waschen, falls nötig, mit Küchenpapier abreiben.
Etwas Olivenöl und Butter erhitzen, die Pilzhüte darin 8 Minuten dünsten. Bei Bedarf 2–3 Eßlöffel Wasser hinzugeben. Danach wenden, 1–2 Eßlöffel Olivenöl darübergießen, kleingehackte Petersilie beigeben und nochmals 5 Minuten garen. Am besten geben Sie zeitweilig einen Deckel auf den Topf.
Zum Schluß können Sie mit 0,1 Liter Sahne, etwas Pfeffer und Salz Ihr Pilzgericht vollenden. 1 Eßlöffel Weißwein rundet das Ganze geschmacklich noch ab.

Dieser Pilz wird bereits seit 2000 Jahren wegen seiner heilenden Biostoffe eingesetzt.

Sojabohne

Sojabohneneintopf

__Zutaten:__ 300 Gramm Sojabohnen • 2 Eßlöffel Olivenöl
10–15 Gramm Butter • 1 mittelgroße Zwiebel
1/4 Liter Fleischbrühe • 3–4 mittelgroße Kartoffeln
(300–400 Gramm), am besten leicht mehlige Ware •
0,2 Liter passierte Tomaten

Sojasoße ist eine in der ostasiatischen Küche beliebte Würzsoße aus vergorenen Sojabohnen.

Die Sojabohnen über Nacht in 1 Liter Wasser einweichen. Das Olivenöl mit 10–15 Gramm Butter erhitzen und die sehr fein gehackte Zwiebel darin glasieren. Anschließend geben Sie die Sojabohnen mit dem Rest des Einweichwassers dazu und rühren sie mit den Zwiebeln einmal gut durch. Etwas Pfeffer und Salz darüberstreuen sowie die Fleischbrühe dazugeben.

Anschließend im Schnellkochtopf ca. 20 Minuten garen (ansonsten 45–55 Minuten im herkömmlichen Topf). Bei Zubereitung im Schnellkochtopf geben Sie 6–8 Minuten vor Ende der Garzeit die in Würfel geschnittenen, geschälten Kartoffeln zu (im normalen Topf ca. 30 Minuten vor Fertigstellung). Verschließen Sie den Topf erneut, und garen Sie bei leichtem Dampfdruck nochmals 6–8 Minuten.

Das Ganze sollte nun eine eintopfartige, nicht allzu feste Konsistenz haben. Rühren Sie ein- bis zweimal kräftig durch, und geben Sie die passierten Tomaten dazu. Sie haben auf diese Art und Weise einen herrlichen nahrhaften Eintopf ohne Fleisch zubereitet.

Spargel

Spargel (italienische Art)

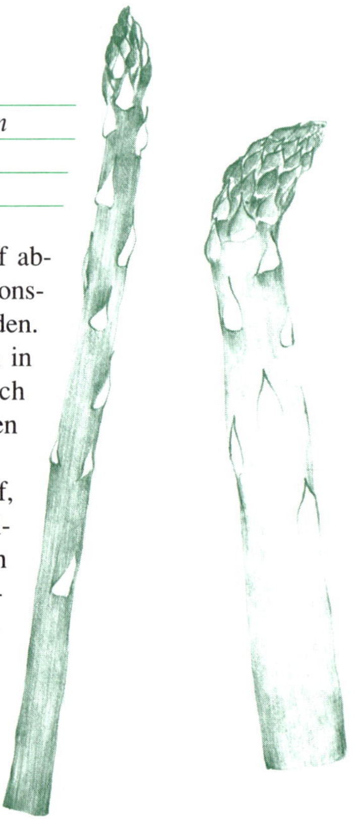

Zutaten: *1 Pfund Spargel pro Person*
Salz • 30 Gramm Butter
150 Gramm geriebener Parmesan

Reichen Sie zu diesem Gericht gekochten Schinken und gekochte Eier.

Den Spargel gut schälen (vom Kopf abwärts gegen das Ende hin) und portionsweise mit Bindfaden zusammenbinden. Diese Spargelbündel geben Sie nun in kochendes Salzwasser, wo sie nach ca. 20 Minuten gegart sind. Sie dürfen ruhig etwas Biß (»al dente«) haben. Nehmen Sie die Spargel aus dem Topf, und schwenken Sie sie kurz unter kaltem Wasser ab (sie verlieren dadurch den leicht bitteren Geschmack). Portionsweise auf Tellern servieren. Die zuvor gebräunte zerlassene Butter darübergießen und anschließend frischgeriebenen Parmesan darüberstreuen.

Überbackener Spargel

***Zutaten:** 1 Pfund Spargel pro Person • Salz, Pfeffer • Butter*
1 Zwiebel • 125 Gramm frische Champignons
1 Tasse Kalbsfond oder Gemüsebrühe
4 Eßlöffel Semmelbrösel • Petersilie

Den Spargel kochen, wie auf Seite 208 beschrieben, und in eine gebutterte Auflaufform setzen.
Die Zwiebel fein schneiden und in Butter glasig dünsten. Die Champignons putzen, hacken – oder in feine Scheiben schneiden – und dazugeben. Mit Salz und Pfeffer würzen und auf großer Flamme rasch anbraten. Mit 1 Tasse Kalbsfond oder Gemüsebrühe aufgießen, etwas einkochen lassen und 2 Eßlöffel Semmelbrösel zugeben.
Wenn die Masse eindickt, auf dem Spargel verteilen, die restlichen Semmelbrösel darüberstreuen und mit etwas zerlassener Butter beträufeln.
Im heißen Ofen kurz gratinieren (nicht backen, sonst trocknet der Spargel aus!). Mit frischer Petersilie garnieren.

Garnieren Sie überbackenen Spargel mit frischer Petersilie.

Spinat

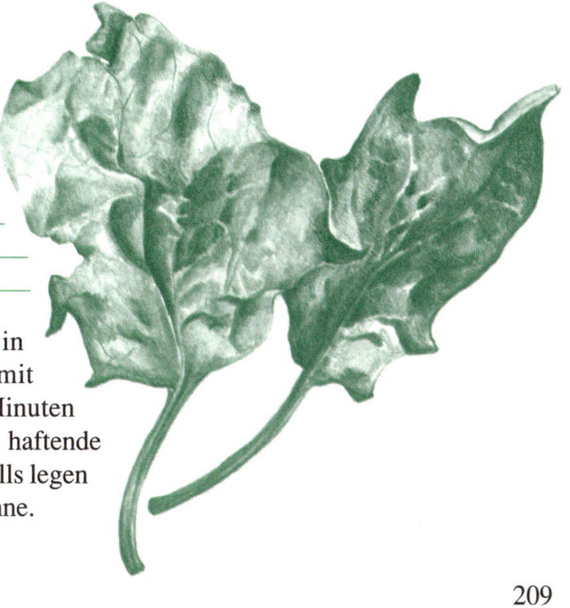

Überbackener Spinat

***Zutaten:** 750 Gramm Spinat*
100 Gramm geriebener Parmesan
50 Gramm Butter
1 Eßlöffel Olivenöl • Salz, Pfeffer

Den Spinat putzen, waschen und in einer Pfanne oder einem Topf mit Deckel bei mittlerer Hitze ca. 2 Minuten weich dünsten. Das an den Blättern haftende Wasser reicht dazu aus, gegebenenfalls legen Sie einen Deckel auf Topf oder Pfanne.

So zubereitet kann Spinat niemals zum Alptraum aller Kinder werden.

Anschließend den Spinat mit kaltem Wasser überspülen, gut auspressen und auf einem Holzbrett in kleinere Stücke schneiden. Danach mit etwas Butter, Olivenöl, Salz und Pfeffer in der Pfanne kurz durchdünsten.

Rund 20 Minuten vor dem Servieren eine Auflaufform mit Butter ausreiben, den Spinat hineinlegen und mit reichlich Parmesan bestreuen. Die Form schieben Sie in den vorgeheizten Ofen (180–200 °C). Lassen Sie den Auflauf so lange garen, bis der Parmesan eine goldbraune Farbe hat. Jetzt ist Ihr mit Parmesan überbackener Spinat servierbereit.

Spaghetti Florentiner Art

Zutaten: *400 Gramm Spaghetti • 500 Gramm Spinat • Olivenöl 300 Gramm Champignons • 1/4 Liter süße Sahne • Salz, Pfeffer 1 Zwiebel • 2 Tassen Fleisch- oder Gemüsebrühe • 150 Gramm geriebener Emmentaler • 1 Schuß Cognac nach Belieben*

Den Spinat dünsten, wie oben beschrieben. In einer trockenen Pfanne die geputzten, in Scheiben geschnittenen Champignons bei starker Hitze Farbe annehmen lassen, salzen, pfeffern. 2–3 Eßlöffel Olivenöl und die kleingeschnittene Zwiebel zugeben, bei milder Hitze fertiggaren. Den Cognac – nach Belieben – zugeben, dann Spinat, Sahne und Brühe. Soweit einkochen, daß die Soße noch gut an den Nudeln haften kann.

Die Spaghetti in einer Auflaufform – eventuell Portionsförmchen – anrichten, mit der Soße übergießen und mit dem Käse bestreuen. Kurz gratinieren und mit frischem Tomatensalat servieren.

WEISSKRAUT

WEISSKRAUTSALAT

Zutaten: *3/4 Kilogramm junges, zartes Weißkraut • Salz*
1 mittelgroße Zwiebel • Essig oder Zitronensaft • Zucker
0,1 Liter süße Sahne • Kümmel • Öl

Variante roh

Den Krautkopf putzen, halbieren und gründlich waschen. Die Strunkteile entfernen und das Weißkraut hobeln. Lagenweise in eine Schüssel legen, dazwischen jeweils Salz einstreuen. 30–40 Minuten ziehen lassen.
Aus Zitronensaft oder Essig, Zucker, Sahne, Kümmel und Öl (Ölsorte nach Belieben: Sonnenblumen-, Olivenöl oder ähnliches) eine Salatsoße bereiten, über das in der Schüssel liegende Weißkraut gießen und durchheben. Die feingehackte Zwiebel dazugeben.
Danach den Weißkrautsalat nochmals 30–40 Minuten ziehen lassen. Wenn es Ihnen zeitlich möglich ist, dürfen Sie den Krautsalat auch ruhig 1/2 Tag zugedeckt so stehenlassen – er gewinnt an Geschmack, je länger er durchziehen kann.

Genauso wie Porree können Sie Weißkraut mit etwas gebratenem Speck in Blätterteig einrollen.

Variante gebrüht

Sollten Sie eine gebrühte oder blanchierte Version des Krautsalates vorziehen, so geben Sie das gehobelte Kraut kurz in siedendes Wasser und lassen es 2, maximal 3 Minuten kurz aufkochen. Dann herausnehmen, abtropfen lassen und in der gleichen Art und Weise zubereiten wie die rohe Version.
Bei beiden Varianten können Sie auch etwas feingewürfelten, ausgelassenen Bauchspeck zugeben. Entfernen Sie aber vorher die Sehnenstränge sorgfältig!

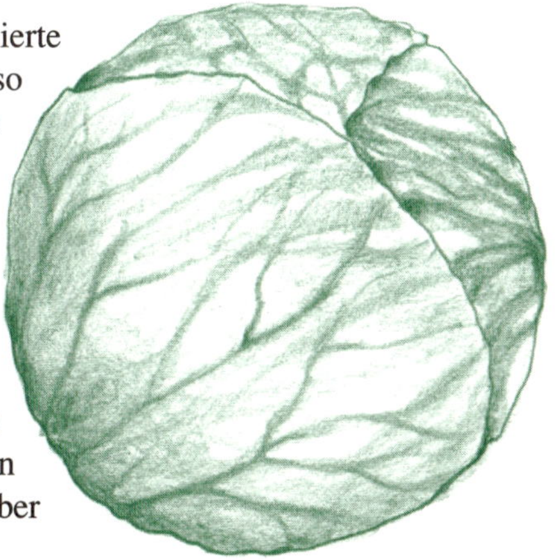

Begriffserklärungen

Erläuterung der wichtigsten Fachbegriffe, die im Text besonders häufig genannt werden.

Bioaktive Substanzen

Der Oberbegriff für »sekundäre Pflanzenstoffe«, Ballaststoffe und Substanzen in fermentierten Lebensmitteln (beispielsweise Joghurt, Sauerkraut) ohne Vitamine, Mineralstoffe und Spurenelemente.

Biostoffe

Die Bezeichnung »Biostoffe« wurde als Oberbegriff definiert für »essentielle Nährstoffe« (Vitamine usw.) und »bioaktive Substanzen«, also für alle Stoffe im Gemüse, die Einfluß auf unsere Gesundheit haben.
Der Begriff »Nährstoffe« wurde weitgehend vermieden, da er von vielen Menschen fälschlicherweise mit stark kalorienhaltigen Nahrungsstoffen – also Dickmachern – assoziiert wird.

Essentielle Nährstoffe

Lebensnotwendige Stoffe, die der Körper täglich braucht, aber selbst nicht herstellen kann – wir müssen sie über die Ernährung zuführen. Es sind dies Vitamine, Mineralstoffe, Spurenelemente, die acht essentiellen Aminosäuren (beispielsweise Methionin, Tyrosin, Tryptophan) sowie die zwei essentiellen Fettsäuren Linolsäure und Alpha-Linolensäure.

Mineralstoffe, Spurenelemente

Metalle, die im Körper vorkommen und die lebensnotwendig sind. Je nachdem, in welchen Mengen diese Metalle benötigt werden, unterscheidet man Mineralstoffe (z. B. Magnesium, Kalzium) von den Spurenelementen (Eisen, Zink, Kupfer, Chrom, Molybdän usw.). Die meisten dieser Substanzen werden dem Körper bei ausgewogener Ernährung, die einen hohen Gemüseanteil haben sollte, in ausreichender Menge zugeführt.

Nicht essentielle Nährstoffe

Darunter versteht man Eiweiß, Fette und Kohlenhydrate. Diese Stoffe kann der Körper in Zeiten geringer Nahrungszufuhr

(z. B. bei Diäten) aus seinen Reserven mobilisieren und verwenden. Er kann damit über Monate hinweg auskommen.

Radikale

Moleküle oder Atome, die ein Defizit an einem oder mehreren Elektronen in der Außenschale haben und chemisch hoch reaktiv sind. Sie streben einen Ausgleich der positiven und negativen Ladungen an und tun dies mit unterschiedlicher Aggressivität.
Die fehlende negative Ladung wird einem anderen neutralen Molekül entrissen, wodurch dieses selbst zum Radikal wird und ein weiteres Molekül angreift. Damit setzt eine Kettenreaktion ein.

Radikalefänger

Moleküle (z. B. Vitamin A, C, E, Beta-Karotin, Selen, Flavonoide usw.), die ein Radikal abfangen bzw. neutralisieren können, ohne dabei selber zum aktiven Radikal zu werden. Sie können also die zerstörerische Kettenreaktion unterbrechen.

Resorption

Damit ist die Aufnahme von Nahrungsstoffen über die Darmschleimhaut in den Körper bezeichnet. Unsere Darmschleimhaut hat durch eine anatomische Besonderheit – die Mikrovilli – eine Oberfläche, die der Größe eines Fußballfeldes entspricht.

Vertiefende Erläuterungen

Bioaktive Substanzen

Bioaktive Substanzen, zu denen die »sekundären Pflanzenstoffe« und Ballaststoffe ebenso wie die Substanzen in fermentierten Lebensmitteln (wie z. B. Milchsäure im Joghurt) gezählt werden, stellen mengenmäßig einen kleinen Anteil unserer Ernährung dar. Dafür sind ihre Auswirkungen auf unsere Gesundheit um so größer. Täglich erhält unser Körper ca. 1,5 Gramm »sekundäre Pflanzenstoffe« – mit einer gemischten Kost, die aus ca. 5000 bis 10 000 verschiedenen Substanzen zusammengesetzt ist. Im folgenden sollen daraus die wichtigsten Stoffgruppen besprochen werden.

Unsere tägliche Kost ist aus etwa 5000 bis 10000 Substanzen zusammengesetzt; davon sind ca. 1,5 Gramm sekundäre Pflanzenstoffe.

»Sekundäre Pflanzenstoffe«

Sekundäre Pflanzenstoffe unterstützen die lebenswichtigen Vitamine und Mineralstoffe in ihrer gesundheitsfördernden Wirkung.

Die »sekundären Pflanzenstoffe« können nur dann ihre gesundheitliche Wirkung voll entfalten, wenn ausreichend Vitamine, Mineralstoffe und Spurenelemente im Körper vorhanden sind. D. h., bioaktive Substanzen bzw. »sekundäre Pflanzenstoffe« (z. B. Flavonoide, Karotinoide, Phytosterine usw.) ergänzen die essentiellen Nährstoffe (Vitamine, Mineralstoffe, Spurenelemente) in ihrer gesundheitsfördernden Wirkung.
Mit einem bildlichen Vergleich gelingt es den Forschern Whittaker und Feeny (1971), uns dieses Phänomen verständlich zu machen: »Wenn anorganische (z. B. Magnesium) und organische (z. B. Vitamin C) Nährstoffe das Gewebe eines Stoffes darstellen, bewirken die ›sekundären Pflanzenstoffe‹ Farben und Muster des Gewebes.«

Chlorophyll

Ist vor allem in grünem Gemüse vorhanden, hat eine tumorhemmende Wirkung, die – so vermutet man – durch die Blockierung von krebserregenden Substanzen zustande kommt.

Flavonoide

Anthozyanine, Quercetin, Rutin; sind hitzestabil.
Von den Flavonoiden sind bislang 4000 bis 5000 verschiedene Moleküle analysiert worden. Sie sind ein wichtiger Bestandteil unserer Nahrung und vor allem in Grünkohl, Zwiebeln, grünen Bohnen, Brokkoli, Äpfeln und Kirschen sowie in der weißen Haut von Orangen und Grapefruits enthalten. Da sie antioxidativ wirken, kommen sie hauptsächlich in den Randschichten von Pflanzen vor (Äpfel und Tomaten nicht schälen!). Im Herbst geerntete Früchte haben drei- bis fünfmal so viele Flavonoide wie Frühjahrsgemüse. Die Flavonoide können Vitamin C unterstützen und in seiner Wirkung verstärken.
Die Wirkungen der Flavonoide:

- Hemmen die Krebsentwicklung
- Hemmen die Entwicklung und Ausbreitung von Keimen
- Neutralisieren Radikale
- Verringern die Bildung von Blutgerinnseln
- Steuern die Immunabwehr

- Regulieren den Blutdruck
- Regulieren den Blutzucker

Glukosinolate

Substanzen, die z. B. in Meerrettich und Kohl vorkommen. Durch Enzyme werden sie in Isothiozyanate, Thiozyanate und Indole abgebaut.

Glukosinolate hemmen die Krebsentwicklung, sind keimmindernd und senken den Cholesterinspiegel.

Dieser Vorgang kann durch Zerkleinern des Gemüses ausgelöst werden. Rosenkohl enthält die höchsten Konzentrationen. Erhitzen verringert die Glukosinolate um ca. 35 Prozent.
Die Indolverbindungen, die dabei entstehen, haben eine geringere krebshemmende Wirkung als diejenigen im nicht erhitzten Gemüse.
Gelegentlich gibt es Hinweise auf die Förderung der Kropfbildung durch die Abbauprodukte der Glukosinolate (Isothiozyanate und Thiozyanate).
Nachprüfungen haben ergeben, daß Kropfbildung nur unter extrem hohen Verzehrmengen bei gleichzeitig vorliegendem Jodmangel angeregt wird. Um einen Kropf durch Gemüse zu bekommen, müßten mehrere Monate lang täglich 400 Gramm Weißkohl, 2,8 Kilogramm Rettich oder zwei Kilogramm Chinakohl gegessen werden.
Die Wirkung der Isothiozyanate, Thiozyanate und Indole:

- Hemmen die Krebsentwicklung
- Hemmen die Entwicklung und Ausbreitung von Keimen
- Senken Cholesterin

Karotinoide

Pflanzenfarbstoffe, relativ hitzestabil. Karotinoide besitzen folgende Eigenschaften:

- Vorstufe des Vitamin A
- Neutralisieren Sauerstoffradikale
- Übertragen Energie
- Hemmen die Krebsentwicklung
- Stimulieren die Immunabwehr

Phytoöstrogene

Isoflavonoide und Lignane sind den menschlichen Östrogenen ähnlich.

Die Phytoöstrogene gehören in die Gruppe der Polyphenole. Pflanzliche Östrogene haben nur ein Tausendstel der Wirkstärke von menschlichen Östrogenen, kommen aber bei ausreichendem Verzehr von Gemüse in deutlich höheren Konzentrationen vor. Isoflavonoide sind hauptsächlich in Sojabohnen enthalten, Lignane vor allem in Leinsamen und Vollkorngetreide (Gemüse hat einen ansonsten geringen Anteil).
Die Wirkungen:
- Hemmen die Krebsentwicklung
- Neutralisieren Radikale

Phytosterine
Beta-Sitosterin, Sigma-Sterin und Kampesterin kommen hauptsächlich in fettreichen Pflanzenteilen vor, z. B. in Sonnenblumenkernen, Sesamöl. Sie senken das Cholesterin durch Hemmung der Cholesterinresorption im Darm

Polyphenole

Die wichtigen Polyphenole sind vor allem in den Schalen von Kartoffeln und Karotten zu finden.

Ist der Oberbegriff für Phenolsäuren, Kaffeesäure und Fernalsäure sowie Ellagsäure.
Polyphenolsäuren sind in den Randschichten der Pflanzen zu finden. 50 Prozent der Kaffeesäure in Kartoffeln sind in der Schale und im darunterliegenden Gewebe enthalten. Die Schale der Karotten enthält sogar 85 Prozent der vorhandenen Polyphenole.
Die Aufgabe der Phenolsäuren ist der Schutz der Pflanze vor Schädigung (Oxidation) durch Sauerstoff. Deshalb sind sie hauptsächlich in der Schale enthalten und werden während der Lagerung durch Sauerstoffangriffe abgebaut. Die Ellagsäure ist vor allem in frischen Früchten (Brombeeren, Himbeeren, Erdbeeren, Walnüssen, Pecanüssen) enthalten.
Die Wirkungen:
- Hemmen die Krebsentwicklung
- Hemmen die Bildung und Ausbreitung von Keimen
- Neutralisieren Radikale
- Hemmen die Bildung von Blutgerinnseln
- Regeln die Immunabwehr
- Hemmen Entzündungen

- Regulieren den Blutdruck
- Fördern die Verdauung

Saponine

Stark bitter schmeckende Substanzen – kommen vor allem in Hülsenfrüchten (Sojabohnen, grünen Bohnen) vor.

Saponine – die Bitterstoffe in Bohnen und Sojabohnen – regulieren die Steuerung des Immunsystems.

Die Wirkungen:
- Hemmen die Krebsentwicklung
- Hemmen die Entwicklung und Ausbreitung von Keimen
- Steuern die Immunabwehr

Sulfide

Schwefelhaltige Inhaltsstoffe von Knoblauch; Hauptwirksubstanz ist das Allizin, das auch den Geruch hervorruft.
Die Wirkungen:
- Hemmen die Krebsentwicklung
- Hemmen die Entwicklung und Ausbreitung von Keimen
- Neutralisieren Radikale
- Hemmen die Bildung von Blutgerinnseln
- Steuern die Immunabwehr
- Hemmen Entzündungen
- Regulieren den Blutdruck
- Fördern die Verdauung

Terpene

Aromastoffe (beispielsweise Menthol aus der Pfefferminze, Karvon aus Kümmelöl, Limonen aus Zitrusöl). Sie hemmen die Krebsentwicklung.

Phytinsäure

Hexaphosphorsäureester des Meso-Inosits. Sie kommt in Hülsenfrüchten, Ölsaaten und in Vollkorngetreide vor. Da Phytinsäure Spurenelemente binden kann und sie dadurch nicht resorbierbar macht, wurde sie lange nicht unter die pflanzlichen Schutzstoffe eingeordnet.
Die Zubereitungsart sowie das Vorhandensein weiterer Bindungssubstanzen für Spurenelemente wie Ballaststoffe, Oxalsäure und

Tannine und von Phytasen senken die Aktivität der Phytinsäure. Sind in der Nahrung gleichzeitig ausreichend Eiweiße bzw. Aminosäuren vorhanden, so werden die Spurenelemente zu Metall-Aminosäuren-Komplexen gebunden. Diese können über den Darm aufgenommen werden (z. B. Vollkornbrot mit Käse oder Wurst). Dadurch übt der Phytinsäuregehalt einer durchschnittlichen europäischen Kost keinen bedeutenden Einfluß auf die Resorption der Spurenelemente aus. Die gesundheitlichen Wirkungen der Phytinsäure wurden dagegen erst vor allem in den letzten Jahren erkannt.

Die Wirkungen:

- Hemmt die Krebsentwicklung
- Steuert die Immunabwehr
- Senkt das Cholesterin
- Reguliert den Blutzucker

Ballaststoffe

Ballaststoffe, die in pflanzlichen Nahrungsmitteln besonders häufig vorkommen, sorgen für eine gute Verdauung.

Ballaststoffe – auch Faserstoffe genannt – sind die nicht resorbierbaren Nahrungsbestandteile, die zu einer Zunahme des Darminhalts führen. Dadurch wird ein Dehnungsreiz ausgelöst, der die Darmbewegungen (Peristaltik) und damit die Verdauung fördert. Ballaststoffe sind in pflanzlichen Lebensmitteln in besonders hohen Anteilen enthalten.

Die Wirkungen:

- Hemmen die Entwicklung von Krebs
- Regulieren den Blutzucker
- Senken das Cholesterin
- Regulieren die Immunabwehr

Substanzen in fermentierten Lebensmitteln

Durch Fermentation werden Lebensmittel seit Jahrtausenden haltbar gemacht (z. B. Sauerkraut).

Verschiedene Mikroorganismen bauen Kohlenhydrate ab und bilden daraus in einem komplizierten Prozeß Milchsäure. Das ursprüngliche Lebensmittel verändert dabei sowohl Geruch als auch Geschmack. Meist wird dadurch auch die Verträglichkeit verbessert. Bei Unverträglichkeit von Milch durch Laktaseintoleranz kann z. B. ohne weiteres Joghurt gegessen werden.

Bei der Fermentation entstehen zwei Arten von Milchsäure: die rechtsdrehende, auch als L(+)-Milchsäure bezeichnet, und die linksdrehende, die D(–)-Milchsäure.
Beide Moleküle werden im Körper vom Stoffwechsel unterschiedlich verwertet. Der Stoffwechsel des Menschen produziert fast nur die rechtsdrehende Milchsäure, die durch ein bestimmtes Enzym wieder abgebaut wird.

Rechts- und linksdrehende Milchsäure

Die linksdrehende Milchsäure wird vor allem über die Nahrung aufgenommen. Da der Körper für den Abbau dieser Milchsäure nur ein Enzym mit geringer Aktivität zur Verfügung hat, wird diese linksdrehende Milchsäure langsamer vearbeitet.
In fermentierten Lebensmitteln (z. B. Joghurt) wird der Gehalt an den jeweiligen Milchsäureformen durch die verwendete Bakterienkultur bestimmt. Durch diese Haltbarmachung bleiben die Milchnährstoffe der Milch weitgehend erhalten.
Fermentierte Produkte haben folgende Eigenschaften:
Die in Joghurt enthaltenen Lactobacillus-acidophilus-Stämme können Nitrat in ihre Zellen aufnehmen und dadurch die Bildung krebserregender Nitrosamine verhindern. Dies können nur naturbelassene, lebende Laktobazillen. Wird Joghurt dagegen wärmebehandelt, z. B. pasteurisiert, dann sind sie unwirksam. So wurde bereits in Untersuchungen an großen Bevölkerungsgruppen nachgewiesen, daß Frauen, die viel Joghurt essen, einen Schutz vor der Entwicklung von Brustkrebs haben bzw. der Erkrankungsbeginn hinausgeschoben werden kann.

Im Joghurt enthaltene Bakterien binden Nitrate in der Nahrung und verhindern so die Bildung krebserregender Nitrosamine.

Literaturhinweise

Bässler, K.-H. / Grühn, E. / Loew, D. / Pietrzik, K.:
Vitamin-Lexikon.
Gustav Fischer Verlag.
Stuttgart 1992

Carper, J.:
The Food Pharmacy.
Bantam Books. 1989

Defizite und Überschüsse an Mengen- und Spurenelementen in der Ernährung
10. Jahrestagung der Gesellschaft für Mineralstoffe und Spurenelemente.
1994

Empfehlungen für die Nährstoffzufuhr
Deutsche Gesellschaft für Ernährung
5. Überarbeitung 1991,
1. Korrigierter Nachdruck 1992

Erbersdorfler, H. / Wolfram, G.:
Echte und vermeintliche Risiken der Ernährung.
Wissenschaftl. Verlagsgesellschaft. Stuttgart 1993

Hazan, M.:
Die klassische italienische Küche.
Heyne Verlag.
München 1995

Herrmann, K.:
Lexikon Lebensmittel und Ernährung.
Ceres Verlag. 1989

Merian, E.:
Metals and their compounds in the environment.
Verlag Chemie-Weinheim.
New York, Basel, Cambridge 1991

Münzing, J.:
Kursbuch für gesunde Ernährung.
Heyne Verlag.
München 1994

Oberbeil, K.:
Fit durch Vitamine.
Südwest Verlag.
München 1994

Pfannhauser, W.:
Essentielle Spurenelemente in der Nahrung.
Springer Verlag.
Berlin, Heidelberg 1988

Shils, M. E. / Olson, J. A. / Shike, M.:
Modern nutrition in health and disease.
Verlag Lea & Febiger.
München 1994

Souci, X. / Fachmann, X. / Kraut, X.:
Lebensmitteltabelle für die Praxis.
Wissenschaftl. Verlagsgesellschaft. Stuttgart 1991

Watzl, B. / Leitzmann, C.:
Bioaktive Substanzen in Lebensmitteln.
Hippokrates Verlag.
Stuttgart 1995

Werbach, M.:
Healing with food.
Harper Perennial.
New York

Bildnachweis

Illustrationen: Anne Strasser, Hamburg;

Fotos: Ulrich Kerth, München: Titel (U1), S. 1, 14, 194; Mauritius, Mittenwald: Titel (Kerscher); Tony Stone, München: S. 122 (Oliver)

Impressum

Redaktion: Daniela Maag, Michaela Breit
Medizinische Fachberatung: Dr. med. Christiane Lentz
Redaktionsleitung:
Ernst Dahlke
Bildredaktion:
Bettina Huber
Produktion:
Manfred Metzger
Umschlag und Layout: Heinz Kraxenberger, München
DTP/Litho: ConceptSatz GmbH, München
Druck und Bindung: Legoprint, Trento
Printed in Italy

Gedruckt auf chlor- und säurearmem Papier

ISBN 3-517-01730-2

Hinweis

Alle Angaben in diesem Buch beruhen auf dem aktuellen Stand von Wissenschaft und Forschung. Der Leser darf darauf vertrauen, daß alle Hinweise auf Therapien beziehungsweise Dosierungen ebenfalls diesem Stand entsprechen; dies gilt insbesondere auch für alle Anregungen zur Selbstbehandlung.
Grundsätzlich sollten jedoch alle Befindlichkeitsstörungen mit einem Arzt besprochen werden, ehe eine Selbstbehandlung vorgenommen wird.
Insbesondere sollte abgeklärt werden, daß etwaige vorliegende Beschwerden nicht Symptome von Krankheiten sind, die dringender ärztlicher Behandlung bedürfen.
Weil bei jeder Therapie immer die genauen Umstände des Einzelfalls berücksichtigt werden müssen, sollten auch alle in diesem Buch empfohlenen Anwendungen mit dem Arzt besprochen werden.
Für den Erfolg beziehungsweise die Richtigkeit der Anwendungen können Autorin, Redaktion und Verlag deshalb keine Gewähr übernehmen.

Register